Scheffler
Strampeln. Krabbeln. Laufen

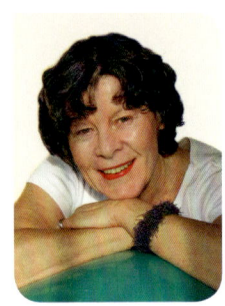

»Kinder entwickeln sich von ganz alleine!« Davon ist Ingeborg Scheffler überzeugt. Die Physiotherapeutin hat in ihrer langen beruflichen Laufbahn mit zahlreichen Babys und Kindern gearbeitet und ihre Entwicklung begleitet. Als Expertin für sensorische Integration weiß sie, wie wichtig es für Kinder ist, dass schon die kleinsten Babys die Möglichkeit haben, sich selbst intensiv zu spüren und wahrzunehmen. »Dafür braucht es weder spezielle Trainingsgeräte noch ein besonderes Programm. Jedes Kind bleibt intuitiv so lange in der entsprechenden Entwicklungsstufe, bis es bereit ist für den nächsten Schritt. Sensorische und motorische Entwicklung gehen dabei Hand in Hand.« Ingeborg Scheffler möchte ihren großen Erfahrungsschatz weitergeben, Verunsicherung nehmen und dazu beitragen, dass die Babyentwicklung für Eltern nicht zu einem Wettbewerb wird, sondern für jedes Kind einzigartig bleibt.

Ingeborg Scheffler

Strampeln.
Krabbeln. Laufen

So unterstützen Sie die motorische Entwicklung Ihres Babys

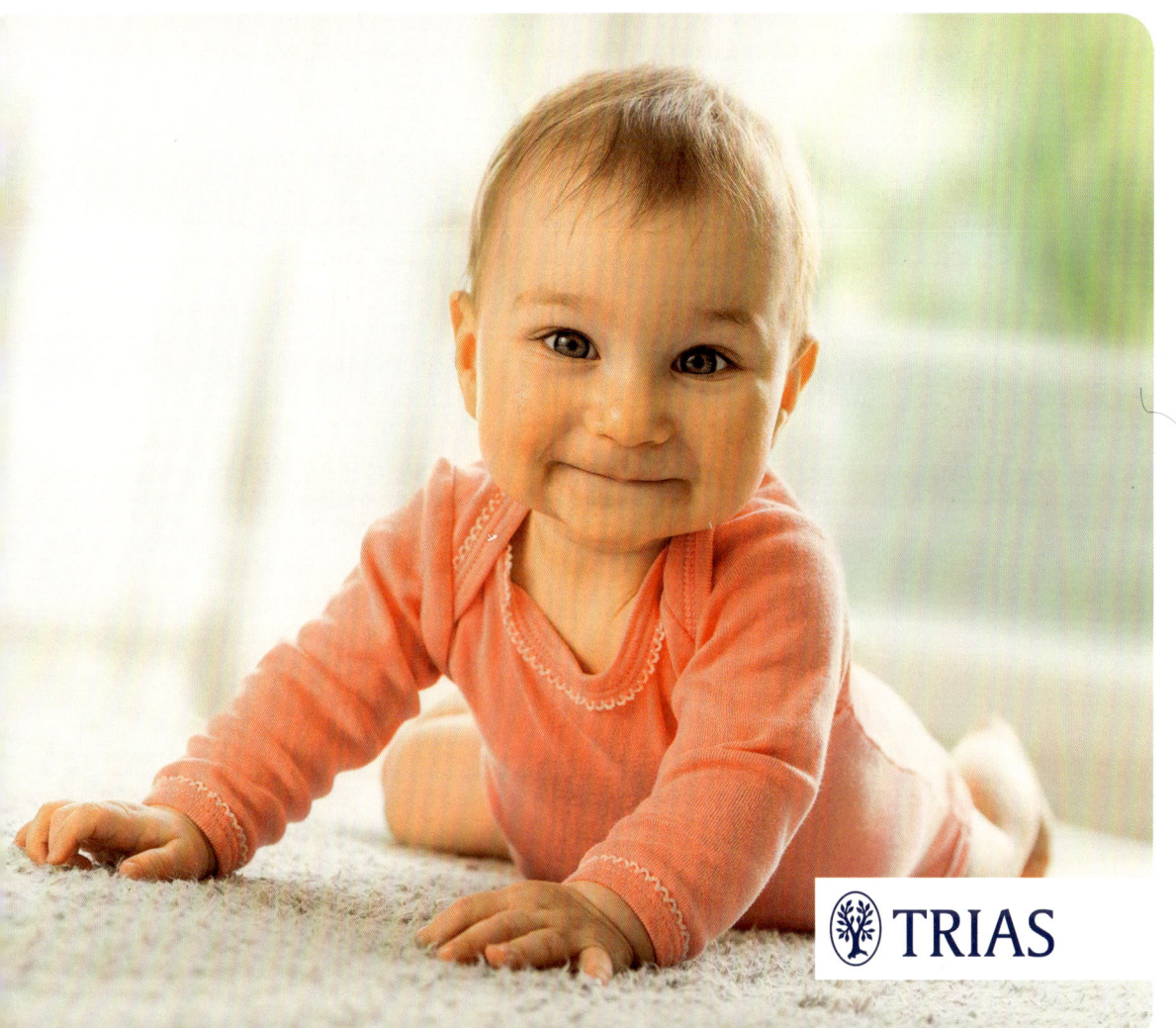

TRIAS

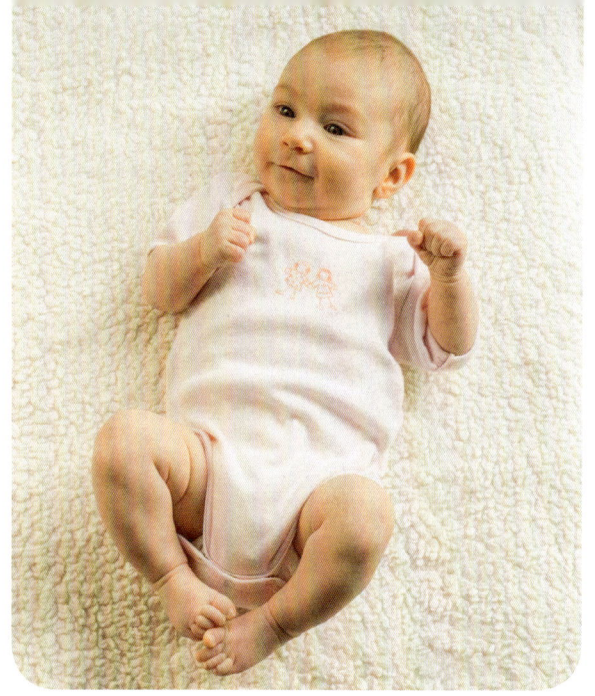
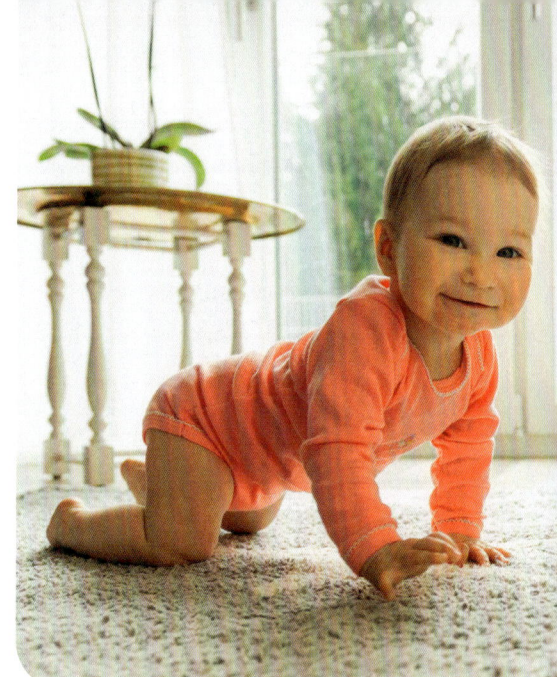

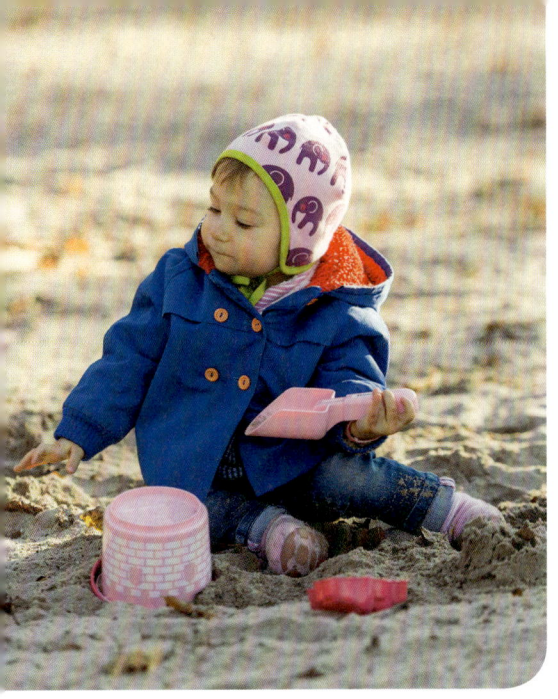

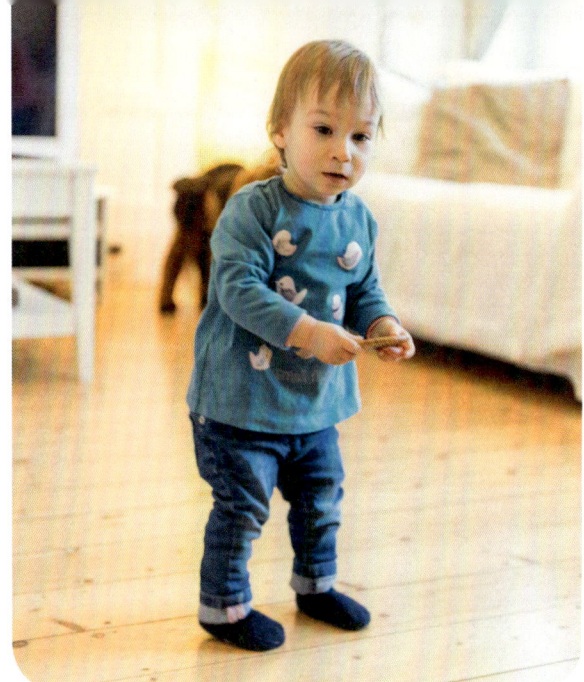

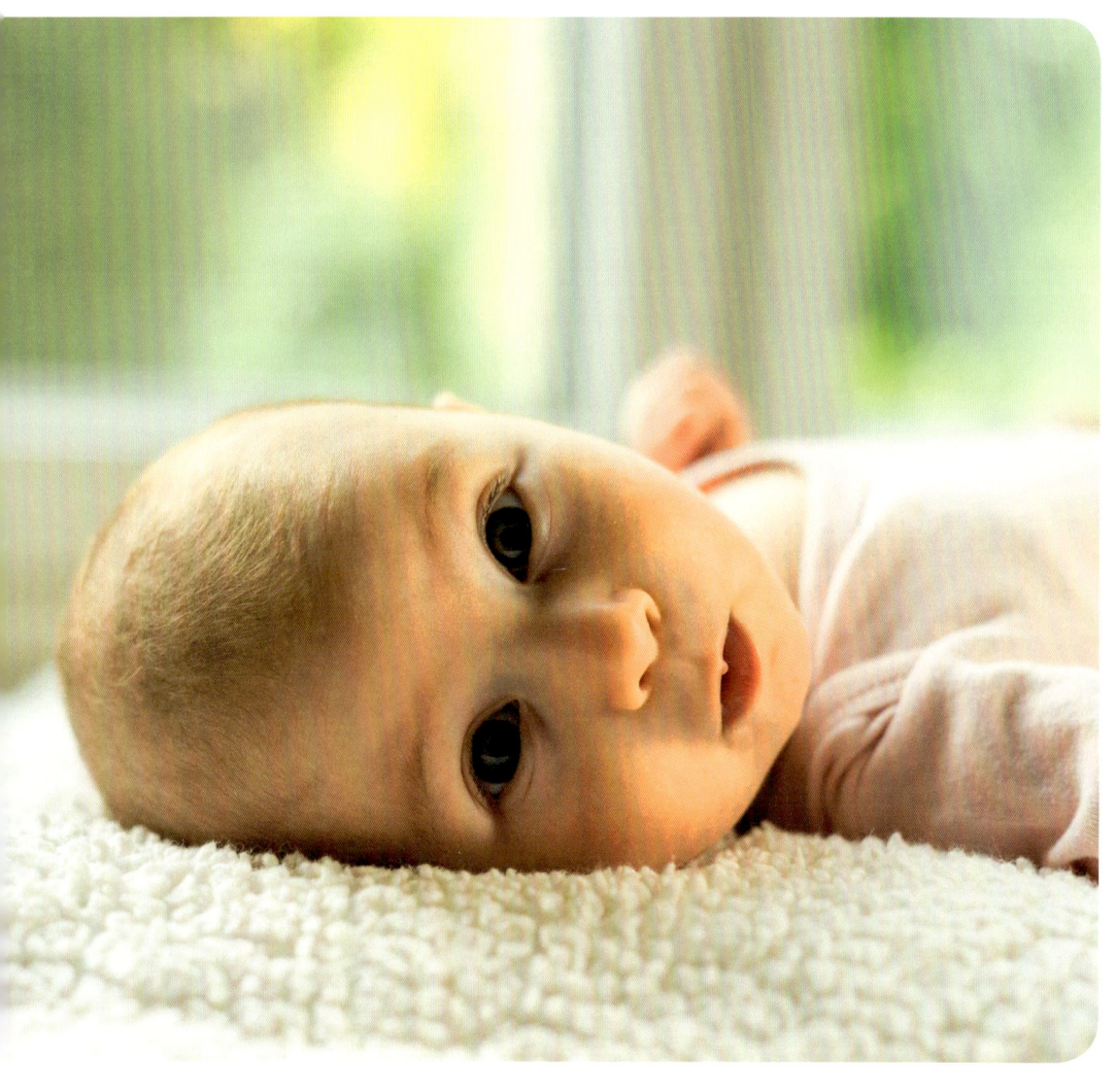

Liebe Leserin, lieber Leser,

selbst erfahrene Eltern sind immer noch unsicher, wenn es um drei wichtige Fragen in der Bewegungsentwicklung von Kindern geht:

- Darf ich das Baby früh hinsetzen?
- Muss es unbedingt krabbeln?
- Darf es an den Händen laufen lernen?

In diesem Buch vermittele ich Ihnen das genaue Wissen über alle Phasen der Bewegungsentwicklung Ihres Kindes. Wie auf einer Treppe erklimmt Ihr Baby im Laufe der nächsten Monate Stufe für Stufe seiner Entwicklung, bis es sich aufrichten und laufen kann.

»Hätten wir das vorher gewusst, wären die ersten Monate mit unserem Baby viel unkomplizierter verlaufen!« Bei meiner Arbeit als Physiotherapeutin erlebte ich regelmäßig, wie schnell Ängstlichkeit und Verunsicherung der Eltern verschwanden und sich in Selbstbewusstsein verwandelten, sobald sie den natürlichen Ablaufplan der einzelnen Entwicklungsstufen kannten.

Ich bin sicher, schon beim Lesen werden Sie neugierig, wie Ihr Baby die Entwicklungsphasen durchlaufen wird. Und Sie werden ihm Zeit, Geduld und Raum geben, damit es ungestört seinem Entwicklungsplan folgen kann.

Das zu erleben und zu beobachten ist für Sie so faszinierend, dass Sie Ihr Baby bestimmt nicht zu früh hinsetzen möchten. Sie wissen, dass es von selbst beginnt zu krabbeln und dass Sie nicht ungeduldig zu werden brauchen, wenn es sich dabei Zeit lässt. Und sicher möchten Sie nicht, dass Ihr Kind an Ihren Händen laufen lernt, sondern dass es das ganz alleine schafft.

Wenn ich in dem Buch der Einfachheit halber die Mutter anspreche, so möchte ich betonen, dass alle Empfehlungen natürlich ebenso dem Vater gelten.

Viel Freude beim Lesen und beim Begleiten Ihres Babys vom Strampeln bis zum Laufen

Ingeborg Scheffler

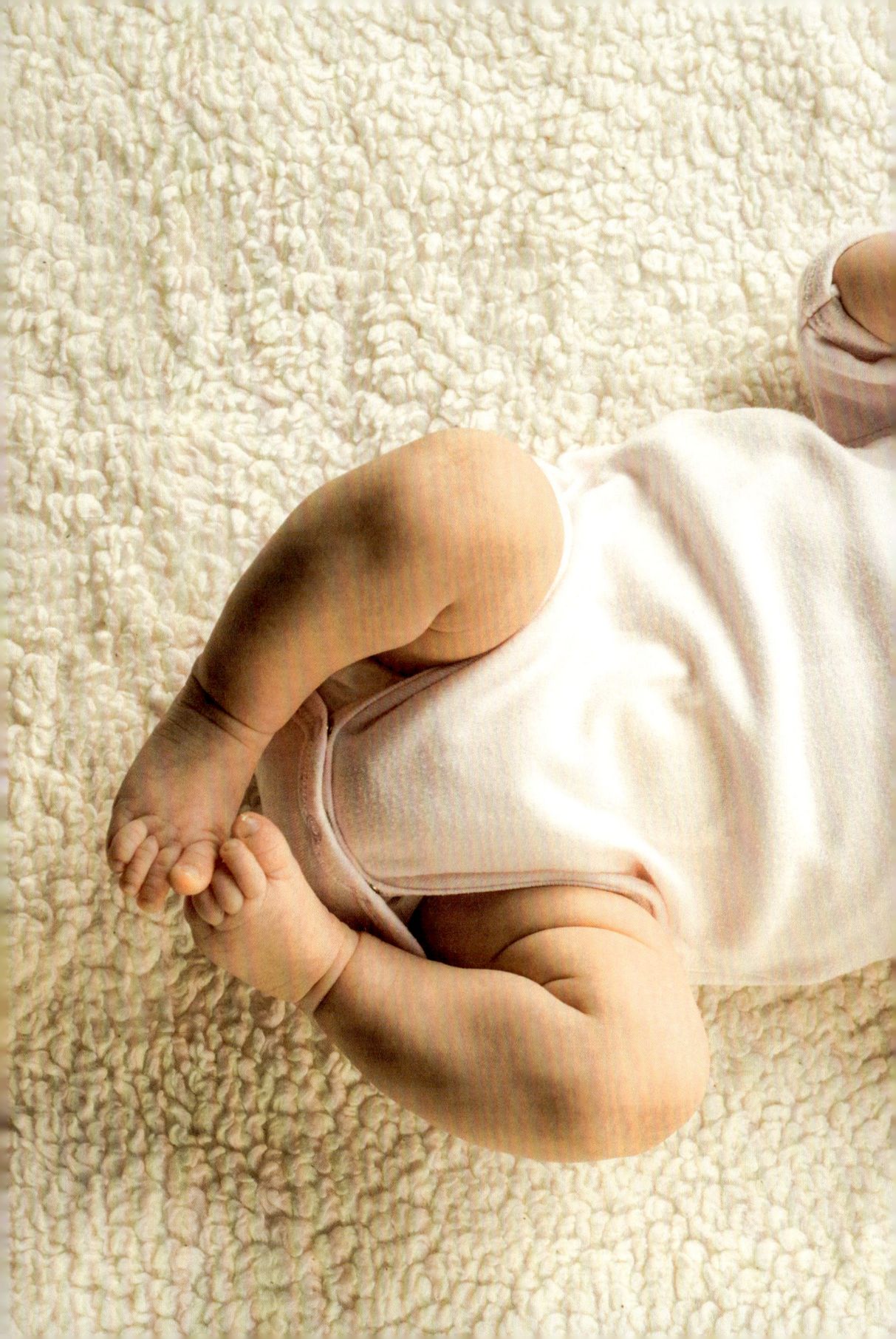

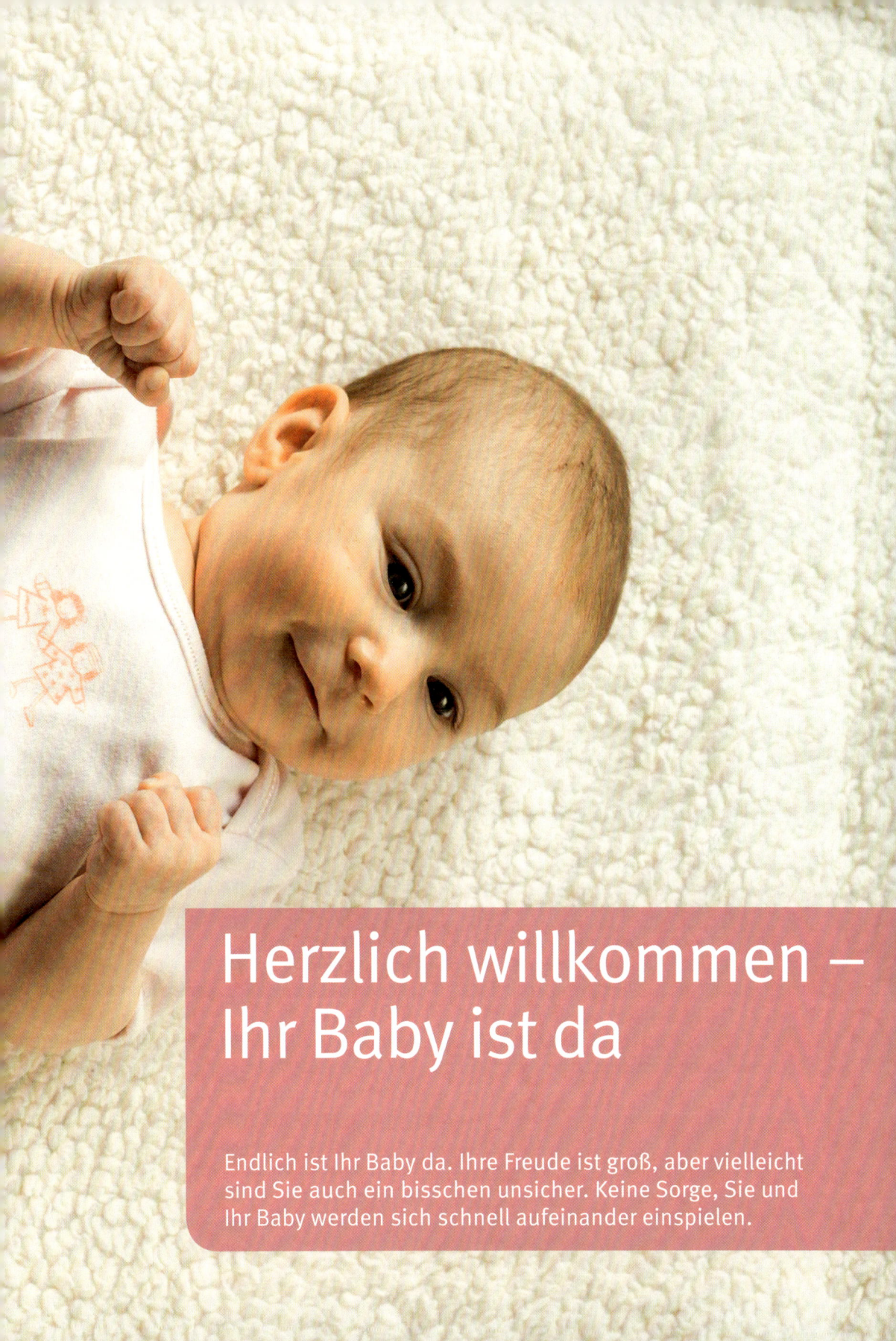

Herzlich willkommen – Ihr Baby ist da

Endlich ist Ihr Baby da. Ihre Freude ist groß, aber vielleicht sind Sie auch ein bisschen unsicher. Keine Sorge, Sie und Ihr Baby werden sich schnell aufeinander einspielen.

Ihr Baby kann noch nichts? O doch!

Ihr Baby liegt im Bettchen und schläft. Trotzdem nimmt sein Gehirn schon sämtliche Eindrücke um sich herum auf und speichert sie – es lernt im Schlaf. Das ist eine wichtige Grundlage für jede weitere Entwicklung.

Sie sind zu Hause angekommen. Schon seit vielen Wochen haben Sie sich auf diesen Moment gefreut und alles für Ihr Baby vorbereitet. Sie haben eine Meisterleistung an Organisation und Planung bewältigt. Von vielen Seiten haben Sie gehört, wie das Leben mit einem Baby sein wird: An Ratschlägen und Empfehlungen mangelt es nicht. Sie spüren dennoch, dass Ihre Intuition, Ihr Bauchgefühl überwiegt. Und genau so soll es sein. Angst, Unsicherheit oder schlechtes Gewissen sind absolut fehl am Platz, denn für das Behüten und Begleiten eines Kindes hat die Natur Eltern mit allen nötigen Fähigkeiten ausgestattet, ihr Baby zu beschützen, es zu leiten und es lebenstüchtig zu machen. Vertrauen Sie ruhig diesem elementaren Können. Es wird Ihnen Sicherheit und Stärke verleihen.

Umgekehrt können Sie aber auch Ihrem gesunden Baby vertrauen. So klein, wie es ist, zeigt es Ihnen schon jetzt, was es alles »kann«. Es schläft 16 bis 18 Stunden am Tag, aber natürlich nicht durch. Im Abstand von 3 bis 4 Stunden wird es wach. Dann signalisiert es, dass es trinken möchte, eine frische Windel braucht oder liebkost werden möchte. Es blinzelt, gähnt und gibt undefinierbare Laute wie Schmatzen, schnorchelnde Geräusche oder Gurgeln von sich. Es verzieht seinen kleinen Mund wie zu einem Lächeln und verzaubert Sie damit.

In einem Versuch zeigen drei Tage alte Babys, dass sie das geduldige Öffnen und Schließen des Mundes der Mutter, dicht vor ihrem Gesicht, nach einer Weile nachmachen. Probieren Sie das doch einmal aus. Sie können schon miteinander kommunizieren.

Babys kleiner Körper kommt schon jetzt in Bewegung: Es räkelt, dehnt und biegt sich, die Ärmchen rudern herum. Manchmal rollt es sogar mit Schwung auf eine Seite und verändert seine Lage. Noch geschieht das nicht gewollt, sondern wird von Reflexen gesteuert, die sich in den nächsten Monaten abbauen werden. Jetzt sind sie jedoch ein gutes Zeichen von gesunden Reaktionen.

monaten lernt Ihr Baby mehr als ein Student in vier Jahren, und in den ersten zwei Lebensjahren wächst das Gehirn so schnell wie nie wieder im ganzen Leben. Mit fünf Jahren werden 100 Milliarden Hirnzellen durch 1 Billiarde Synapsen miteinander verknüpft sein. Und das Tolle ist, dass dies von ganz allein geschieht. Sie brauchen nichts Besonderes zu tun, Ihr Baby kann gar nicht anders, als ununterbrochen zu lernen, zu verarbeiten und daraus neue Verknüpfungen im Gehirn zu erzeugen. Ihr Kind nimmt also alles wahr, was es erlebt und erspürt, und speichert die Erfahrung in seinem Gehirn ab. Jeder Handgriff, jede intuitive Berührung, jedes Wort und jeder Blick werden von ihm geradezu aufgesogen und programmiert sein Gehirn dauerhaft.

Machen Sie sich einmal klar, was im Alltag ganz automatisch alles geschieht: Da sind Geräusche, Bewegungen und Lichteinflüsse aus der Umgebung. Alltägliche Abläufe, die immer wiederholt werden, wie Füttern, Wickeln, Pflegen, Schmusen und Liebkosen, geben Ihrem Baby die Aufmerksamkeit, die es braucht. Ihr Kind nimmt alles wahr und speichert jeden noch so kleinen Eindruck ab. In den vielen nahen Momenten spürt es Ihre Wärme und Ihre Berührungen. Ihre Stimme ist schon vor der Geburt unverwechselbar registriert. Aber das Gesicht der Mama, ihr Duft, der Geschmack der Muttermilch sind alles neue Eindrücke, die in jedem Moment Millionen Gehirnzellen miteinander vernetzen.

Sie merken: Ihr Baby kann schon ganz schön viel. Und all diese Aktivitäten sind Anzeichen für den Start in eine gute Entwicklung.

Die weniger gute Nachricht ist, dass Ihr Baby manchmal auch bis zu drei Stunden am Tag schreien kann, und das am intensivsten abends. Aber auch das ist ganz normal. Babys haben noch nicht die Möglichkeit, ihre Beschwerden und Unpässlichkeiten in Worte zu fassen. Sie müssen große Umstellungen verarbeiten und werden permanent mit neuen, ungewöhnlichen Reizen bombardiert. Schreien ist die einzige Ausdrucksform, mit der sie auf sich aufmerksam machen, Bedürfnisse mitteilen oder einfach nur Anspannung abbauen können.

Ihr Baby kann noch viel mehr!

Ab jetzt sammelt Ihr Baby jeden Eindruck und jeden Einfluss aus seiner Umgebung und verknüpft die erhaltenen Informationen miteinander. In den ersten drei Lebens-

Bindung und Urvertrauen bauen sich auf

Um Ihrem Baby eine gute körperliche Entwicklung zu ermöglichen, müssen Sie weder Kurse besuchen, noch Medizin oder Psychologie studieren. Vielleicht denken Sie: »Ich muss dem Baby etwas bieten, sonst langweilt es sich doch.« Hier kann ich Ihnen versichern: Ihr Baby braucht nichts außer dem »normalen Leben« – und natürlich Ihrer Liebe. Im Alltag steckt eine enorme Vielfalt mit einem unbegrenzten Angebot von Anregungen.

Alles entsteht im Gehirn

Durch diese Anregungen von außen entwickelt sich Ihr Kind und reift heran. Die einzelnen Gehirnzellen verbinden sich miteinander und Eindrücke werden vernetzt; das Gehirn wächst also durch eine zunehmende Wechselwirkung. Zum Glück ist das Gehirn von Anfang an schon schlau. Denn damit es nicht überfordert wird und die ständig einwirkenden neuen Erlebnisse auch in Ruhe verarbeiten kann, braucht es seine 16 bis 18 Stunden Schlaf.

Nicht zu viel auf einmal

Die zahlreichen visuellen Eindrücke überfordern Babys besonders schnell. Diese werden aber intelligent dosiert, weil das Sehen in den ersten Lebenswochen nur über kleine Distanzen funktioniert. Ganz zu Anfang sieht Ihr Baby nur auf 30 Zentimeter scharf und konzentriert sich besonders auf runde Formen. Sie können sich freuen: Es ist nämlich Ihr Gesicht, das sich als Erstes einprägt. Daran orientiert sich Ihr Kind, beruhigt sich, erfreut sich. Alles ist gut, wenn es Sie sieht. Es baut die Beziehung zu Ihnen auf.

Die Erweiterung seines Blickfeldes geschieht nach und nach, je nachdem wie bereit das Gehirn ist, neue Eindrücke auch zu verarbeiten. Je einfacher die angebotenen Eindrücke und je natürlicher die Farben aus der Umgebung sind, desto besser und entspann-

ter kann Babys Gehirn reifen. Zu bunte und schrille Angebote in seiner Nähe könnten dieses natürliche, ursprüngliche Lernen stören und verfälschen. Die Wissenschaft weiß, dass die Qualität des Lernens in der frühen Kindheit einen absoluten Einfluss auf die Lernfähigkeit im weiteren Leben hat. Man forscht auch an dem Zusammenhang der frühkindlichen Entwicklung mit der Denk- und Lernfähigkeit im Alter. Geben Sie Ihrem Baby getrost viel Zeit für den Erwerb aller Fähigkeiten. Das Leben ist so lang. Es gibt keinen Grund, das Lernen für das ganze Leben zu beschleunigen. Inzwischen raten nicht nur Entwicklungsexperten zur »Entschleunigung«.

Motorische Entwicklung = Bewegungsprogramm

Das schlaue Gehirn hat noch etwas im Angebot, nämlich das Bewegungsprogramm. Das ruft Ihr Kind im Laufe der Entwicklung in einem individuellen, maßgeschneiderten Tempo, ab. Je länger es sich mit jeder Vorstufe vom Liegen bis zum Laufen beschäftigt, umso stabiler und sicherer werden seine Bewegungsabläufe sein. Auch hier gilt: Es ist gut, wenn Ihr Kind sich Zeit lässt. Sie werden fasziniert sein, wie Ihr Baby Ihnen fast jeden Tag neues Können präsentiert. Es macht Ihnen ständig neue Angebote. Achten Sie bewusst drauf – Sie werden überrascht sein.

Der Weg ist das Ziel

Ohne Ihr Zutun entdeckt Ihr Baby jede Entwicklungsphase ganz alleine. Es entscheidet selbst ganz intuitiv, wie lange es für die

❯ Als Erstes lernt das Baby seine Mama kennen. Schon bald macht es ihre Mundbewegungen nach.

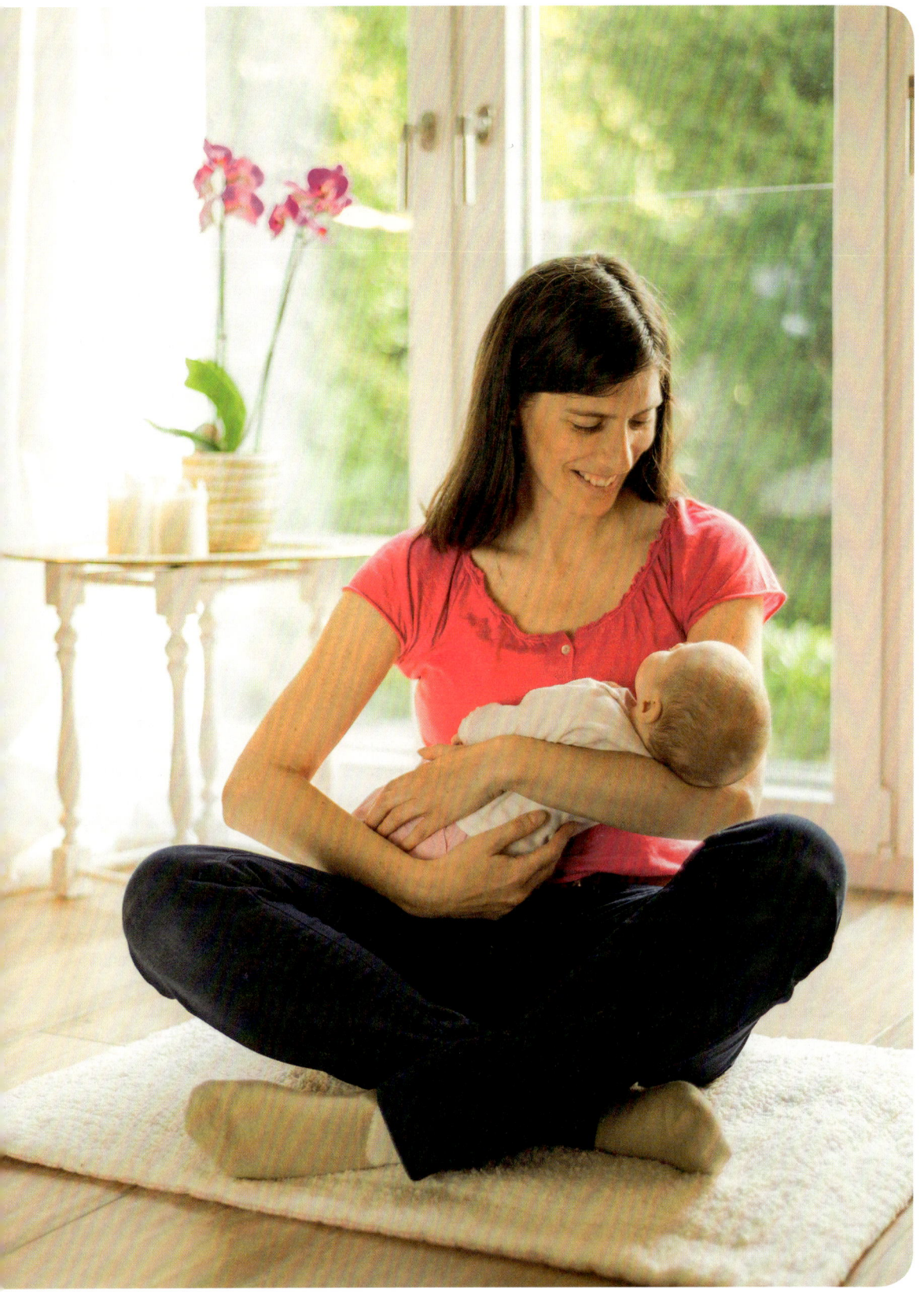

jeweilige Entwicklungsstufe braucht. Hat es die eine geschafft und in seinem Gehirn verankert, dann macht es sich an die nächste. Das Vorhandensein, die Reihenfolge und die Qualität jeder Vorstufe sind Maßstab für eine Beurteilung der motorischen Entwicklung.

Seien Sie deshalb nicht beunruhigt, falls seine Fähigkeiten vielleicht noch nicht zu seinem Alter passen. Wenn Sie feststellen, dass Ihr Kind die Vorstufe zum nächsten Entwicklungsschritt, den Sie sehnsüchtig herbeiwünschen, wunderbar zeigt, dann können Sie fast sicher sein, dass die nächste Stufe nicht mehr lange auf sich warten lassen wird.

Wenn Sie aber merken, dass Ihr Baby keine Anstalten unternimmt, überhaupt in Bewegung zu kommen, wenn es in einer Vorstufe verhaftet bleibt oder eine Vorstufe partout nicht durchlaufen will, sprechen Sie mit Ihrem Kinderarzt darüber. Er kann beurteilen, welche Schritte eingeleitet werden sollten.

Mit allen Sinnen dabei

Die Informationen, die das Gehirn Ihres Babys für die motorische Entwicklung benötigt, verschafft es sich über die Sinnessysteme. Über das Hören, das Sehen, das Riechen, das Schmecken und das Fühlen holt es sich jeweils die Informationen, die es für seinen Entwicklungsfortschritt gerade braucht.

Aber auch innerhalb seines Körpers arbeitet das Baby mit weniger bekannten, ja geradezu unsichtbaren Sinnessystemen an seiner Entwicklung: Es nutzt seinen Oberflächensinn, seinen Tiefensinn und seinen Gleichgewichtssinn. Diese Sinne werden auch »Nahsinne«, »Körper- oder Basissinne« genannt.

Jede Bewegung und Berührung stimuliert die Nahsinne Ihres Babys, und gut ausgebildete Nahsinne wiederum fördern eine ausgewogene Entwicklung. Durch Bewegungen – am Anfang noch ungezielt und ungerichtet – lernt Ihr Baby, sich selbst zu fühlen und sich mit seinem Körper in der Umwelt zurechtzufinden. Ihr Kind muss sich selbst spüren und wahrnehmen, um die Kontrolle über seinen Körper zu erlangen und Bewegungen nach und nach immer bewusster und gezielter auszuführen.

Mein Anliegen mit diesem Buch ist es, dass Sie diese Nahsinne kennen, die so wichtig sind für die – nicht nur – körperliche Entwicklung Ihres Babys. Ich halte nicht viel von Frühförderung und erst recht nichts vom Antreiben der Entwicklung eines gesunden Kindes, die ihren ganz normalen Lauf nehmen sollte. Dennoch werden Sie in diesem Buch viele Anregungen finden, durch die Sie die Nahsinne Ihres Babys stimulieren können und in liebevollen Kontakt mit Ihrem Kind treten können – mehr braucht es nicht für eine gute Entwicklung.

Sorgen Sie auch für sich!

Sie hören von allen Seiten, was für Ihr Baby wichtig ist und was Sie alles für das Kind tun müssen. Die andere Frage ist jedoch: Wie geht es Ihnen? Bekommen Sie genügend Schlaf? Können Sie regelmäßige Mahlzeiten einnehmen? Haben Sie Zeit, sich zu pflegen? Schaffen Sie es, den Haushalt und die Einkäufe zu erledigen? Haben Sie auch erholsame Pausen? Sie sind, neben Betreuerin Ihres Kindes, auch Ehefrau, Hausfrau und Organisatorin der ganzen Familie. Als solch eine Topmanagerin benötigen Sie dringend Erholungsphasen und Zeit für sich.

Strukturieren Sie Ihren Alltag

Viele »neue« Tätigkeiten und Abläufe, wie Füttern und Wickeln, wiederholen sich täglich. Mit jedem Tag klappt das Zusammenleben mit dem Baby besser und Ihre Geschicklichkeit, die winzigen Jäckchen, Bodys und Strampler über das quirlige Körperchen zu bekommen, nimmt mit jedem Wickeln zu. Schließlich geschieht das auch mindestens fünfmal am Tag und anfangs auch in der Nacht. Wie sollte sich da nicht ein positiver Trainingseffekt einstellen? Auch das Stillen oder Fläschchengeben bekommt Routine.

Bald werden sich Ihre Aufregung und Unsicherheit in Ruhe und Gelassenheit verwandeln. Sie spüren, dass Ihr Baby sich an Ihrer inneren Ruhe orientiert. Die ausgedehnten Zeiten der Babypflege sichern eine intensive Bindung. Sie sind wie Miteinander-Spielen. So spielen Sie mit Ihrem kleinen Kind bereits fünf bis sieben Stunden am Tag. Unterschätzen Sie also nicht den Wert dieser täglichen Routine. Feste Zeiten können nur Sie festlegen. Das Baby hat von Zeittakt und Rhythmus noch keine Ahnung. Sie aber wissen um die Lernfähigkeit seines Gehirns, das bestimmt die festgelegten wiederholten Zeiterfahrungen zügig speichern wird.

Sicherlich erkennen Sie sehr bald auch die Signale Ihres Kindes. Die Art seiner Äußerungen, die zu Anfang aus Weinen oder Schreien besteht, werden Sie schnell als Müdigkeit, Hunger, »Windel voll« oder »Schmusenwollen« deuten können. Manchmal aber, wenn es Ihrem Baby überhaupt nicht passt, dass Sie Ihre Aufmerksamkeit anderen Dingen zuwenden, kann es sich auch richtig empören. Und zwar in einer Lautstärke von bis zu 120 Dezibel, das entspricht dem Geräuschpegel einer Vuvuzela oder einer lärmenden Schulklasse.

Schreien ist ganz normal

Leider werden Eltern selten bereits während der Schwangerschaft über das Schreien von Babys aufgeklärt. Meist hört man, dass Schreien nicht sein darf. Dabei ist es wichtig für Babys, ihr einziges Ausdrucksmittel auch anzuwenden. Manchmal werden abstruse Hilfsmittel eingesetzt, um das Schreien des Babys zu verhindern. Endloses schaukelndes und rüttelndes Hin- und Hergehen zeichnen Spuren in den Teppich. Herzton-Imitatoren, ferngesteuerte Wipper mit wechselnden Schaukelrhythmen und viele andere Geräte werden zu Hilfe genommen, damit ein Baby scheinbar zufrieden ist. Hinzu kommt die ständige orale Befriedigung: Noch bevor das Baby überhaupt anfängt zu weinen, wird ihm vorsorglich Nahrung angeboten.

Dabei ist Schreien durchaus sinnvoll und auch normal. Haben Sie also keine Angst davor. Das Schreien ist ein Angebot Ihres Babys, gemeinsam zu lernen. Mit dem Wunsch, das Schreien um jeden Preis zu vermeiden, beginnen Unsicherheit, Hektik und Stress. Wenn Ihr Baby satt, trocken und auch nicht krank ist, nehmen Sie das Schreien doch einmal an. Sie werden dem Schreien gegenüber immer ruhiger und gelassener werden. Halten Sie Ihr Baby ruhig und fest im Arm und beruhigen Sie es mit Worten. Sie können Ihr Baby auch hinlegen, aber bleiben Sie im Raum und sprechen Sie ruhig mit ihm, damit es merkt, dass Sie da sind. Sie brauchen keine weiteren Beruhigungsversuche zu unternehmen, wie Füttern, Ihrem Kind eine Rassel anbieten oder hektisches Schaukeln. So lernt Ihr Baby, dass nichts bedrohlich ist, auch keine neue Erfahrung, die es machen muss. Sie sind für Ihr Baby der verlässliche Fels in der Brandung! Das stärkt sein Vertrauen in Sie tiefer als das sofortige Unterdrücken des Schreiens.

Meilensteine der motorischen Entwicklung

Der Weg vom Liegen zum Stehen und Gehen folgt einem festgelegten Programm. Ein Kind ruft in einem Zeitraum von vielen Monaten in festgelegter Reihenfolge einen Entwicklungsschritt nach dem anderen ab.

Entscheidend für die Qualität der kindlichen Entwicklung ist, dass keine Vorstufe übersprungen oder vernachlässigt wird. Die Qualität der Vorstufen ist entscheidend für eine optimale Ausbildung des Gehirns. Jedem Kind muss Raum gegeben werden, die Vorstufen so lange zu durchlaufen, wie es benötigt, um allein und von sich aus die nächste Phase zu erreichen. Jede Vorstufe dient somit der Vorbereitung auf den nächsten Schritt in der Bewegungsentwicklung. Die Dauer, für die das Baby in einer Vorstufe verweilt, ist individuell sehr unterschiedlich. Es ist wünschenswert, dass sich jedes Baby möglichst lange in der jeweiligen Vorstufe aufhält.

Natürlich beginnt alles im Liegen. Am besten können Sie den weiten Weg, den Ihr Baby zurücklegen muss, nachvollziehen, wenn Sie sich selbst auf den Rücken legen und aufstehen wollen. Verfolgen Sie bei sich diesen Vorgang doch einfach mal Schritt für Schritt in Zeitlupe. Sie werden erstaunt sein, wie viele Bewegungsabläufe auf dem Weg vom Liegen zum Stehen stattfinden.

Für diesen langen Weg vom Liegen zum Laufen benötigt das eine gesunde Baby elf Monate und das andere gesunde Baby sogar 20 Monate.

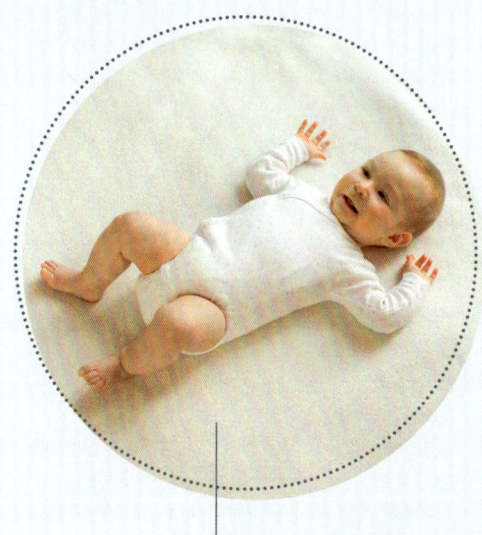

1 Die Rückenlage ist die Ausgangsposition.

2 Weiter geht es
auf die Seite.

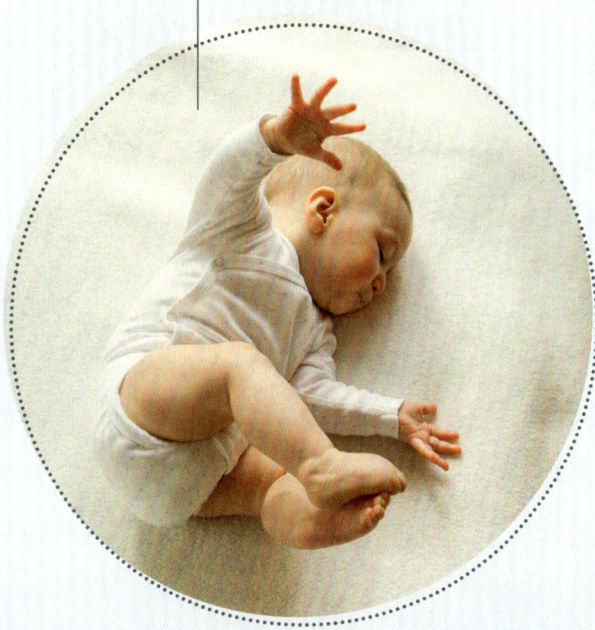

4 Das Baby stützt sich auf
Hände und Knie und schau-
kelt vor und zurück (es rockt).

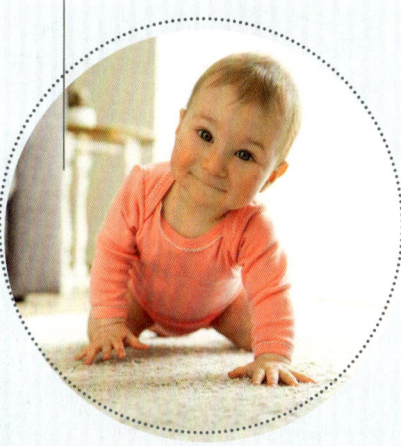

3 Von der Seite dreht sich
Ihr Baby auf den Bauch.

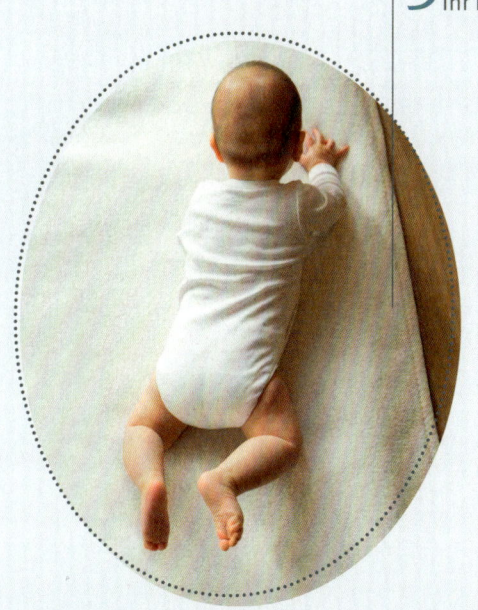

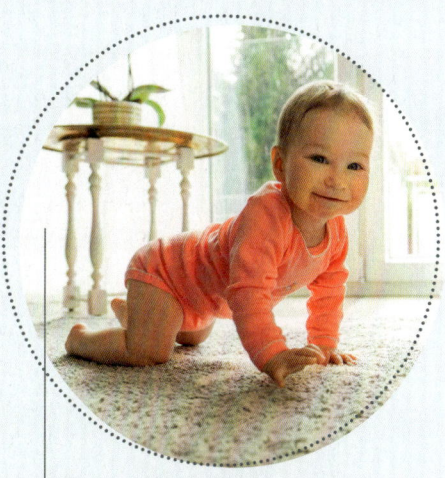

5 Danach krabbelt
es los.

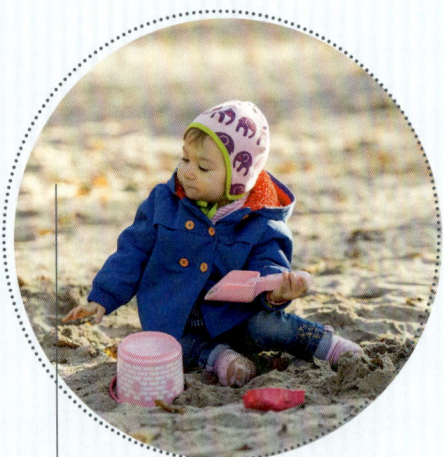

7 Es zieht sich an Gegenständen auf die Knie.

6 Ihr Kind setzt sich hin.

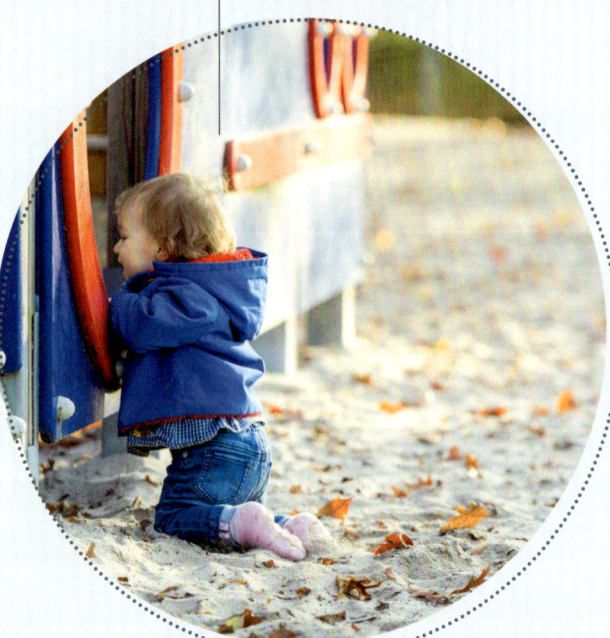

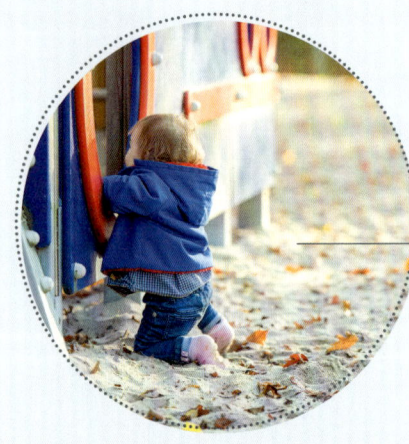

8 Dann setzt es einen Fuß vor und kommt in den Ein-Kniestand.

10 Dann läuft Ihr Kind endlich los.

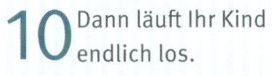

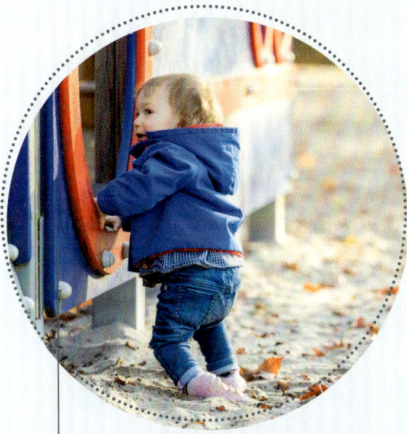

9 Von hier aus zieht es sich hoch zum Stand. Genauso kommt es auch wieder hinunter zum Krabbeln.

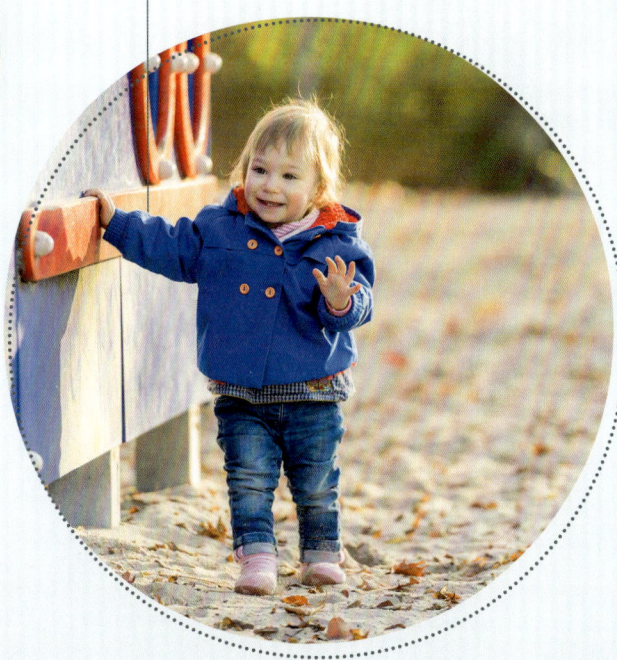

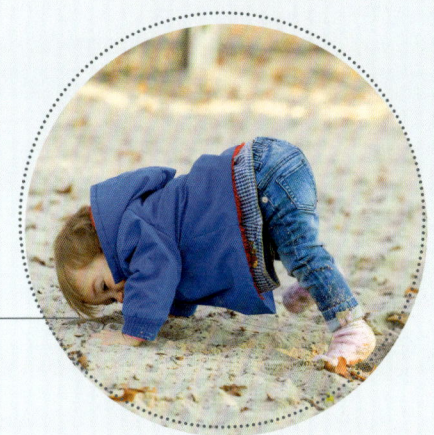

11 Einige Zeit später übt es das Hinstellen im freien Raum. Es geht dabei auf Händen und Füßen und stellt sich über den Bärenstand auf.

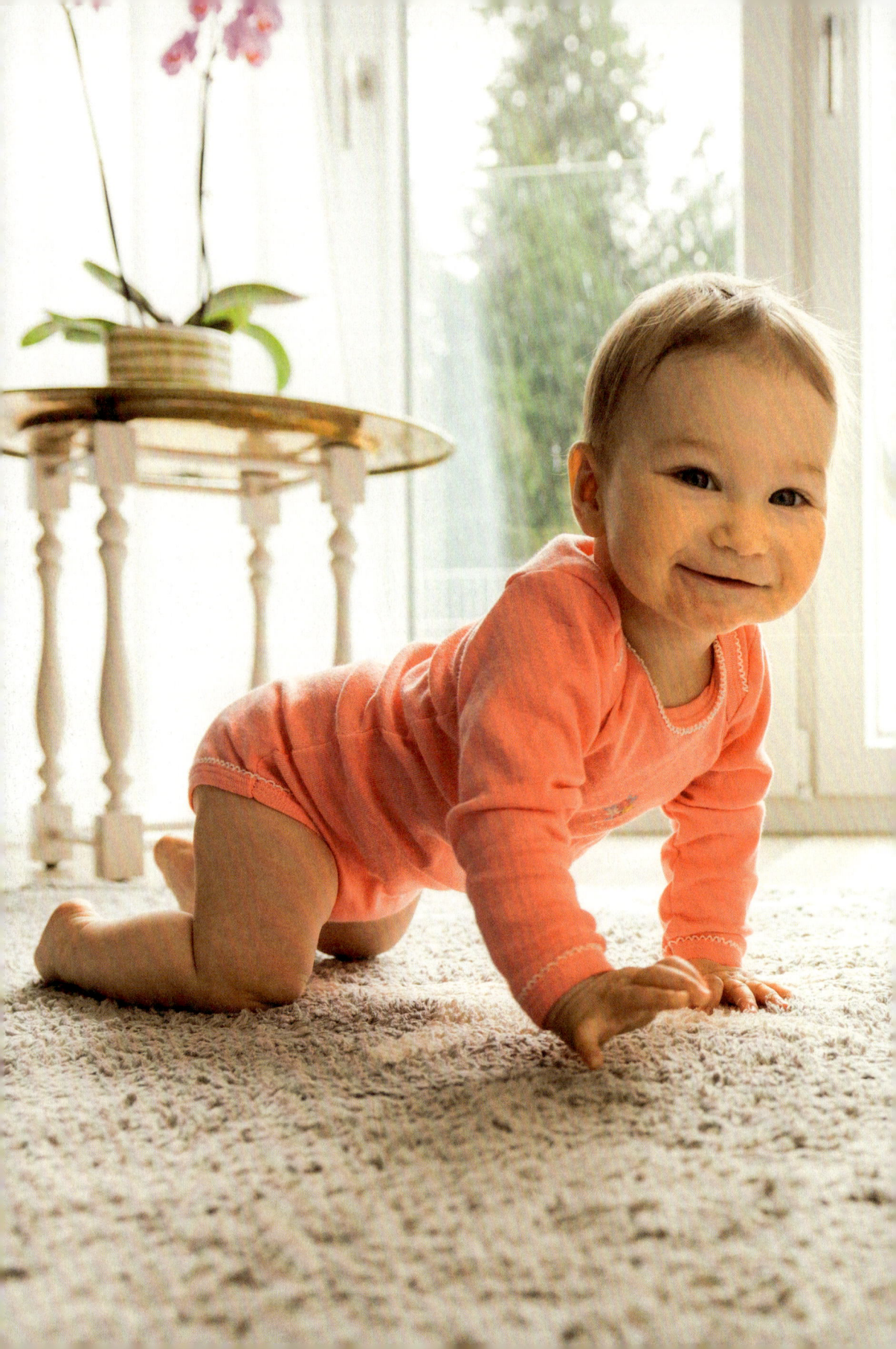

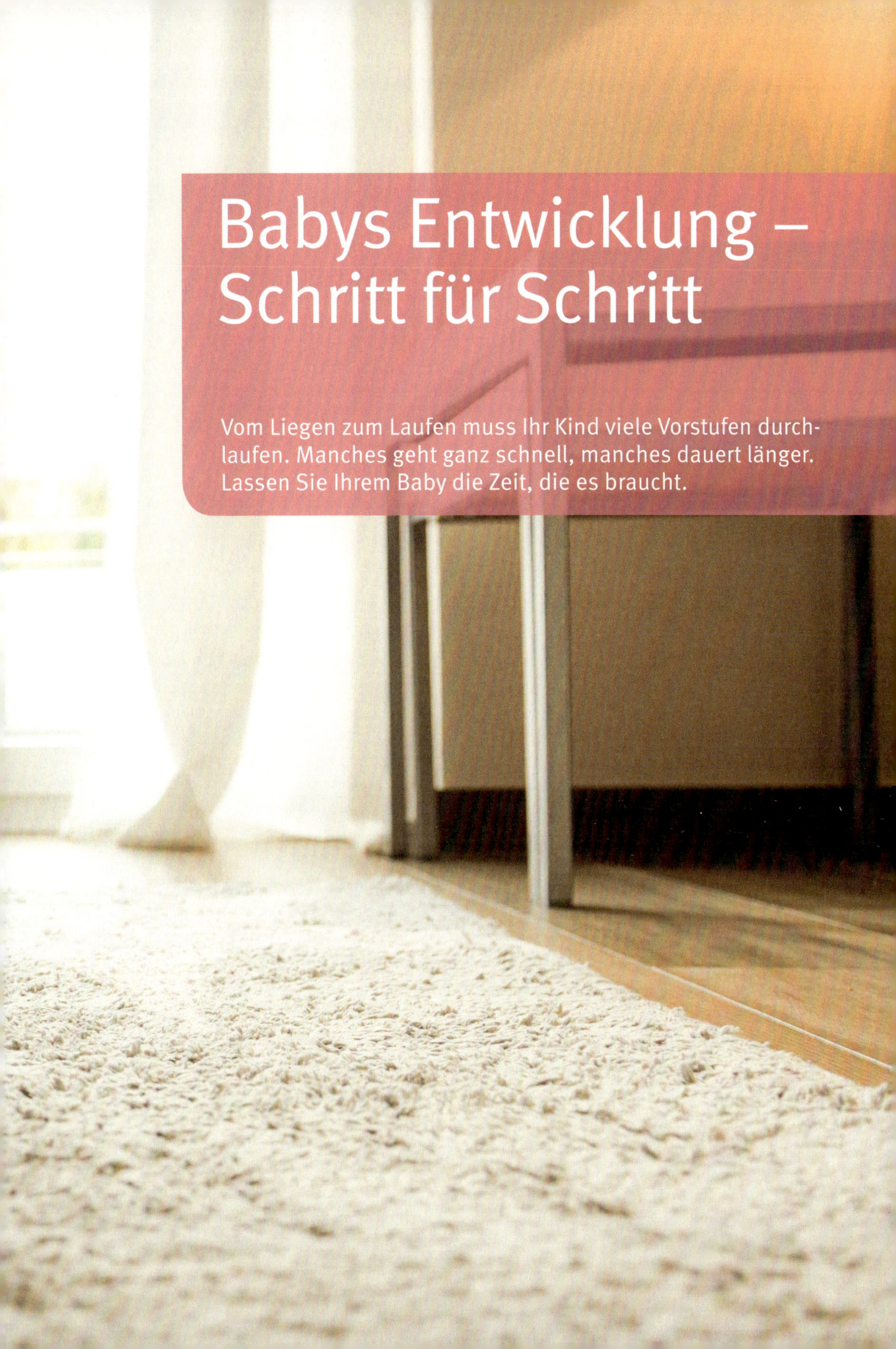

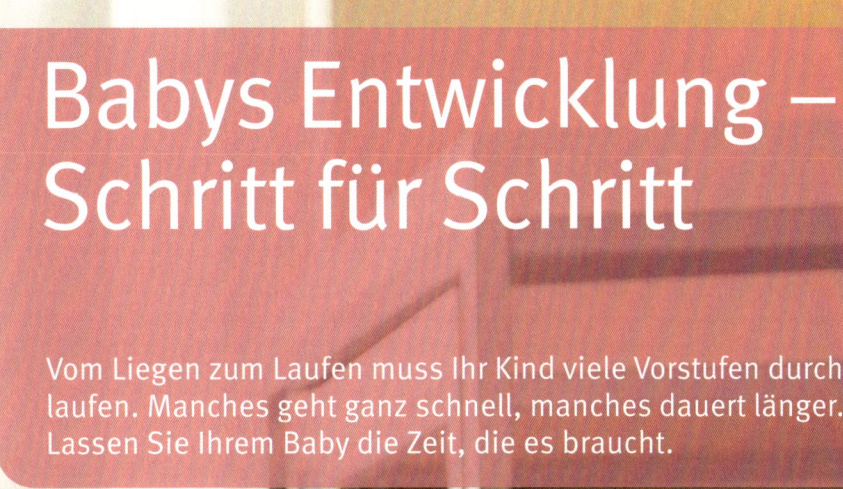

Babys Entwicklung – Schritt für Schritt

Vom Liegen zum Laufen muss Ihr Kind viele Vorstufen durchlaufen. Manches geht ganz schnell, manches dauert länger.
Lassen Sie Ihrem Baby die Zeit, die es braucht.

1.–2. Lebenswoche

Ihr Baby muss sich an das Leben in dieser Welt anpassen, und das ist schon der erste ganz große Entwicklungsschritt. Unterstützen Sie es behutsam und vertrauen Sie dabei auf Ihr Bauchgefühl.

Ihr gewohntes Leben hat sich komplett verändert. Wie geht es Ihnen zu Hause mit Ihrem Baby? Vielleicht sind Sie noch unsicher und ängstlich und stellen sich die Frage, ob Sie der neuen Aufgabe überhaupt gewachsen sind. Womöglich sind Sie auch noch erschöpft von der Geburt. Ihr Körper ist mit enormen hormonellen Umstellungen beschäftigt und Ihre Figur sieht fast noch so aus wie vor der Geburt. »Wie lange wird es dauern, bis mein Körper wieder seine ursprüngliche Form zurückbekommt?«, fragen Sie sich vielleicht.

Aber auch Unmengen anderer Gedanken und Fragen schwirren Ihnen durch den Kopf: »Tue ich genug für mein Kind? Erkenne ich seine Bedürfnisse?« Überall lesen Sie davon, wie wichtig die Bindung für Ihr Baby ist. »Hoffentlich mache ich alles richtig, damit mein Baby diese Bindung zu mir auch aufbauen wird. Wie kann ich wissen, was in so einem winzigen Köpfchen und kleinen Körper vor sich geht? Muss ich mich nach den Ratschlägen der Stillberaterinnen und Heb-

ammen richten, oder darf ich nach meinem Bauchgefühl handeln?« Sie sind hin- und hergerissen zwischen Sollen und Wollen. Es scheint, als ginge es Ihnen viel schlechter als Ihrem Baby.

Babys Entwicklung

Dieses kleine, zierliche Wesen ist aber gar nicht so zerbrechlich, wie es aussieht. Es ist mit allen Werkzeugen des Überlebens und der Anpassung an diese Welt ausgestattet. Ihr Kind weiß Bescheid über seine Überlebensstrategie. Intuitiv macht es alles richtig. Und das Gleiche wird sich in Kürze auch bei Ihnen einstellen. Vertrauen Sie Ihrem Kind und seinen Fähigkeiten und trauen Sie auch sich selbst eine ganze Menge zu.

Das Training beginnt schon bei der Geburt

Dass Ihr Kind ungeheuer viel aushält, hat es bei der gewaltigen Anstrengung der Geburt

Finden Sie nicht auch, dass nach dieser Tortur alles, was Ihr Neugeborenes jetzt bei Ihnen zu Hause bekommt, das reine Paradies ist? Sie und Ihr Baby sind nach der Geburt und in der ersten Zeit zu Hause noch erschöpft und können es mit gutem Gewissen langsam angehen lassen. Seien Sie beruhigt, Ihr Kleines will gar nicht viel: Ihre Stimme, der Moment, in dem es Ihr Gesicht erkennt, Ihr Duft beim Füttern, das Gestreichelt- und Gewiegtwerden und das Liegen im kuscheligen Stubenwagen reichen ihm für den Anfang völlig. Außerdem will es auch noch 16 bis 18 Stunden schlafen, dabei Erlebtes verarbeiten und weitere Entwicklungsschritte in Ruhe vorbereiten.

In den ersten beiden Lebenswochen wird Ihr Baby als Neugeborenes bezeichnet. Es ist die Zeit der Anpassung an das Leben auf dieser Welt.

gezeigt. Wenn Sie spontan entbunden haben, hat Ihr Baby den stundenlangen Druck der Wehen ausgehalten und sich mit ganz bestimmten Drehungen durch den engen Geburtskanal gepresst. Auf dem anstrengenden Geburtsweg hat Ihr Kind über seine Nahsinne Druck, Reibung und Verlagerung gespürt und wurde so für den Eintritt in die Schwerkraft vorbereitet. Allein durch die Geburt wurden seine Muskeln, Gelenke und sein Orientierungssinn wie bei einer Generalprobe aktiviert.

Es ist, als bekäme es den letzten Schliff für die Auseinandersetzung mit der Schwerkraft. Ihr Neugeborenes hatte deshalb nach der Geburt sofort Spannkraft und die Atemmuskeln konnten den ersten Schrei starten. Den Initialschrei! Neu geborene Babys können außerdem bereits gezielt auf Mamas Bauch in Richtung Brust kriechen, um so schnell wie möglich zu ihrem Herzschlag und zur ersten Milchquelle zu gelangen. Ihr Baby und Sie haben während der Geburt alles richtig gemacht und alles gegeben.

Ihr Baby kommt »in Form«

Nach einer normalen Geburt ist das Aussehen Ihres Babys vielleicht noch verbesserungsfähig – obwohl es natürlich trotzdem das süßeste Baby aller Zeiten ist. Der Kopf ist durch die Geburt etwas verformt. Die Schädelplatten konnten sich durch die offenen Schädelnähte um bis zu 2,5 cm verschieben, um durch den Geburtskanal zu kommen. Aber nach nur wenigen Tagen prägt sich seine schöne runde Form aus. Die Verknöcherung der Nähte und Fontanellen erfolgt jedoch erst zwischen dem 1. und 2. Lebensjahr.

Das Gesicht Ihres Babys ist in den ersten Tagen noch verquollen und die Augenlider sind vielleicht fast geschlossen, weil sie noch geschwollen sind. Die Gesichtsfarbe bewegt sich auf einer Skala von Violett bis Rot, der

Körper ist häufig noch dunkelrosa. Die Ursache ist der noch unreife Kreislauf, der erst allmählich in Schwung kommt. Sehr bald hat er die Durchblutung reguliert. Die Schwellungen im Gesicht werden im Laufe der ersten Lebenstage zurückgehen. Ihr Kind hat sich nach der ersten Woche zu einem rosigen, schönen Baby entwickelt.

Nur die Füße und Hände lassen noch etwas auf sich warten. Sie sind am weitesten vom Körperzentrum entfernt und werden vom Kreislauf zuletzt erreicht. Machen Sie sich also keine Sorgen, wenn sie sich kalt anfühlen und bläulich oder marmoriert aussehen. Nach zwei bis drei Wochen wird die Durchblutung auch sie erreichen.

Erst einmal Luft holen!

Der Atem Ihres Babys muss sich nach der immensen Anstrengung der Geburt erst einmal erholen. Es scheint, als wäre das Baby noch ganz aus der Puste. Es atmet 40- bis 50-mal in der Minute. In den ersten Tagen ist die Lunge noch nicht optimal entfaltet, das ändert sich aber mit dem zunehmenden Sauerstoffbedarf. In der ersten Lebenswoche passen sich die Lungen an und entfalten ihr ganzes Volumen. Danach normalisieren sich die Atemzüge auf etwa 30 in der Minute. Oft wundern wir uns, dass Babys bei kleinsten Aktivitäten so atemlos erscheinen. Im Vergleich zu uns Erwachsenen mit 12 bis 18 Atemzügen pro Minute kommt es uns so vor, als seien kleine Kinder ständig auf der Überholspur, und das sind sie ja auch, wenn man das Tempo betrachtet, mit dem sie sich ab jetzt entwickeln. Mit dem Wachstum der Lunge verlangsamt sich nach und nach die Atemfrequenz. Ab dem 3. Lebensjahr sind es nur noch 25 und bei Schulbeginn 20 Atemzüge in der Minute.

Die Atmung hat in den ersten Wochen noch eine Besonderheit zu bieten: Der Kehlkopf liegt in den ersten 3 Monaten höher im Rachen. So fließt die Nahrung daran vorbei, direkt in die Speiseröhre. Sie liegt höher als der Mageneingang. Diese anatomische Besonderheit verhindert das Verschlucken beim Trinken. Solange Ihr Baby die Nahrungsaufnahme noch etwas üben muss, etwa bis zum 3. Lebensmonat, kann es gleichzeitig trinken und atmen. Später senkt sich der Kehlkopf und der Kehldeckel deckt die Luftröhre ab, sobald sich die Speiseröhre öffnet. Kein Krümel kann im weiteren Leben mehr beim Essen in »den falschen Hals« geraten.

Das Herz, der kleine starke Muskel

Genauso wie sich die Atmung mit dem Wachstum der Lunge verlangsamt, ge-

❧ Noch sind Beugung, O-Beinchen und Greifreflexe ganz natürlich.

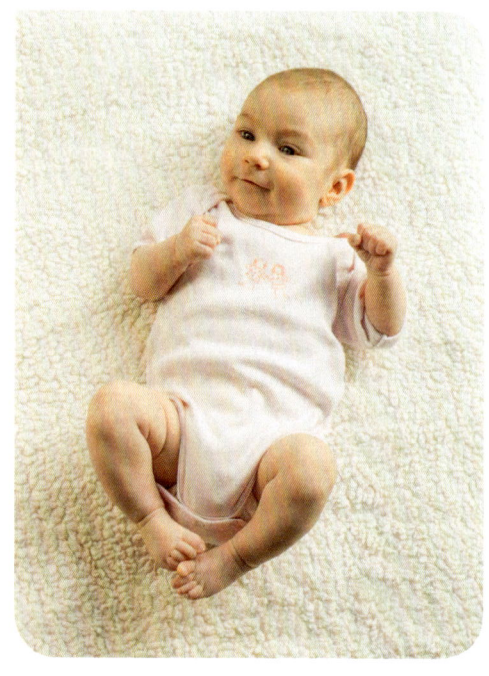

schieht es auch mit dem Herz Ihres Babys. Die Größe des Herzens wird gemessen an der Größe der geballten Faust des jeweiligen Menschen. Betrachten Sie die winzige Faust Ihres Babys, dann Sie können sich vorstellen, wie klein sein Herz ist. Es vollbringt trotzdem eine unvorstellbare Leistung, indem es 140-mal in der Minute schlägt. Legen Sie einmal Ihre Hand auf seine Brust. Wie ein kleiner Motor pocht es unaufhörlich und ab jetzt ohne Pause und Unterbrechung sein ganzes Leben lang. Im Kindergartenalter wird es mit 120 Schlägen schon ruhiger. Im Schulalter senkt sich die Herzfrequenz dann auf 100 Schläge. Im Erwachsenenalter ist ein Puls von 60 bis 80 Schlägen normal. Bei Anstrengung kann er kurzfristig auf über 100 ansteigen.

Ihr Baby muss sich strecken

Nachdem Ihr Baby Atmung, Herz und Kreislauf sofort an sein Leben in der Schwerkraft angepasst hat, bringt es in den ersten Tagen seine Körperteile in Form. Beim Wickeln fällt Ihnen auf, dass sich Ihr Kind in eine Beugehaltung zusammenzieht. Es hat O-Beine und die Füße sind merkwürdig nach innen gedreht. Kein Wunder, denn die Lage im Bauch war zum Schluss alles andere als bequem. Ihr Baby lag gekrümmt im Kopfstand, hatte die Beine neben den Ohren und die Füße dort, wo gerade noch Platz war. Sie können sich vorstellen, dass Ihr Kind nach solch einer Körperhaltung einige Zeit benötigt, um sich zu strecken. Das passiert in den nächsten Tagen und die üblichen O-Beine normalisieren sich.

Weitere motorische Entwicklungsschritte sind im Moment noch nicht zu erwarten. Noch ist das Baby mit Schlafen, Trinken und Verdauen beschäftigt und gewöhnt sich langsam an das plötzliche Dasein auf dieser Welt.

Reflexe – Erbe aus den Anfängen der Menschheit

Bereits in der Schwangerschaft hat Ihr Baby seinen Körper auf das Leben außerhalb des Mutterleibs vorbereitet, und zwar mit Hilfe der sogenannten Primitivreflexe. Diese reflektorischen Bewegungen stimulieren Haut, Muskeln, Gelenke und das Gleichgewichtssystem. So primitiv, wie sich das anhört, sind die Reflexe aber gar nicht, denn sie geben dem Gehirn erste Aufträge, Kontaktstellen zu knüpfen.

Sie bauen die Grundspannung des Körpers auf, die auch schon für die Mithilfe des Kindes beim Geburtsvorgang notwendig ist. Auch sein Nahrungssuch- und Schutzverhalten ist in den Reflexen enthalten, ebenso das Bewegen und automatische Handeln.

In den ersten Lebenswochen werden Sie einige Reflexe als unwillkürliche Verhaltensmuster an Ihrem Baby noch beobachten können. Sie erscheinen in den verschiedensten Situationen und sind in diesem Lebensalter ganz normal. Es scheint, als begleiteten diese Primitivreflexe das Baby eine Weile, um seinem Gehirn noch einige Reifungsimpulse zu geben. Sobald das geschehen ist, verschwinden die meisten von ihnen. Das geschieht zwischen dem 3. und 6. Lebensmonat. Ab dann beginnt das Gehirn, gezielte und geplante Bewegungen und Handlungen aufzubauen.

Saug- und Schluckreflex

Sobald Sie Ihrem Baby zum ersten Mal Nahrung anbieten, fängt es an zu saugen und gleich danach zu schlucken. Dieser Reflex sichert in den ersten Wochen die automatische Nahrungsaufnahme.

Suchreflex

Berühren Sie doch mal Babys Mundwinkel mit dem Finger oder beim Schmusen mit Ihren Lippen. Sofort wird es sein Köpfchen zu Ihnen hindrehen. Sie lösen damit den Suchreflex aus, den Ihr Baby auch braucht, um die Nahrungsquelle zu finden.

Mit dieser perfekten Ausrüstung wird es seine ersten Wochen gefahrlos überstehen. Nach drei Monaten sind diese drei Reflexe nicht mehr nötig, denn Ihr Baby entdeckt die Brust oder das Fläschchen inzwischen mit den Augen, es kann die Nahrung länger im Mund behalten und entscheiden, wann es sie herunterschluckt.

Automatische Reaktion

Zu den Überlebensreflexen zählt auch die sogenannte »Automatische Reaktion«. Auf dem Bauch wird Ihr Baby immer seinen Kopf anheben und auf die Seite legen, um die Atemwege freizuhalten. Dieser Reflex wird natürlich nie verschwinden, den haben wir Erwachsenen auch noch.

Handgreifreflex

Achten Sie mal auf die Hände Ihres Babys: Es macht überwiegend Fäustchen und hat dabei den Daumen nach innen geschlagen. Wenn Sie seine Handfläche berühren, greift es sofort zu und lässt nicht mehr los. Den Handgreifreflex ordnet man den Anfängen der Evolution des Menschen zu, in denen sich das Kind am Fell der Mutter festkrallte. In einem Test hat man herausgefunden, dass Neugeborene mit Hilfe dieses Reflexes sogar an einer Leine hängen bleiben, die sie mit einer Hand umklammern. Gezieltes Zugreifen und Wieder-Loslassen setzen das Öffnenkönnen der Hand voraus. Deshalb baut

sich der Handgreifreflex vom 4. Lebensmonat an ab und macht den Weg frei für die feinmotorische Entwicklung der Hand.

Fußgreifreflex

So ähnlich wie die Hände reagieren auch die Füße. In den Anfängen der Menschheitsgeschichte hat das Kind die Mutter mit Händen und Füßen umklammert. Berühren Sie mal die Fußsohle Ihres Babys: Es wird es die Zehen krallen. Sobald sich Ihr Baby selbstständig aufstellen kann, wird sich dieser Reflex verflüchtigen und den Füßen die Gelegenheit geben, sich entspannt mit dem Boden vertraut zu machen. Jeder vorweggenommene Stehversuch mit fremder Hilfe geschieht mit gekrallten Zehen und auf Fußspitzen. Sicher möchten Sie nicht, dass Ihr Kind später auf solchen Füßen steht.

Asymmetrisch-tonischen Nackenreflex

Wenn Ihr Baby vor Ihnen liegt und seinen Kopf dreht, streckt es den Arm weit aus, so als wollte es seine Hand von weitem betrachten. Gleichzeitig beugt es den Arm am Hinterkopf. Es liegt da wie ein kleiner Fechter. Bei der Drehung des Kopfes zur anderen Seite streckt es den vorderen Arm gleich wieder aus und beugt den hinteren. Diese Lage wird tatsächlich auch »Fechter-Position genannt und durch den Asymmetrisch-tonischen Nackenreflex (ATNR) ausgelöst. Er verschwindet im Laufe des ersten halben Lebensjahres, denn dann kann das Baby seine Hände auch aus der Nähe betrachten und in den Mund nehmen.

Moro-Reflex

Oft scheint es, als ob Ihr Kind ganz plötzlich erschräke, beim Wickeln, Ablegen oder

Mythos: Still-Irritation durch den Schnuller

Das Thema Schnuller ist ein Dauerbrenner. Ratschläge von unzähligen Experten verunsichern mehr, als dass sie irgendeine Richtlinie geben. »Er verformt den Kiefer und schädigt die Zähne«, sagen Zahnärzte. »Der Schnuller verursacht Still-Verwirrung und gefährdet den Stillerfolg«, sagen Stillberaterinnen und Hebammen. »Der Schnuller beruhigt und hilft beim Einschlafen«, sagen die Großeltern. Tatsächlich wird empfohlen, dass die vielen Muskeln des Mundes neben dem Trinken ein weiteres Training bekommen, nämlich ab und zu ein kräftiges Bearbeiten des Schnullers. Das trainiert den Mundbereich und die mimische Muskulatur des Gesichtes. Natürlich ist damit kein Dauernuckeln gemeint. Ein ständig im Mund hängender Schnuller hat eher die gegenteilige Wirkung. US-amerikanische-Forscher kamen in 29 Studien aus 12 Ländern zu dem Ergebnis, dass der Schnuller dem Stillen nicht schadet. Warum sollten Sie Ihrem Baby den Schnuller also verweigern? Sie fühlen, dass er ihm zeitweise guttut, ihm hilft, sich zu beruhigen, und sogar das Einschlafen beschleunigt. Ist das Baby eingeschlafen und der Schnuller fällt raus, bleibt er draußen. Klar, an allererster Stelle stehen Sie zur Beruhigung, aber der Schnuller ist als kleine Hilfe auch nicht zu verachten.

auch im Schlaf. Es wirft unerwartet ruckartig beide Arme seitlich nach oben, öffnet dabei den Mund und atmet tief ein oder schreit. Danach führt es die Arme sofort wieder nach vorn und schließt den Mund. Eine solch einschießende unwillkürliche Bewegung lässt es vor Schreck auch weinen. Auslöser dieser Attacke ist der Moro-Reflex. Dieser Klammerreflex stammt auch aus der Urentwicklung. Sobald das Kind den Halt verlor, diente er der Umklammerung der Mutter. Bei unserem heutigen Entwicklungsstand hat er ein Gutes, denn er löst den ersten Schrei nach der Geburt aus. In den nächsten drei bis sechs Monaten verflüchtigt er sich allmählich und Ihr Baby betrachtet zunehmend seine Hände vor dem Gesicht und nimmt sie in den Mund.

Nun kennen Sie einen Großteil der Reflexe, die für Sie deutlich sichtbar sind und über die Sie sich vielleicht gewundert haben. Sie gehören in diese frühe Entwicklungszeit und beweisen, dass alles in Ordnung ist mit Ihrem Baby. Verschiedene andere Reflexe habe ich nicht erwähnt, da sie sich erst zeigen, wenn man sie durch bestimmte Maßnahmen auslöst. Das macht z. B. der Kinderarzt bei den Vorsorge-Untersuchungen.

In der frühen Kindheit sind die Reflexe ein wichtiges Zeichen für eine gesunde Entwicklung. Wie ich bereits erwähnte, müssen sie aber unbedingt im Laufe der Zeit abgebaut werden, damit sich gesteuerte Bewegungsabläufe und eine gute Handlungsfähigkeit Ihres Kindes entwickeln können. Man hat festgestellt, dass selbst kleinste Reste der Primitivreflexe starke negative Auswirkungen auf viele Fähigkeiten im weiteren Leben haben, sogar bis ins hohe Alter.

Aber durch Ihren guten Umgang mit dem Baby haben Sie von Anfang an den größten Einfluss darauf. Mit diesem Buch werden Sie lernen, wie Sie ganz natürlich und ohne große Mühe mit alltäglichen Handgriffen zum Verschwinden dieser Reflexe beitragen können.

Die Entwicklung der Sinne

Mit den Reflexen laufen also noch unbewusste Prozesse ab. Aber mit seinen Sinnen nimmt Ihr Baby bereits bewusst erstaunlich viele Eindrücke auf. Es lauert förmlich auf Informationen, da sich sein Gehirn entwickeln will. Für die Verarbeitung eines Reizes braucht das Gehirn Sauerstoff, und jeder aufgenommene Reiz von außen regt die Neubildung von Gehirnzellen an. Sie können sicher sein, dass sich Ihr Baby diese Chance nicht entgehen lässt, ein Gehirn mit einem ausgezeichneten Stoffwechsel zu bekommen. Und wer einen guten Gehirnstoffwechsel hat, kann einfach besser denken.

Die Fernsinne

Die fünf Fernsinne kennt jeder: Ihr Kind hört, sieht, riecht, schmeckt und fühlt. Damit verschafft es sich einen Eindruck von seiner Umgebung und wird im Laufe der Zeit immer besser auf sie reagieren können.

Das Hören

Das Gehör hat sich schon ab der 14. Schwangerschaftswoche ausgebildet. Ihr Baby war umgeben von einer enormen Geräuschkulisse: Darmgeräusche, Pulsieren des Blutes, Herzschlag, Atmung, Sprache und Bewegungen der Mutter. Durch diese Stimulation entwickelte sich bereits im Mutterleib die Fähigkeit des Hörens. Ab seiner 1. Lebenswoche nimmt es daher in seinen Wachphasen bereits Geräusche aus seiner Umgebung

wahr. Es hört, und dadurch wird der Grundstein für das spätere Sprechen gelegt.

Das Sehen

Das Sehen entwickelt sich etwas später als das Hören, etwa ab der 28. Schwangerschaftswoche. Das Baby beginnt dann zu blinzeln und erkennt, je nach Lichteinfall auf den Bauch der Mutter, schon hell und dunkel. Vermutlich ist das Helle ein Rosaton und könnte erklären, dass Babys bei der späteren Entwicklung des Farbensehens etwa ab dem 6. Monat zunächst Rottöne bevorzugen.

Jetzt will Ihr Baby aber noch keine Farben sehen, sondern sein einziges Interesse gilt den Kontrasten in Ihrem Gesicht. Bevor es also andere Eindrücke verarbeiten kann, baut es zuerst seine Bindung zu Ihrem Gesicht auf. Sie sind seine Bezugsperson. Halten Sie Ihrem Kind also zum Trösten keinen Teddy oder bunten Kasper vor die Augen, denn die können keine Bezugsperson sein und keinen Trost geben.

Das Riechen

Riechen kann Ihr Kind von Anfang an perfekt. Der Geruchssinn ist bereits bei der Geburt vollständig entwickelt und ausgereift. Ihr Baby nimmt tausende verschiedene Gerüche wahr. Vom ersten Moment an riecht Ihr Baby Ihren Duft, orientiert sich an ihm und fühlt sich durch ihn geborgen und beschützt.

Das Schmecken

Der Geruchssinn hat einen engen Mitspieler, nämlich den Geschmackssinn. Dieser entwickelt sich in der 20. Schwangerschaftswoche. Ihr Baby schlürft und probiert schon das Fruchtwasser in der Gebärmutter. Natürlich bevorzugt es von Anfang an meistens Süßes, da auch die erste Nahrung, die Muttermilch, immer süßlich schmeckt. Auch dieses immer wiederkehrende Geschmackserlebnis trägt einen großen Teil zur Bindung bei.

Das Fühlen

Der Tastsinn, das taktile System, ist das größte Sinnesorgan des Menschen. Es befindet sich an der Hautoberfläche. Dort liegen Rezeptoren, die Reize wie Temperatur, jegliche Art von Berührung und Schmerz über Nervenbahnen direkt an das Gehirn weiterleiten. Der Mund, die Finger- und Fußspitzen sind besonders dicht mit Tastkörperchen ausgestattet.

Das entdeckt Ihr Baby schon sehr früh und nimmt alles, was es ergreifen kann, erst einmal in den Mund. Sobald es seine Füße erreicht, versucht es sogar, auch sie mit dem Mund zu erspüren. Mit dem Tastsinn erforscht es seine Umgebung und setzt ein klares Bild von Größe, Form, Konsistenz und Temperatur zusammen.

Das taktile System ist aber auch eines der drei Nahsinne, nämlich der Oberflächensinn, der im nachfolgenden Kapitel beschrieben wird. Durch dessen Stimulation, also durch Berühren, Streicheln und Liebkosen, erfährt Ihr Baby Bindung und Geborgenheit und es entwickelt Urvertrauen. Der Tastsinn hat also einen großen Einfluss auf die Entwicklung des Gehirns und auf das Körpergefühl.

Unbekannte Nahsinne

Es gibt eine große Erleichterung für Sie als Eltern: die Kenntnis der Nahsinne. Das Beste daran ist, dass Sie sie ab sofort nutzen können. Es ist den meisten Eltern leider noch nicht genug bekannt, welch großen Einfluss die Nahsinne auf die Entwicklung des Gehirns, des Körpers und der Motorik haben.

Jeder äußere Reiz, der über die Fernsinne aufgenommen wird, verbindet Hirnzellen miteinander. Die Reaktion auf einen solchen Reiz kann einfach die Wahrnehmung sein, dann betrachtet Ihr Kind etwas. Oder eine motorische: Ihr Kind sieht etwas und bewegt sich sofort dorthin.

Damit es Bewegungen gut ausführen kann, hat die Natur Ihr Kind noch mit anderen Sinnen ausgestattet: den Nahsinnen. Sie werden auch »Körpersinne« und »Basissinne« genannt. Schon allein die Bezeichnung weist darauf hin, dass sie etwas mit dem Körper und seinen grundlegenden Fähigkeiten zu tun haben. Und wirklich: Sie richten unsere gesamte körperliche Erscheinung in Form von Aufrichtung, Haltung, Bewegung und Gleichgewicht aus. Sie sind die Basis unserer eigenen Körperwahrnehmung. Wer seinen Körper gut spürt, wer sich gut fühlt, der kann sich auch gut bewegen. Und nicht nur das, sondern in einem gesunden Körper kann man sich gut konzentrieren und koordinieren. Planungen und Handlungen laufen organisiert und harmonisch ab.

In den letzten Jahren hört man zunehmend von »Wahrnehmungsstörungen« bei Kindern. Dem können Sie vorbeugen, wenn Sie über die Wirkung der Nahsinne Bescheid wissen und wie Sie sie anregen und stärken können. Das ist mir das wichtigste Anliegen mit diesem Buch. Denn dann können Sie Ihr Kind lenken und ihm zu einem gutem Körper- und Selbstbewusstsein verhelfen. Sie werden verstehen, warum Ihr Kind bestimmte Dinge tut, und es dabei begleiten und unterstützen.

Wir unterscheiden drei Nahsinne: den Oberflächensinn, den Tiefensinn und den Gleichgewichtssinn.

Der Oberflächensinn

Der Oberflächensinn überträgt die Körperempfindung von der Haut aus. Mit 1,5 bis 2 Quadratmetern, je nach Körpergröße, ist die Haut unser größtes Sinnesorgan. Sie bietet dem Körper eine riesige Fülle von Anregungen und Impulsen, um sich zu spüren. Sie reagiert auf Berührung jeglicher Art. In ihrer embryonalen Entstehung entwickelt sie sich aus dem gleichen Keimblatt wie das Gehirn. Das ist gut zu wissen, denn Sie haben, wenn Sie Ihr Baby streicheln, reiben, bürsten oder massieren, nicht nur Einfluss auf sein Körpergefühl, sondern stimulieren gleichzeitig sein Gehirn. Man hat festgestellt, dass sich der Einfluss über die Haut besonders auf das Sprachzentrum im Gehirn auswirkt. Natürlich stimuliert Ihr Baby den Oberflächensinn auch von Anfang an allein, indem es bei Bewegungen die Haut in der Kleidung und an der Unterlage reibt. Später werden Sie verstehen, warum Ihr Kind so gerne matscht und keine Gelegenheit auslässt, etwas mit Haut und Haar zu erleben. Es kommt dreckig und verschmiert nach Hause. Das ist nicht schlimm, sondern sehr gut, denn es hat dabei ganz viel für seine Körperwahrnehmung getan.

Der Tiefen- oder Lagesinn

Der Tiefen- oder Lagesinn überträgt die Körperempfindungen von den Muskeln und Gelenken an das Gehirn. Er ist auch verantwortlich für die Muskelspannung (Tonus). Durch ihn wissen wir, wo sich unser Körper im Raum befindet. Er korrigiert den Körper bei jeder noch so kleinen Verlagerung und ordnet die Gelenke ständig neu an.

Seine Stimulation geschieht durch Druck oder Zug auf die Gelenke. Mit 656 Muskeln und 143 beweglichen Gelenken haben wir auch hier wieder ein unerschöpfliches An-

gebot, das Körpergefühl zu stimulieren und zu vertiefen. Bei jeder Bewegung werden die Gelenksensoren aktiviert. Sie senden unablässig Information über die augenblickliche Körperhaltung an das Gehirn, und von dort aus wird die Stellung der Gelenke reguliert.

Der Tiefensinn ist am stärksten verantwortlich für das »Sich-Fühlen«. Beobachten Sie sich einmal nach dem Joggen oder Walken. Durch die achsengerechten Stöße auf die Gelenke fühlen Sie sich danach gerader, straffer, frischer. Sie fühlen sich! Und Sie fühlen sich wohl. Deshalb werden Sie kein kleines Kind erleben, das langsam neben seiner Mutter hergeht. Es rennt oder hüpft fast nur und stimuliert so seinen Tiefensinn, und das natürlich auch wieder ganz von allein. Jede Hüpfburg, jedes Trampolin oder jede weiche Unterlage ziehen es an wie ein Magnet, um schnell mal eben seinen Tiefensinn zufriedenzustellen.

Für Sie ist es wichtig zu wissen, dass Druck viel für das Körpergefühl Ihres Babys bedeutet. Deshalb klopfen, drücken oder halten Sie Ihr Kind oft fest in Ihren Armen. So bekommt es im wahrsten Sinne des Wortes einen »Eindruck« von sich selbst und spürt deutlich Ihre Gegenwart. Wahrscheinlich fällt Ihnen jetzt auf, dass Sie es intuitiv oft schon so machen, wenn Ihr Baby unruhig ist und zappelig. Gut so!

Der Gleichgewichtssinn

Der Gleichgewichtssinn befindet sich im Innenohr. Das Ohr ist also nicht nur zum Hören da, sondern sorgt dafür, dass wir nicht taumeln oder umfallen. Er ist verantwortlich für die Raum- und Bewegungsorientierung. In drei Bogengängen fließt eine Flüssigkeit. Sie gibt kleinste Bewegungen an das Gehirn weiter. Von dort aus werden sofort entspre-

Mythos: Auf keinen Fall ein Kopfkissen

Das hört man immer und überall. »Warum eigentlich nicht?«, fragten kürzlich die Mütter in einer Geburtsvorbereitungsgruppe. Beim Schlafen kann sich Ihr Baby umdrehen und dann sein Gesicht vielleicht nicht vom Kissen abheben, um weiter gut und frei atmen zu können. Deshalb wird auch von weichen Auspolsterungen des inneren Bettgitters abgeraten. Nachts, wenn Sie keine Kontrolle über die Position Ihres schlafenden Kindes haben, sollten Sie Kopfkissen und Auspolsterungen tatsächlich besser vermeiden. Am Tag jedoch, im Stuben- und Kinderwagen, auf dem Wickeltisch oder später auf seinem Deckenlager auf dem Boden, ist eine Unterstützung für den Kopf ideal. Das Köpfchen und die

Halswirbelsäule bekommen so einen besseren Halt. Das Baby liegt nicht überstreckt und kann die Dinge vor sich und um sich herum viel besser wahrnehmen. Gleichzeitig kann es seine Beine mit viel weniger Anstrengung sehen und erreichen und seine Knie leichter heranziehen.
Probieren Sie es selbst einmal aus und legen Sie sich ganz flach hin. Sie bekommen nicht viel mit von Ihrer Umgebung und suchen irgendeine Unterstützung für Ihren Kopf oder legen zumindest sofort eine Hand unter. Jetzt können Sie erahnen, dass Ihrem Baby ein Kopfkissen am Tag zur Orientierung an seiner Umgebung gefallen wird.

chende Meldungen an Muskeln und Gelenke weitergegeben, die den Körper in jeder Lage stabilisieren. Um den Gleichgewichtssinn zu stimulieren, rollt Ihr Baby anfangs hin und her. Später lässt es keine Möglichkeit aus zu schaukeln, Purzelbäume zu schlagen, zu balancieren und vieles andere mehr, um die Flüssigkeit im Innenohr in Schwung zu halten. Mit dem sanften Wiegen und Schaukeln des Babys in Ihrem Arm können Sie jetzt schon intensiv an der Reifung des Gleichgewichtssinnes mitarbeiten.

Nun haben Sie die Nahsinne kennengelernt und werden viele Verhaltensweisen Ihres Kindes einordnen können. Betrachten Sie die Nahsinne auch als feine Werkzeuge für sich selbst, mit denen Sie an dem Körpergefühl und der Wahrnehmung Ihres Babys arbeiten können. Jeder Kontakt fördert und übt eine positive Wirkung auf Ihr Kind aus.

Wenn Sie Ihr Baby drücken, reiben, streicheln, mit ihm toben und herumtollen, seinem Bewegungsdrang so oft wie möglich freien Lauf lassen, bereiten Sie ihm nicht nur eine große Freude mit Lachen und Juchzen, sondern Sie stimulieren mit jedem Mal nachhaltig seine Nahsinne. Sie brauchen dafür gar nichts Ungewöhnliches zu tun. Es ist das normale liebevolle Berühren, mal kräftig, mal zart, mal ausgelassen tobend, das so viel Gutes bewirkt. Mit jeder Berührung regen Sie die Nahsinne an, stärken sie und verschaffen dem Gehirn ständig Gelegenheit, unzählige neue Verbindungen zu knüpfen. So schaffen Sie bereits sehr früh freie Bahn für die Prägung einer guten motorischen Entwicklung.

Kinder mit gut ausgeprägten Nahsinnen können später auf Bäume klettern, rückwärtsgehen, auf einem Bein stehen oder hüpfen und sie sind schnell und wendig. Sie mögen Sport und sind fantasievoll und kreativ im Ausdenken von Spielen. Auch das Schwimmenlernen ist kein Problem für sie. Sie fühlen sich wohl und sicher in und mit ihrem Körper.

Sie sehen: Früh übt sich! Die Nahsinne verlangen nach Anregung von Anfang an. Es ist die Frage, ob die häufige Reglosigkeit des Babys in einem Tragetuch der Ausbildung der Nahsinne gerecht wird.

Hilfsmittel-Check

Die Babyausstattung ist ohne Zweifel ein beachtlicher Kostenfaktor. Das Angebot für notwendiges Zubehör, aber auch für nicht unbedingt Nötiges ist fast unüberschaubar groß. Mit der Grundausstattung Kinderbett, Kinderwagen und Autositz sind die ersten Aufenthaltsorte Ihres Babys bereits gesichert.

Stubenwagen

Wenn es der Geldbeutel erlaubt, ist für den Anfang ein Stubenwagen ein idealer Ort, um Ihr Baby mit der Umwelt vertraut zu machen. Nach oben begrenzt wird er von einem Himmel, der dazu dient, zu viele Eindrücke, die das kleine Gehirn noch überfordern, abzumildern. Schön ist, dass das Körbchen erhöht auf Rollen steht und Sie jederzeit einen Blick hineinwerfen können. Außerdem ist es durch die Rollen beweglich und Sie können es leicht in andere Räume mitnehmen. Das gibt Ihnen Ruhe und Sicherheit und nimmt Ihnen die Angst, etwas zu verpassen, was Ihrem Baby schaden könnte. Stubenwagen sind meistens nur kombiniert mit Matratze, Nest und Himmel zu bekommen. Als Unterlage wird eine Kaltschaum- oder Viskose-Mat-

ratze empfohlen. Falls Sie sich noch nicht für ein Baby-Bett entschieden haben, kann Ihr Kind in den ersten Wochen sehr gut auch im Stubenwagen neben Ihrem Bett schlafen.

Aber Ihr Baby wächst schnell und bald wird das Körbchen zu eng sein. Mit sechs Monaten wird es spätestens Zeit für ein Kinderbett. Der Stubenwagen ist somit eine Anschaffung für eine relativ kurze Zeit. Vielleicht können Sie ihn ausleihen oder gebraucht kaufen und später auch weiterverkaufen. So sparen Sie Geld und die Frage der Aufbewahrung wäre auch geklärt.

Manche Mütter haben für die erste Zeit auch andere kreative Ideen: Sie bauen dem Baby ein Nest in einem Wäschekorb oder benutzen den Aufsatz des Kinderwagens. Beides kann mitgetragen werden und Mutter und Kind sind in gutem Kontakt. Für die Nacht ist beides nicht ideal, dann sollte es schon ein Kinderbett sein.

Kinderbett

In seinem Kinderbett ist Ihr Baby viele Stunden auf sich selbst gestellt und unbeaufsichtigt, da die Eltern (hoffentlich) auch schlafen. Es wird empfohlen, im 1. Lebensjahr das Baby im selben Raum wie die Eltern schlafen zu lassen.

Um Nähe, Sicherheit und einen gesunden erholsamen Schlaf für Eltern und Baby sicherzustellen, hat man als Vorläufer zum Kinderbett das Beistellbett entwickelt. Es ist stufenlos mit dem Elternbett verbunden. Wenn der Platz und der Geldbeutel es erlauben, ist es eine sehr gute Anschaffung für die erste Zeit. Mama kann nachts ihr Baby ohne großen Aufwand zum Stillen zu sich herüberholen, und danach können beide weiterschlafen. Das Beistellbett ist aber kein Ersatz für ein Kinderbett, da es – so wie der Stubenwagen – über kurz oder lang zu klein wird. Als Nächstes müssen Sie ein Kinderbettchen besorgen.

Da viele Eltern aber auch ökonomisch denken müssen, kaufen sie das Kinderbett gleich in einer Größe, in die das Baby hineinwachsen kann. Das Kinderbett muss alle Sicherheitsstandards erfüllen. Gefahren, die rund um das Schlafen möglich sind, wird so vorgebeugt. Als Basis ist ein Lattenrost besser als eine durchgehende luftundurchlässige Unterlage für die Matratze.

Die Matratze sollte mittelweich sein und das Kind darf nicht tiefer als 2 cm einsinken, damit die Atemwege nicht verlegt werden. Inzwischen werden überwiegend Kaltschaum- oder Viskose-Matratzen angeboten, die als sehr geeignet empfohlen werden. Die Matratze muss mit dem Rahmen fest abschließen, damit sich das Baby Händchen oder Füßchen nicht einklemmen kann. Der Lattenrost muss nach unten verstellbar sein, da das Baby seinen ersten Hochziehversuch bestimmt an den Gittern des Bettchens machen wird. Der Abstand nach oben sollte zuerst 30 cm betragen. Beobachten Sie gut, ab wann sich Ihr Kind an den Gitterstäben hochzieht. Danach wird es bestimmt bald erste Steigversuche unternehmen. Dann muss der Abstand nach oben mindestens 60 cm betragen. Kinder vollbringen plötzlich und unerwartet Kunststücke, mit denen man noch lange nicht rechnet. Deshalb versetzen Sie den Lattenrost lieber früher nach unten, als Sie es vielleicht vorhatten.

Die beste Voraussetzung für eine gute Luftversorgung des Kindes ist das Gitterbett. Nach DIN-Norm dürfen die Abstände der

Stäbe nicht größer sein als 4,5 bis 6,5 cm. Alle Kanten des Bettchens müssen abgerundet und glatt sein. Es ist mit Schlupfsprossen ausgestattet, sodass das Kleinkind, wenn es mit etwa zwei Jahren so weit ist, gefahrlos allein raus- und reinkrabbeln kann und nicht versucht, mit gefährlichen Klimmzügen aus dem Bett zu kommen.

Kinderbetten gibt es in großer Auswahl. Der wichtigste Aspekt sollte die Sicherheit sein, denn im Bett verbringt das Baby einen Großteil seiner Zeit. Unser ganzes Leben findet übrigens zu einem Drittel im Bett statt und das Leben eines Babys noch viel länger. Grundsätzlich ist Babyzubehör mit Gütesiegel sehr zu empfehlen. Mit »GS Geprüfte Sicherheit« bekommen Sie Babyzubehör, das von einer unabhängigen zugelassenen Prüfstelle auf Sicherheit kontrolliert wurde.

Der optische Gesichtspunkt ist aber auch nicht unwichtig. Schauen Sie sich in Ruhe die große Auswahl an. Ganz bestimmt finden Sie genau das Bett, das zu Ihren Vorstellungen des Kinderzimmers passt. Die Ausstattung des Babybettchens ist mit vielen Emotionen verbunden. Ihr Baby soll sich darin wohl, heimisch und geborgen fühlen. Sein Anblick, wenn es schläft, soll Sie berühren und beruhigen. Sanfte Farben und ein flauschiger Stoff des Schlafsacks oder der Bettwäsche runden diesen besonderen Platz für Ihr Kind ab. Hier kann es zur Ruhe kommen. Es wird alle Eindrücke der letzten Stunden in seinem kleinen Gehirn verarbeiten und Kräfte sammeln für die Erlebnisse der nächsten Stunden.

Kinderwagen

Bewegung beginnt im Liegen! Deshalb ist der Kinderwagen die beste Voraussetzung dafür, auch unterwegs die ersten Monate lückenlos zu nutzen, um dem Baby die besten Chancen für seine Entwicklung zu geben.

Sehen Sie sich einmal ältere Fotos von Müttern mit Kinderwagen an. Die Auswahl bewegte sich überwiegend zwischen zwei Modellen, dem einfachen tiefliegenden Korbwagen mit kleinen Rädern und dem luxuriösen hochliegenden Plastikmodell mit großen Rädern. Mit dem Korbwagen hat man nicht gerade Rücksicht auf den Rücken der Mutter genommen, wogegen man bei der Ausführung auf den großen Rädern schon etwas mehr über die Bequemlichkeit für Mütter nachgedacht hat.

Heute dagegen sieht es zum Glück ganz anders aus. Sie können sich den Kinderwagen ganz nach Ihren Vorstellungen und Bedürfnissen aussuchen. Wohnen Sie in der Stadt oder in einer ländlichen Umgebung? In einem Miethaus auf einer höheren Etage oder in einem Eigenheim? Möchten Sie ein praktisches schlichtes Modell oder lieber eine Luxusausführung? Wollen Sie Ihr Baby mit auf Ihre Laufstrecke nehmen? Für all die unterschiedlichen Ansprüche sind Modelle entworfen worden.

Die Sicherheitsvorkehrungen sollten für jeden Kinderwagen gleich sein. Testergebnisse von Stiftung Warentest, TÜV oder GS geben Auskunft über Qualität und Sicherheit der unterschiedlichen Modelle. Leider haben die Tests auch ergeben, dass teilweise klapprige, unsichere Ausführungen angeboten werden. Die Anschaffung ist ein hoher Kostenfaktor. Da lohnt es sich, den Einkauf in Ruhe zu planen. Der Kinderwagen sollte alltagstauglich sein. Mutter und Vater sollten sich Gedanken machen, in welchem Kinderwagen ihr Baby die ersten Monate verbringen soll.

Erkundigen Sie sich auch bei Freunden oder Bekannten, die bereits Babys haben. Deren praktische Erfahrungen helfen, Vorteile und Nachteile zu beurteilen, und Sie erfahren, worauf bei einem Kauf zu achten ist.

Hier ein paar grundsätzliche Tipps:

- Der Aufsatz muss groß genug für das Baby sein. Dennoch ist es günstig für die Handhabung, wenn der Wagen leicht, wendig, klein und nicht sperrig ist. Er sollte auf jeden Fall beim Einkaufen durch die engen Kassen passen. Entscheidend für einen kleinen Wendekreis ist die Beweglichkeit der Räder. Die meisten Mütter ziehen Luftreifen den Hartgummireifen vor, da sie Bordsteine und Kanten leichter überwinden.
- Die Bedienung der Hebel und Knöpfe zum Herausheben der Babyschale sollte leicht sein.
- Für den Transport im Kofferraum ist ein leichter, einfacher Klappmechanismus notwendig, sodass der Wagen schnell verstaut und auch wieder schnell betriebsbereit ist.
- Testen Sie sorgfältig die Bremsen. Wenn Sie Ihr Baby mit zum Lauftraining nehmen wollen, wählen Sie auf jeden Fall ein Model mit Handbremse.
- Der Kombikinderwagen hat sich bei den meisten Eltern durchgesetzt. Er wird später nur durch das Auswechseln des Aufsatzes zu einem Sportwagen.
- Um Einkäufe transportieren zu können, ist ein Einkaufskorb unter dem Aufsatz praktisch. Leider ist er bei vielen Modellen zu niedrig und es passt nicht viel hinein. Ein Einkaufsnetz, das mit Karabinerhaken am Lenker befestigt wird, ist auch hilfreich.
- Gegen Regen gibt es durchsichtige Regenschutzhüllen passend zu allen Wagengrößen.

- So schön die Sonne auch ist, sie blendet von allen Seiten die empfindlichen Augen Ihres Babys. Ein geschlossenes Sonnensegel ist deshalb besser als ein Sonnenschirmchen oder ein Dreiecksegel, damit Sie die Richtung des Wagens nicht ständig entsprechend der Sonneneinstrahlung ändern müssen.

Bevor Sie einen Wagen kaufen, probieren Sie in Geschäften oder bei Freunden viele Modelle aus und entscheiden Sie nach Ihrem Gefühl. Ist der Wagen gut zu handhaben? Schieben Sie ihn eine Weile herum. Können Sie sich Ihr Baby darin gemütlich und zufrieden vorstellen? Entsprechen auch Farbe und Design Ihrem Geschmack?

Autokindersitz

Der Kindersitz im Auto ist bis zum 12. Lebensjahr gesetzliche Pflicht. Bislang diente das Körpergewicht als Maßstab für die Größe des Sitzes. Nach der letzten EU-Norm ist die Körpergröße des Kindes entscheidend. Sie ist Voraussetzung für die Sicherung des Kopfes an der Kopfstütze. Wichtig ist, dass Sie aus dem riesigen Angebot einen von bekannten Testinstituten auf Qualität und Sicherheit getesteten Autokindersitz auswählen.

Der Sitz wird in Gruppen von 0 bis III eingeteilt: In den ersten zwei Lebensjahren kommen die Gruppe 0, 0+ und die Kombigröße 0/1 infrage:
- Die Gruppe 0 sind Babyschalen und für Babys bis zum 9. Lebensmonat geeignet. Das Baby sitzt rückwärts zur Fahrtrichtung.
- Die Gruppe 0+ sichert Kinder bis zum 18. Lebensmonat. Auch das sind noch Babyschalen, die rückwärts befestigt werden.

- Die Gruppe 0/1 ist eine Kombivariante, die Sie von Geburt an bis zum 3. Lebensjahr benutzen können. Ab dem 9. Lebensmonat kann Ihr Kind in der Kombivariante 0/1 vorwärts sitzen. Da der Sitz größer ist, ist er auch etwas mühsamer im Einbau.

Alle Sitze sind besonders im Kopf- und Seitenbereich gut ausgepolstert und mit Dreipunkt-Sicherheitsgurten ausgestattet, die das Baby fest in seiner Position halten. Neben dem Sicherheitsaspekt ist auch der praktische zu berücksichtigen. Es ist eine Tortur, den Kindersitz ein- und auszubauen, wenn er mit unpraktischen Befestigungen versehen ist. In der Bedienungsanleitung Ihres Autos finden Sie sogar Hinweise, welcher Kindersitz zu Ihrem Auto passt.

Viele Eltern sind unsicher, wie lange das Baby im Autokindersitz bleiben darf. Das ist abhängig von der Länge der Autofahrt. Bei einer längeren Autofahrt ist es gut, alle zwei bis drei Stunden eine Pause zu machen.

Einige Babyschalen dienen auch als Wippe oder Schlafsitz. Lassen Sie Ihr Kind aber nicht allzu lange darin, da die Muskulatur noch zu schwach ist, um die Last auf die Wirbelsäule abzufangen. Mein Tipp: Legen Sie Ihr Baby nach der Autofahrt wieder auf eine gerade Unterlage. Schließlich heißt er ja nicht umsonst »Autokindersitz«.

Anregungen und Spiele

Ihr Neugeborenes ist in den ersten zwei Wochen in der Phase der Anpassung. Beanspruchen Sie diesen Umstand ruhig auch für sich. Woher sollten Sie bei Ihrem ersten Kind wissen, wie das praktische Leben mit dem Baby in der Realität aussieht? Vielleicht haben

Sie in der ersten Zeit Unterstützung durch Ihre Mutter oder eine gute Freundin. Sicherlich hilft Ihnen auch Ihre Hebamme in den ersten Tagen. Das ist in der Tat anfangs eine große Hilfe und gibt Sicherheit. Sie werden aber schnell selbst herausfinden, was Ihnen und Ihrem Kind guttut. Zwingen Sie sich zu nichts, wenn es sich für Sie nicht richtig anfühlt. Der Wegweiser für ein Miteinander mit Leichtigkeit ist und bleibt Ihre Intuition.

Für Ihr Baby ist alles richtig, was selbstverständlich abläuft. Betrachten Sie Füttern, Wickeln und Pflegen nicht nur als notwendige Versorgungaufgaben, sondern als Angebot an Ihr Baby, Beziehung und Bindung aufzubauen und zu vertiefen. Die Sinne Ihres Kindes sind vom ersten Moment an auf Empfang eingestellt und Sie senden mit jedem Handgriff und jeder Geste Signale aus. Das Gehirn Ihres Babys speichert jeden Eindruck und vergisst ihn nie wieder.

Das Wissen über die Zusammenhänge der Nahsinne als Grundlage der kindlichen Entwicklung ist noch relativ neu und wurde zunächst nur Therapeuten empfohlen. Ich meine aber, es sollte Basiswissen für jedermann sein, damit die Bedeutung einfachster Maßnahmen für die kindliche Entwicklung bekannt wird. Ihnen als Eltern verhilft dieses Wissen zu mehr Souveränität, da Sie Gründe und Zusammenhänge des kindlichen Verhaltens verstehen und richtig darauf reagieren können.

Trinken mit allen Sinnen

Im Moment steht beim Füttern das Stillen oder Fläschchengeben im Vordergrund. Trinken hat Ihr Baby vor der Geburt nur mit etwas Fruchtwasserschlürfen geübt. Deshalb ist es ganz normal, wenn es oftmals

nicht auf Anhieb einwandfrei klappt. Trotzdem macht es vielen Müttern Sorge, die sich bis hin zu einem Gefühl des Versagens entwickeln kann. Viel zu hastig wird dem Kind dann die Nahrung in den Mund geschoben, wodurch nur die Mundinnenmuskeln angeregt werden. Dabei ist unser Gesicht mit 50 Muskeln ausgestattet und allein 17 davon bewegen den Mund. Nehmen Sie sich daher immer einen Moment Zeit, wie bei einem kleinen Ritual die Nahsinne Ihres Babys in der Haut und in den Muskeln zu stimulieren.

Zum Trinken muss Ihr Baby nämlich den ganzen Mund und dessen Umgebung fühlen.

- Nehmen Sie Ihr Baby in den Arm und streichen oder klopfen Sie eine Weile beruhigend über seinen Körper. So spürt es sich und »kommt zu sich«.
- Stimulieren Sie die Sensoren der Haut und der Muskeln an seinem äußeren Mund, den Wangen und dem Kinn.
- Reiben, drücken und klopfen Sie sanft das Gesicht um den Mund herum, damit es diese Region spürt und der Suchreflex aktiviert wird.
- Reiben und kneten Sie den kleinen Handballen. Es besteht nämlich eine Verbindung zwischen Hand und Mund.
- Begleiten Sie die ganze Vorbereitung mit ruhigem Sprechen.

Mit diesem kleinen Ritual dient das Trinken nicht nur dem Sattwerden, sondern es werden vorher Körperwahrnehmung und das Wissen um die Präsenz der Mutter vertieft.

Frühes Training auf dem Wickeltisch

In den ersten Tagen ist das Wickeln für Ihr Baby eine ziemliche Prozedur. Es liegt auf dem Rücken und wird hin- und herbewegt. Dabei fährt oft der Moro-Reflex durch seinen Körper und unwillkürliche Massenbewegungen werden ausgelöst. Die Schutzhülle Kleidung entfällt und der beruhigende Druck des Gehaltenseins fehlt. Die Mutter beeilt sich, um es schnell hinter sich zu bringen. Aber gerade das Miteinander auf dem Wickeltisch ist eine hervorragende Möglichkeit für Ihr Baby, viel über sich und die Mutter zu erfahren. Hier spielt die regelmäßige wache emotionale und soziale Zuwendung für seine Gesamtentwicklung eine große Rolle. Genauso, wie Sie das Stillen mit der großzügigen Stimulation des Mundbereiches vorbereitet haben, sollten Sie auch das Ausziehen und Wickeln vorbereiten.

Machen Sie den Wickeltisch zu einem kleinen Übungsort. Es ist gut, wenn es in der Nähe eine Wärmequelle gibt. Dann müssen Sie sich nicht allzu sehr beeilen und können die gemeinsame Zeit genießen. Es ist das erste gemeinsame Spielen.

Noch befindet sich Ihr Baby in seinem physiologischen Beugemuster. Darin fühlt es sich geborgen. Um die schützende Beugehaltung noch zu unterstützen, legen Sie ihm auf jeden Fall ein kleines weiches Kissen unter den Kopf. Es gibt der Halswirbelsäule Halt und vermindert die Überstreckung und das Auslösen des Moro-Reflexes.

Bevor es ans Ausziehen geht, regen Sie wieder all seine Sinne an. Zunächst stehen Sehen und Hören im Vordergrund:

- Beugen Sie sich geduldig über das Gesicht Ihres Babys. Es wird Sie wahrnehmen und kurzfristig fixieren. Aber die Augen rutschen noch weg, weil die sechs Augenmuskeln die Koordination noch üben müssen. Trotzdem wird Ihr Baby den Versuch wiederholen, denn mit der regelmäßigen Wahrnehmung des Gesichtes der Mutter, mehrmals am Tag, sichert es seine Bindung.
- Gewöhnen Sie sich gleichzeitig das Sprechen mit Ihrem Baby an. Ihre Stimme ist der absolute Ruhepol in jeder Situation. Beschreiben Sie Ihre Handgriffe und die Umgebung. Reden Sie in Ihrer normalen Stimmlage und Sprache und setzen Sie nicht bewusst Babysprache ein. Ihr Kind lernt und vernetzt jetzt schon Stimmlage, Betonung und Sprachmelodie.

Das Hören ist die unumgängliche Grundlage für den Spracherwerb. So ist das Sprachtraining schon früh in vollem Gang.

Die Sinnessysteme funktionieren in einem ständigen Zusammenspiel miteinander und die Sinnesinformationen verschmelzen miteinander. Neben dem Kontakt über die Ohren und Augen kommt nun auch noch der Kontakt durch die Berührung dazu. Wir sprechen dabei von multisensorischer Integration. Streicheln, Drücken, Wiegen und Rollen haben einen großen Einfluss auf die kognitive Entwicklung Ihres Kindes.

Besonders der direkte Körperkontakt mit Ihnen hilft dem Baby, sich angstfrei mit verschiedenen Situationen vertraut zu machen.

- Während Sie mit ihm sprechen, legen Sie Ihre Hand mit ganz leichtem Druck auf Babys Brust. Wenn Sie Ihre Hand dort eine Weile halten, wird es zur Ruhe kommen und die Arme aus der reflektorischen Überstreckung vor den Körper nehmen.
- Drücken, streicheln und reiben Sie Ihr Baby durch die Kleidung sanft auf dem Wickeltisch.
- Umgreifen Sie seine Schultern und ziehen Sie sie etwas nach vorn. Ihr Baby wird die Arme vor der Brust kreuzen. Dabei liegen Kopf und Halswirbelsäule entspannt auf

dem Kissen. Eine schöne Position, um Ihrem Baby nah vor seinem Gesicht zu erzählen, dass Sie ihm gleich Strampler und Body ausziehen.

- Bewegen Sie das Baby beim Ausziehen langsam, um plötzliche Reflexauslösungen zu vermeiden. Rollen Sie es lieber behutsam auf der Unterlage hin und her, als dass Sie es beim Ausziehen auf- und abheben. Das würde wieder Überstreckung und Reflexe auslösen. Das Positive am Rollen ist, dass Sie gleichzeitig seinen Gleichgewichtssinn trainieren.

Bevor Sie Ihr Baby nach dem Wickeln wieder anziehen, nehmen Sie noch die Gelegenheit wahr, etwas für seinen Oberflächensinn, die Haut, zu tun:

- Streichen Sie über seinen ganzen Körper. So wie man den Handabdruck auf einem Blatt Papier abmalt, indem man jeden Finger mit dem Stift umfährt, umstreichen Sie die Konturen des Babykörpers. Das Gehirn nimmt die Stimulation über die Sensoren in der Haut sofort auf und vernetzt genau dieses Körperbild.
- Sehr angenehm fühlt sich für Ihr Baby auch das Streichen über den Körper mit einer weichen Ziegenhaarbürste an. Benutzen Sie sie nicht nur für die Haare, sondern nehmen Sie sie auch als Massagebürste.

Tragen für die Sinne

In der ersten Zeit fühlen sich Mama und Baby am wohlsten, wenn sie in den Wachphasen engen Kontakt haben, und dieser findet am besten in Ihrem Arm statt. So spüren Sie sich besonders gut. Ich sage bewusst nicht »auf dem Arm«, denn Ihr Baby befindet sich noch in seiner typischen Beugehaltung, die erst im Laufe der nächsten

Wochen von einer allmählichen Streckung abgelöst wird.

Mit dem Tragen in Ihrer Armbeuge unterstützen Sie das Beugemuster und imitieren so die geschützte Lage im Bauch. Mit der Rundhaltung beugen Sie auch dem Moro-Reflex vor, der noch häufig bei Überstreckung der Arme auftritt.

Ich empfehle, das Handling mit dem Baby von Anfang an wechselseitig zu gestalten. Unwillkürlich beginnt die Mutter oft früh, das Kind vorwiegend auf ihrer »Schokoladenseite« zu tragen, die auch eine Lieblingsseite des Kindes wird. Setzen Sie im frühen Umgang ganz bewusst auch Ihre ungewohnte Seite ein. Dann wird sich von selbst eine gute Mitte einstellen und eine Symmetriestörung (Seite 76) hat keine Chance.

Sie merken schon, dass das Tragen für Ihr Baby eine aktive Angelegenheit ist. Durch den Druck Ihres umschließenden Armes wird durch den Tiefensinn sein Körpergefühl angeregt. Das Gleiche geschieht mit dem Oberflächensinn durch die Reibung seiner Haut in Ihrem Arm. Mit Umhergehen, sanftem Wiegen und Schaukeln wird der Gleichgewichtssinn im Innenohr mobilisiert. So trainieren Sie schon früh mit dem ganz gewöhnlichen Tragen die Fähigkeiten Ihres Kindes.

Baden, das Supertraining

Neuerdings wird vom täglichen Baden abgeraten. Die Haut des Babys verliere ihren Schutzmantel beim Baden, deshalb sei ein-

❖ Das Tragen in Ihrer Armbeuge vermittelt Ihrem Baby noch die geschützte Lage im Bauch.

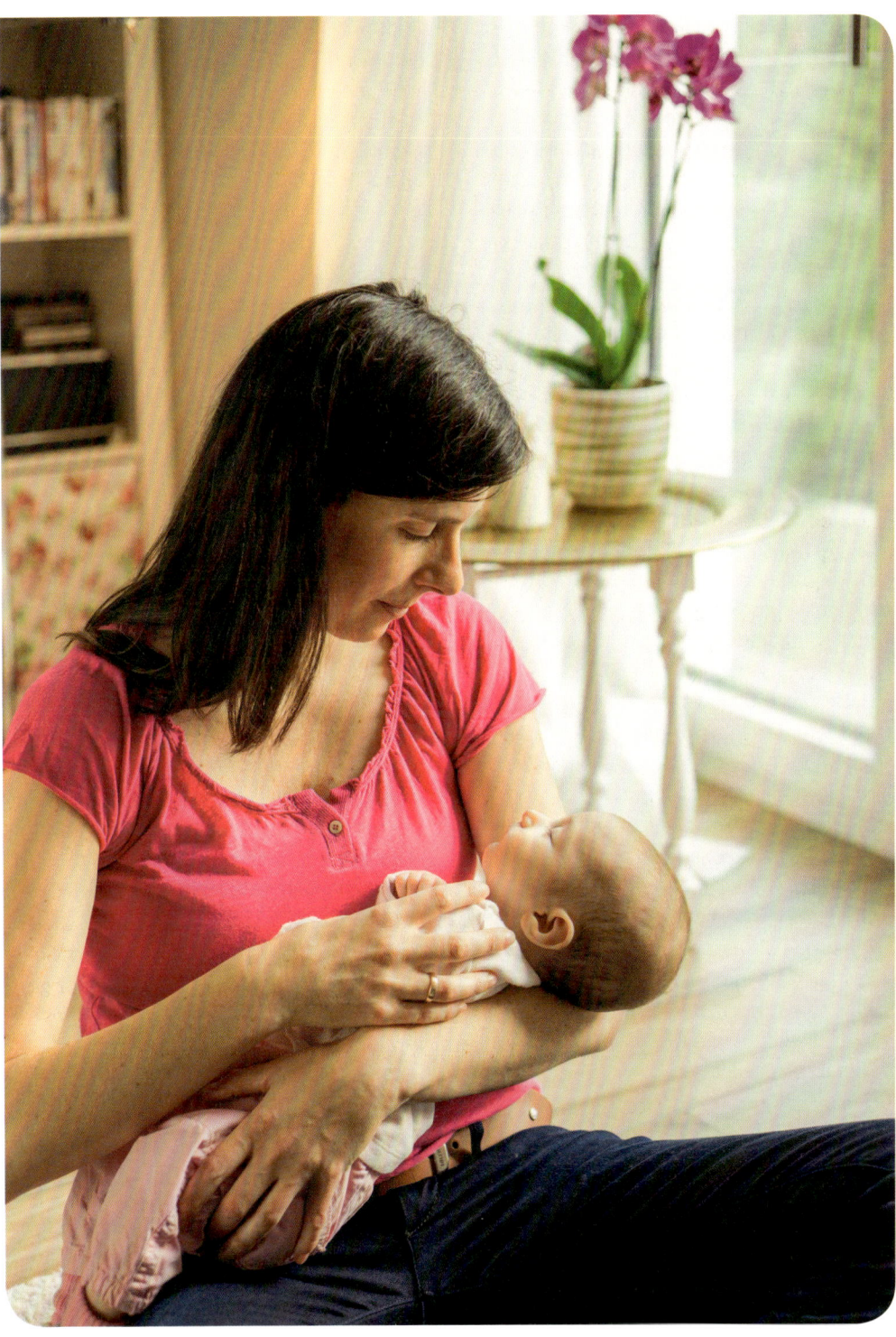

bis zweimal Baden in der Woche genug. Das Reinigen mit dem Waschlappen reiche.

Das mag für die Hygieneanforderungen auch zutreffen, wenn wir aber an die Wahrnehmungsentwicklung denken, entziehen Sie sich und Ihrem Baby ein schönes Erlebnis und ein tolles Training für den Oberflächen- und Gleichgewichtssinn. Die Erinnerung an das Schwimmen im Fruchtwasser ist bei Ihrem Baby bestimmt noch sehr präsent. Nichts ist angenehmer, als durch warmes Wasser zu gleiten und sich dabei auf die haltenden Arme der Mama voll und ganz verlassen zu können.

Gönnen Sie sich und Ihrem Kind diese Erfahrung jeden Tag. Verzichten Sie dabei nur auf Badezusätze.

- In den ersten Wochen können Sie bequem eine Schüssel oder das Waschbecken als »Badewanne« nutzen.
- Halten Sie Ihr Baby in der Rückenlage mit den Schultern auf Ihrem Unterarm, und halten Sie dabei mit der Hand desselben Armes seinen Oberarm fest.
- Legen Sie ihm einen vollgesogenen Waschlappen auf seinen Körper. Das gibt ihm ein Gefühl der Begrenzung und Sicherheit.
- Schaukeln Sie es im Wasser hin und her.
- Bespülen Sie es mit kleinen Wasserwellen.
- Danach wird es in ein kuscheliges Badetuch eingehüllt und mit Drücken und Reiben abgetrocknet.

Ihr Baby darf dabei sein

Was darf ich dem Baby alles zumuten? Diese Frage stellt sich in den ersten Tagen oft. Muss ich ganz leise sein? Darf es nur ein bestimmter Raum sein, nicht zu hell und nicht zu dunkel? Sind die Geräusche des Alltags zu viel? Darf schon Besuch vorbeikommen?

Schauen Sie sich doch einmal in Ruhe Ihr ganzes Umfeld an. Da werden Sie bestimmt nichts Bedrohliches finden. Und genau mitten in diese Umgebung gehört Ihr Baby mit seinem Körbchen. Neben den Zeiten des intensiven Zusammenseins liegt für Sie noch einiges andere an. Parken Sie Ihr Baby bei den Erledigungen des Haushalts nicht in einem anderen Raum, damit Sie ungestört agieren können, sondern lassen Sie es in dem Raum, in dem sie gerade zu tun haben, dabei sein. Es spürt Ihre Anwesenheit. Ihre Bewegungen, vor allem Ihre Stimme, die Geräusche, die Sie machen, die ganze Vielfalt des normalen Lebens beruhigt Ihr Baby. Und auch für Sie ist es eine Beruhigung, Ihr Kind in der Nähe zu haben. Mit einem schnellen Blick vergewissern Sie sich immer wieder, dass alles in Ordnung ist. So werden Sie sich beim gemeinsamen Ablauf des alltäglichen Lebens rasch aneinander gewöhnen. Keine Sorge, dass das Miterleben des Alltags zu viel wird. Babys schlaues Gehirn lässt nur so viele Eindrücke zu, wie es auch verkraften kann. Wird es zu viel, schläft es einfach ein, mitten in den beruhigenden Geräuschen seiner Umgebung.

Und selbst dann lassen Sie es bei sich im Raum. Während des Schlafens am Tage speichert Ihr Kind unterbewusst die vertrauten Geräusche, fühlt sich mit ihnen sicher und geborgen. Anders dagegen wird der Nachtschlaf gestaltet. Dabei lernt das Baby eine stille Atmosphäre kennen. Es ist immer die gleiche abgedunkelte Umgebung. Mit Ihrem speziellen Verabschiedungsritual lernt es, dass der Tag zu Ende ist. Mit solch klaren Stationen beginnen Sie, Ihr Zusammenleben zu strukturieren.

Strukturieren beruhigt und entspannt

Wenn jeder Tag anders verläuft, führt dies bei Eltern und Kind immer wieder zu Unsicherheiten. Die Nervosität der Eltern überträgt sich auf das Baby und das ist für ein sicheres Gefühl des Babys nicht förderlich.

Natürlich sollen Sie auf die Bedürfnisse Ihres Kindes reagieren, richten Sie sich aber nicht komplett nach ihm und halten Sie an bewährten Rhythmen fest. Die Nacht ist auch für Sie zum Schlafen da. Die gute Nachricht ist: Wissenschaftliche Untersuchungen belegen, dass Kinder, die von Anfang an relativ feste Zeiten, Regeln und Strukturen in der frühen Entwicklung und in ihrem Alltag erfahren haben, davon profitieren und ausgeglichener werden. Diese Kinder werden auch aufmerksamer.

Ihr Baby wartet auf Anleitung und Struktur, die es wiedererkennt und der es sich anpassen kann. Diesen äußeren Rahmen kann es nur von seinen Eltern vorgegeben bekommen. Und mit dem Wissen um die Sinnessysteme werden die Eltern selbstbewusst.

Ihr Baby lernt durch Wiederholung. Deshalb ist es so wichtig, dass Sie Ihrem Baby die gleichen Bedingungen und Abläufe geduldig über lange Zeit zeigen. Dann weiß es, woran es sich orientieren kann, denn Sie geben ihm Sicherheit. Wo sonst könnte es lernen, mit sich und dem Leben klarzukommen?

Betrachten wir einmal eine ganz alltägliche Szene: Ihr Baby ist frisch gewickelt, es hat getrunken, Sie haben geschmust und Sie legen es hin, weil Sie etwas zu tun haben. Es empört sich lautstark. Nehmen Sie nun Ihr Wissen über die Sinnessysteme zu Hilfe. Arbeiten Sie mit dem Tiefensinn und dem Hören und Sehen. Beantworten Sie seine Em-

pörung, indem Sie Ihre Hand mit leichtem Druck, ohne hektisches Herumreiben, auf seinen Körper legen. Dadurch fühlt es Sie. Reden Sie mit ihm und erlauben Sie ihm seine Aufregung. Es hört Ihre beruhigende Stimme. Es sieht auch Ihr freundliches Gesicht. Vielleicht dient sein anfangs anhaltendes Weinen einfach nur der Bestätigung, dass es sich wirklich auf Sie verlassen kann? Durch Ihre Berührung lassen Sie Ihr Baby mit allen Sinnen spüren, dass Sie im Chaos zur Stelle sind. Ihre souveräne Ruhe wird sich dann auch auf Ihr Baby übertragen, es beruhigt sich und akzeptiert dann vielleicht auch für kurze Zeit Ihre Abwesenheit.

U2-Check: 3.–10. Lebenstag

Die allererste Vorsorgeuntersuchung nach der Geburt, die U1, wird von der Hebamme oder den entbindenden Ärzten vorgenommen. Nach 1, 5 und 10 Minuten werden dabei Herzfrequenz, Atmung, Hautfarbe, muskulärer Grundtonus und Reflexverhalten geprüft. Es wird geprüft, ob das Neugeborene seine eigenen Funktionen nach der Durchtrennung der Nabelschnur gut übernimmt und keine Auffälligkeiten aufweist. Dann kann es beruhigt in die Arme der Eltern gelegt werden.

Da die ersten Lebenstage jedoch weiterhin eine der sensibelsten Phasen des Neugeborenen sind und noch Anpassungsschwierigkeiten auftreten könnten, wird es in den folgenden drei bis zehn Tagen mit dem U2-Check noch einmal gründlich untersucht. Es ist die Neugeborenen-Basisuntersuchung, die meistens noch in der Entbindungsklinik stattfindet. Der Kinderarzt untersucht Ihr Baby von den Haarspitzen bis zu den Zehen: Gewicht, Körperlänge und Kopfumfang wer-

KINDER-UNTERSUCHUNGSHEFT
GEMEINSAMER BUNDESAUSSCHUSS

Name:

Vorname:

Geburtstag:

Straße:

Wohnort:

Bringen Sie Ihr Kind zur Untersuchung:

U2 3. – 10. Lebenstag	vom:		bis:
U3 4. – 5. Lebenswoche	vom:		bis:
U4 3. – 4. Lebensmonat	vom:		bis:
U5 6. – 7. Lebensmonat	vom:		bis:
U6 10. – 12. Lebensmonat	vom:		bis:
U7 21. – 24. Lebensmonat	vom:		bis:
U7a 34. – 36. Lebensmonat	vom:		bis:
U8 46. – 48. Lebensmonat	vom:		bis:
U9 60. – 64. Lebensmonat	vom:		bis:

Diese Untersuchungstermine sollten Sie im Interesse Ihres Kindes bitte
genau einhalten.

Wichtige Hinweise auf der folgenden Seite!

Beschlussdatum: Juni 2008

Herausgeber: Gemeinsamer Bundesausschuss,
Postfach 120606, 10596 Berlin, www.g-ba.de

⬆ Dieses gelbe Heft ist Ihr Begleiter während
der Entwicklung Ihres Kindes.

den in das Vorsorgeheft eingetragen. Ebenso
der Gesamteindruck des Kindes.

Folgendes untersucht der Arzt außerdem:
- Haut, Brust-, Bauch-und Geschlechts-
organe
- Skelettsystem: Schädel, Brustkorb, Wirbel-
säule, Hüftgelenke und Extremitäten
- Sinnesorgane: Augen, Nase, Ohren und
Mund
- Motorik und Nervensystem: Tonus (Mus-
kelspannung), reflektorische Reaktionen,
Symmetrie und Beweglichkeit von Armen
und Beinen

Es ist für Sie eine große Beruhigung, wenn
der Arzt Ihnen sagen kann, dass Ihr Baby gesund ist und keine auffälligen Befunde zu erkennen sind.

Die Vorsorgeuntersuchungen sind aber dazu
da, Regelwidrigkeiten zu erkennen. Auch das
ist eine Beruhigung, denn werden Auffälligkeiten früh erkannt, können frühzeitig wichtige Maßnahmen eingeleitet werden. Der
Kinderarzt wird entscheiden, ob ein weiteres Vorgehen notwendig ist oder ob man
der Eigenregulation des Babys Raum geben
kann.

Da dieses Buch hauptsächlich die motorische Entwicklung des Kindes behandelt,
möchte ich bei den Vorsorgeuntersuchungen
speziell auf die Untersuchung der Motorik
und des Nervensystems eingehen.

Überprüfung der motorischen Entwicklung

Die motorische Entwicklung hat bei den
einzelnen Babys ein sehr unterschiedliches
Zeitfenster und ist abhängig von der Muskelspannung und den neurologischen Voraussetzungen. Es gibt einige Befunde, die eine
mögliche Entwicklungsverzögerung verursachen könnten. Für regelwidrige Befunde
sind im Vorsorgeheft kleine Kästchen vorge-
sehen, die der Kinderarzt ankreuzt. So haben Arzt und Eltern eine sehr gute Kontrolle
über die weitere Entwicklung einer Auffäl-
ligkeit. Es können früh unterstützende Maßnahmen, wie weiterführende Diagnostik
oder hilfreiche Therapien, in die Wege gelei-
tet werden.

Bei der Untersuchung der Motorik bewegt
der Arzt Ihr Kind und bringt es in verschiedene Lagen. Er prüft dabei die Reaktionen

des Neugeborenen. Dabei könnten verschiedene Dinge auffallen:

Hypotonie: Beim vorsichtigen Hochziehen des Babys an den Händen bleiben die Arme gestreckt und der Kopf bleibt schwer nach hinten hängen. Das Kind hat keine Beugespannung. In der Sitzposition sinkt es in sich zusammen und es fehlt eine kurze Kopfbalance. Wird das Baby auf den Bauch gelegt, bleibt es auf dem Gesicht liegen und kann den Kopf nicht zur Seite drehen, um die Atemwege freizuhalten.

Machen Sie sich keine Sorgen, wenn Ihr Kind noch nicht alles kann. In dem frühen Alter handelt es sich meistens um eine vorübergehende Schwäche bei der Muskelspannung (Tonus). Manche Babys benötigen etwas mehr Zeit für die Reifung der Regulationsmechanismen im Gehirn.

Hypertonie: Mit stark gebeugten Armen macht sich das Baby beim Hochziehen rund und nimmt den Kopf verkrampft zwischen den Schultern mit. Es überstreckt den Schultergürtel und den Kopf (Opisthotonus). Auf dem Bauch liegt es steif in Beugehaltung und die hohe muskuläre Spannung lässt es nicht zu, den Kopf zu heben und die Atemwege freizuhalten.

Auch hier brauchen Sie sich keine Sorgen zu machen, wenn noch nicht alles klappt. Die hohe Muskelspannung (Tonus) ist meistens ebenfalls bedingt durch die Regulationsschwäche, aber auch durch die Wirkung der Frühreflexe auf die Körperspannung.

Die unterschiedlichen Tonusqualitäten sind ab Seite 49 detailliert beschrieben.

Apathie und Bewegungsarmut: Im Zusammenhang mit Hypotonie könnte auch eine Bewegungsarmut bei Ihrem Baby festgestellt werden. Das Kind ist dann sehr ruhig. Es hat einen schwachen Saugreflex und die physiologischen Frühreflexe (besonders der Moro-Reflex) lassen sich nur unvollständig auslösen. Es reagiert schwach oder nicht auf provozierende taktile Reize. Sein Schreien ist kraftlos und wimmernd.

Übererregbarkeit: Im Zusammenhang mit der Hypertonie könnte auch eine motorische Unruhe festgestellt werden. Das Baby ist allgemein sehr unruhig. Es reagiert bei der Untersuchung zu stark auf die Reflexprüfungen (z. B. mit Muskelzittern bei der Moro-Reaktion). Die Eltern berichten von anhaltendem, schrillem Schreien.

Konstante Asymmetrien und periphere Lähmungen: Auf die Reflexauslösungen reagiert das Kind nicht seitengleich. Die Ursache kann durch die Lage des Babys während der Schwangerschaft bedingt sein. In den meisten Fällen können Sie das durch gezieltes Wechseln der Seiten (Seite 38) bei den täglichen Bewegungsabläufen korrigieren.

Ihr Baby ist bei dieser Untersuchung höchstens zehn Tage alt. Wenn es Auffälligkeiten gibt, sollten diese aufmerksam beobachtet werden. Es besteht aber die hohe Wahrscheinlichkeit, dass sich mit dem Heranreifen des Kindes im Laufe der nächsten Wochen vieles von selbst regulieren wird. Sie als Eltern sollten Ihren Kinderarzt fragen, was Sie unterstützend tun können. Ein gezieltes Handling sollte früh von einer Hebamme oder einer Krankengymnastin angeleitet werden.

2.–5. Lebenswoche

Ihr Baby gewöhnt sich immer besser an das Leben in dieser Welt und lernt täglich dazu. Es hört auf Stimmen, schaut Ihr Gesicht an und beginnt zu strampeln. Sie werden überrascht sein, was Ihr Baby schon alles kann.

Aus Ihrem Neugeborenen wird jetzt ein Säugling, der nicht mehr nur reflexgesteuert ist, sondern beginnt, gezielte Bewegungen zu machen. Auf die sich regelmäßig wiederholenden Abläufe rund ums Trinken, Pflegen, Schmusen und Schlafen scheint sich Ihr Baby immer besser einzustellen. Und dazu haben Sie zum großen Teil mit beigetragen. Sie wissen jetzt gut über seine Sinnessysteme Bescheid und können sicher sein, dass jeder Kontakt zu Ihrem Baby von ihm als Grundlage zum Lernen genutzt wird.

Babys Entwicklung

Der Umgang mit Ihrem Baby wird jetzt immer leichter, weil Sie sich aneinander gewöhnt haben. Sie sind jetzt viel ruhiger und entspannter. Im Vergleich zu den ersten beiden Lebenswochen reagiert Ihr Baby jetzt schon deutlicher auf Sie und das, was Sie machen. Bestimmt stellt sich schon langsam Routine bei Ihnen ein. Können Sie sich Ihr Leben ohne Ihr Baby noch vorstellen?

Ihr Baby wagt einen Blick

In den ersten Wochen konnte Ihr Baby Ihr Gesicht vor sich nur für einen Augenblick anschauen. Danach schlossen sich die Augen wieder. Zeigen Sie ihm jetzt einen Gegenstand im Abstand von 30 cm, wird es ihn etwas länger betrachten. Bewegen Sie ihn langsam zu den Seiten und wiederholen Sie das geduldig. Ihr Kind wird mit den Augen bis ca. 45 Grad folgen können. Keine Sorge, wenn es dabei noch schielt. Bis zum 3. Lebensmonat lernen die sechs Augenmuskeln noch, koordiniert zusammenzuarbeiten. Langsam entwickelt sich auch das »soziale Lächeln«. Ihr Baby beantwortet Ihre liebevolle Zuwendung für einen Moment mit freudiger, positiver Mimik. Das tut gut!

Ihr Baby horcht auf

Bei ungewohnten Geräuschen hält Ihr Baby nun inne, manchmal schafft es schon, den Kopf ein wenig zur Geräuschquelle hinzuwenden. Es reagiert auf Fingerschnippen und auf Laute, die Sie mit Ihrem Mund erzeugen.

Was zu viel ist, ist zu viel

Ihr Baby nimmt über seine Sinne inzwischen wesentlich mehr Reize aus der Umwelt auf als in den ersten Tagen. Es reagiert auf Stimmen, Geräusche und Gesichter. Nach einem langen Tag ist es dann irgendwann genug. Das Zuviel wird Ihr Baby mit Schreien am Abend abbauen. Auch wenn es manchmal nervt: Das ist ein gesunder Mechanismus, um Spannungen zu lösen. Und wenn Sie Ihr Baby beim Weinen im Arm halten, es wiegen und ihm gut zureden, werden Sie Ihre Bindung sichern und vertiefen. Auch für uns Erwachsene ist es ein gutes Gefühl, tröstend im Arm gehalten zu werden und sich einmal richtig ausweinen zu dürfen. Wenn Weinen nie sein darf, als Baby nicht, als Erwachsener nicht, wozu sollte dann diese tief gehende emotionale Fähigkeit dienen?

Erstes Stimmtraining

Nach und nach macht Ihr Baby neben dem Schreien auch andere Kehlkopflaute. Im Laufe der Zeit, allerdings noch unwillkürlich, bildet sich eine abgestufte Stimmlage. Aber auch im Schreien zeigen sich bereits Unterschiede. Sie können bald differenzieren, ob Ihr Kind Hunger hat, ob es müde ist, ob es Schmerzen hat oder ob es sich über etwas empört.

Bewegungstraining

Noch scheint es, als würden die Körperhaltung und die Bewegungen Ihres Babys von den Reflexen dominiert. Aber bisher ist kein Tag vergangen, an dem Ihr Baby nicht mit irgendwelchen Vorbereitungen für die Entwicklung von gewollten Bewegungen beschäftigt war – auch wenn es Ihnen gar nicht aufgefallen ist.

Babys Faust öffnet sich

Das Greifen klappt noch nicht, weil der Handgreifreflex die Hände noch zu Fäusten schließt. Der Faustschluss wird aber schon lockerer. Manchmal gelingt es Ihrem Kind, die Faust für einen Moment zu öffnen. Das geschieht von der Außenkante her, indem es den kleinen Finger streckt. Nach und nach werden die anderen Finger bis zum Daumen hinzukommen. So unscheinbar diese kleinen Abläufe auch sind, sie stellen unablässig Kontaktstellen zwischen den Gehirnzellen

Freude am Essen

Beim Trinken nimmt Ihr Baby schon richtig Kontakt mit Ihnen auf. Es lässt sich immer entspannter auf Sie ein, wendet sich Ihnen voll zu, betrachtet Ihr Gesicht und lächelt Sie an. Mit jeder Mahlzeit haben sich die Mund- und Gesichtsmuskulatur gekräftigt. Die Mimik Ihres Babys ist bereits lebendiger. Es trinkt gut und ist erfüllt von Ihrer Nähe. Nachdem es in den ersten zehn Tagen abgenommen hatte, nimmt es jetzt gut zu. Und es wächst schon zwei bis vier Zentimeter.

her. Und die Summe dieser kleinen Prozesse führt bald zu einem komplexen Zusammenspiel.

Der Fußgreifreflex dagegen bleibt noch länger erhalten. Aber er muss auch erst verschwunden sein, wenn Ihr Kind stehen kann. Vielleicht geschieht das deshalb so spät, weil Ihr Baby seine langen Vorbereitungen bis zu seiner Aufrichtung in Ruhe absolvieren soll.

Der Kopf ist noch schwer
Der Kopf Ihres Babys liegt überwiegend auf einer Seite, meistens auf der gleichen. Es probiert aber, sein Gesicht kurz in der Mitte

❤ Das Baby ballt die Hände zu Fäustchen. Erst nach und nach verschwindet der Handgreifreflex, und es kann die Finger ausstrecken.

zu halten. Das ist schon der Beginn der Kopfkontrolle.

Bei den ärztlichen Untersuchungen wird die Kopfkontrolle nur nach dem Halten des Kopfes beim Hochziehen zum Sitzen beurteilt. Aber sie beginnt, wie die gesamte Aufrichtung, im Liegen. Die Muskulatur ist noch zu schwach, um den Körper gegen die Schwerkraft zu stabilisieren, insbesondere die zarten Halsmuskeln. Das Gewicht des Kopfes macht ein Viertel des Körpergewichtes Ihres Babys aus. Deshalb übt es die Kopfkontrolle erstmal mit Hin- und Herrollen auf der Unterlage.

Bei einem Hochziehversuch zum Sitzen kippt der Kopf nach vorn. Ihr Baby kann ihn nur mit größter Mühe für ein paar Sekunden anheben. Auf dem Bauch sieht es genauso aus. Wackelig, mit größter Anstren-

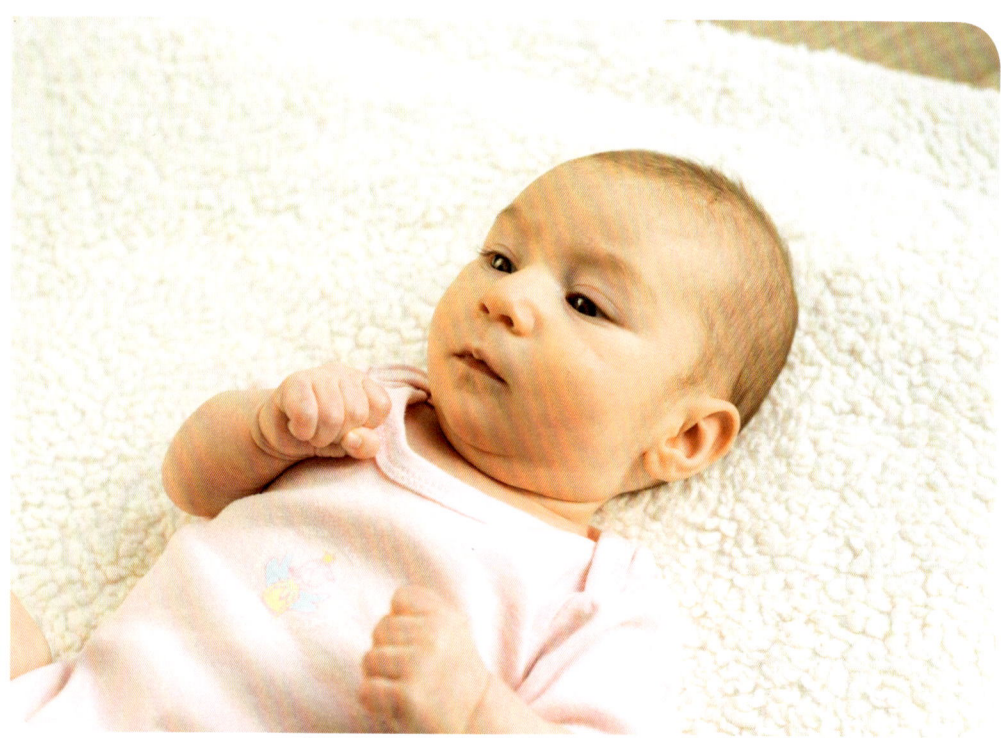

gung, hebt es ihn kurz an und legt ihn auf einer Seite ab, um atmen zu können. Wenn Sie diese Mühe mit angesehen haben, werden Sie Ihr Kind vermutlich noch nicht auf den Bauch legen wollen. Es ist einfach noch zu früh dafür.

Greifen beginnt an den Schultern
In der Rückenlage überwiegt bei Ihrem Baby noch die Beugehaltung. Seine Arme liegen angewinkelt neben dem Körper in einer Art U-Halte- oder Henkelstellung. Um Arme und Hände bald anheben und betrachten zu können, muss Ihr Baby an den Schultern beginnen. Als heimliche Vorbereitung beginnt es, die reflektorische Spannung in seinem Schultergürtel nach hinten zu lösen. Das werden Sie bemerken, wenn Sie beim Schmusen auf dem Wickeltisch seine Schultern umgreifen. Sie folgen Ihrem sanften Zug nach vorn schon leichter als vor ein paar

Tagen. Und beim Tragen schmiegt es sich schon viel weicher in Ihre Armbeuge. Ab und zu überwindet es die Spannung für einen Moment allein und hebt einen Arm kurz gegen die Schwerkraft an. Das ist Schwerstarbeit für Ihr Baby.

Jetzt können Sie sich sicher vorstellen, dass Ihr Baby einige Monate lang in Rückenlage üben muss, um Arme und Beine gezielt anheben zu können. Das Training der vorderen Körpermuskulatur ist dafür absolute Voraussetzung. Brust, Bauch und Hüftbeugemuskeln sind die Basis für Körperwahrnehmung, Haltung und Bewegung.

Lassen Sie Ihrem Baby unbedingt die relativ kurze Zeit auf dem Rücken, damit es ein gu-

❤ Nur auf dem Rücken kann Ihr Baby seinen ganzen Körper entdecken und begreifen.

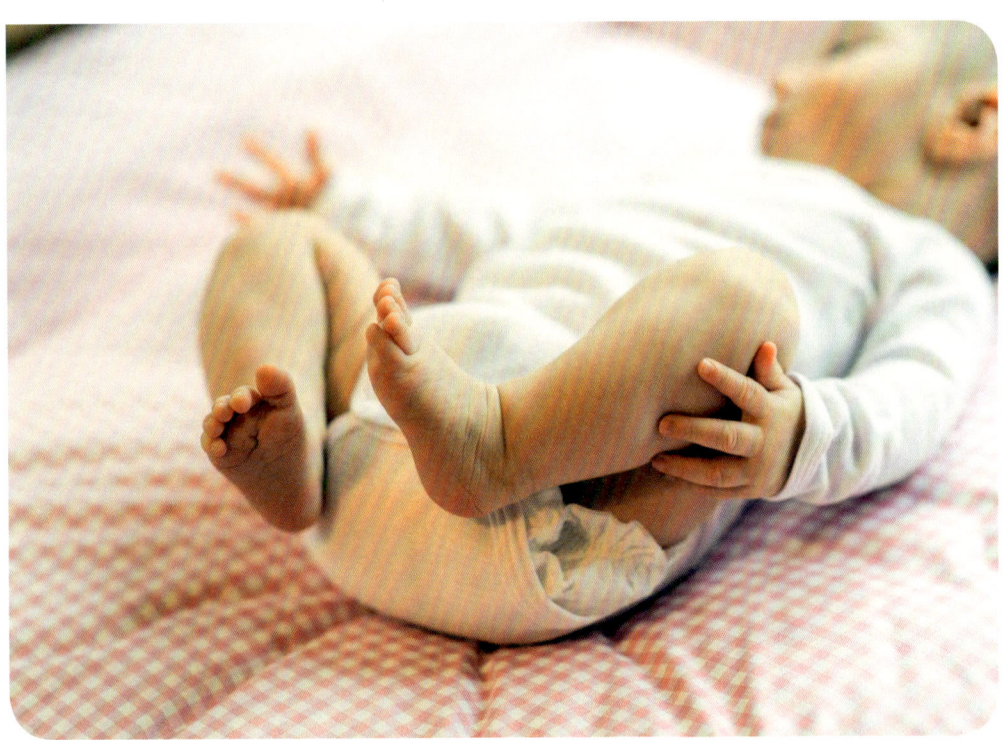

tes vorderes Muskelkorsett entwickeln kann. Nur mit guten Bauchmuskeln schafft es Ihr Baby dann später, sich ohne Hilfe erst auf die Seite und schließlich weiter auf den Bauch zu rollen, um dann in dieser Position seine Rückenmuskulatur zu stärken. Das sollte frühestens ab dem 6. Lebensmonat geschehen. In dem Moment nämlich, in dem sich Ihr Baby selbst auf den Bauch drehen kann, möchte es auch überwiegend auf dem Bauch liegen. Seine Bauchmuskulatur vernachlässigt es dadurch zwar, aber das ist kein Problem, denn sie hat sich mit dem frühen, ausgiebigen Training auf dem Rücken fest mit dem Gehirn »verbunden«.

Es ist gut, wenn Sie darüber Bescheid wissen, wie wichtig die aktive Rückenlage in den ersten Lebensmonaten ist. Ein starker Rücken und eine gute Haltung benötigen zunächst gute Bauchmuskeln. Selbst in der Rückenschule für Erwachsene haben die Bauchmuskeln absolute Priorität beim Training. Falls Ihnen jemand das frühe Üben der Bauchlage empfiehlt, können Sie jetzt gut begründen, warum Sie damit noch zurückhaltend sein möchten.

Laufen beginnt mit Strampeln
Die Beine Ihres Babys sind in den Hüft- und Kniegelenken noch gebeugt: Sie liegen leicht nach außen gedreht. Die kleinen Füße fühlen sich in den Sprunggelenken noch etwas steif an. Das ist normal, da die körperfernen Teile als letzte vom Gehirn aus reguliert werden.

Sie entdecken nun beim Wickeln und in den Momenten des stillen Beobachtens, dass Be-

⌄ Auf dem Rücken kann Ihr Baby schon sehr viel beobachten.

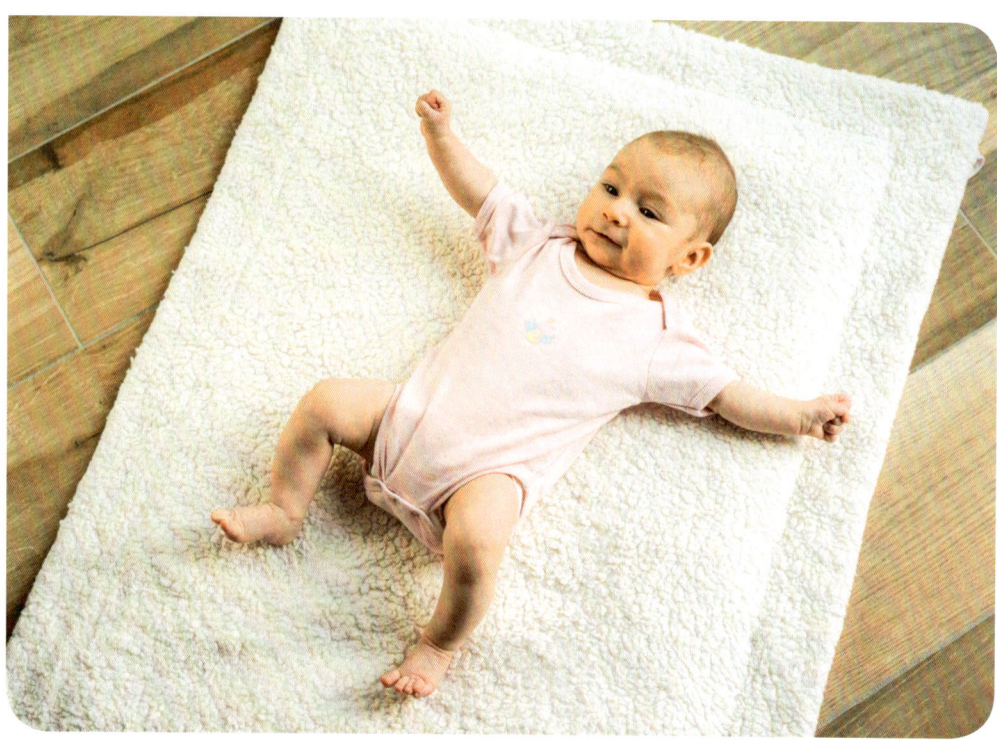

wegung in die Beine kommt. Ihr Kind beginnt zaghaft zu strampeln, rechts und links im Wechsel. So sieht Gehen aus – im Liegen. Und in der Tat, es bereitet das auch schon heimlich vor. Die Hüftgelenke Ihres Babys werden zwar passiv mit Bändern gesichert, aber der aktive Halteapparat sind die Hüft- und Gesäßmuskeln. Sie sind verantwortlich dafür, dass sich der Körper später auf den Beinen aufrichten kann. Was für eine gigantische Aufgabe! Das weiß Ihr Baby natürlich auch und bereitet, lange bevor es stehen kann, diese entscheidenden Muskeln mit kräftigem Strampeln vor. Da Strampeln natürlich nur auf dem Rücken möglich ist, nutzen Sie diese wichtige Zeit und fördern Sie Ihr Baby nicht vorschnell in eine nächste Entwicklungsphase. Überlassen Sie den nächsten Schritt der angeborenen Intelligenz Ihres Babys.

Häufige Diagnosen

Die Grundspannung der Muskeln wird als Tonus bezeichnet. Diese Bezeichnung finden Sie in dem gelben Vorsorgeheft unter »Motorik und Nervensystem«. Man unterscheidet die normale Spannung (Normotonus), die erhöhte Spannung (Hypertonus) und die herabgesetzte, schlaffe Spannung (Hypotonus). Wir sprechen von einer Tonus-Regulationsstörung, wenn eine hypertone oder hypotone Grundspannung auffällt.

Hypertonie und Überstreckung

Manche Eltern bemerken in den ersten Wochen, dass sich Ihr gesundes Baby fest anfühlt oder dass es sich oft steif macht. Seine Bewegungen sind nicht geschmeidig. Es überstreckt die Schultern und den Kopf und breitet die Arme seitlich aus. Da die Muskelspannung in den ersten Lebenswochen

> **Wichtig**
>
> Bei der Beschreibung der Tonus-Abweichungen schildere ich eine vorübergehende Tonus-Regulationsstörung aufgrund der noch unreifen Regulationsmechanismen im Gehirn des Babys. Tonus-Abweichungen infolge einer neurologischen oder muskulären Erkrankung sind nicht berücksichtigt.

durch die Reflexe physiologisch noch erhöht ist und bis zum 3. oder 4. Lebensmonat durch den unreifen Regulationsmechanismus bedingt sein kann, stellt der Kinderarzt häufig erst bei der U4 eine bestehende Hypertonie fest.

Wenn keine nachgewiesene ernsthafte Erkrankung des Kindes vorliegt, kann eine hypertone Regulationsstörung mit entsprechender Therapie sehr schnell positiv beeinflusst werden. Außerdem werden die Eltern dazu angeleitet, das durch den Umgang mit ihrem Baby zu unterstützen. Ein hypertones Baby ist grundsätzlich sehr agil und entwickelt sich mit der Tonus-Regulierung schnell und gut.

Mir fiel in der Therapie allerdings auch auf, dass die Verspannung von Babys durch ein unbewusstes, ungünstiges Handling der Eltern begünstigt und sogar ausgelöst wurde. Unbewusst wird das Baby beim Tragen und Halten oft so in den Arm genommen, dass es in eine verspannte und eine schlechte Position kommt. Es gibt natürlich immer mal Situationen, in denen alle Hände voll sind, etwas ganz schnell gehen und das Baby auch noch mitgenommen werden muss. Dann

Die Therapien nach Bobath und Vojta

Eine früh verordnete Krankengymnastik verhindert, dass kleine Defizite mitwachsen und zu größeren Beeinträchtigungen führen. Die Therapie hilft dem Kind dabei, motorische Fehlentwicklung frühzeitig zu regulieren.

Auf der Verordnung des Kinderarztes sollte Folgendes stehen: »KG ZNS nach Bobath oder nach Vojta«, außerdem die genaue Diagnose und die Leitsymptomatik zusammen mit dem ICD-Code. Beide Methoden sind von den Krankenkassen anerkannt, aber nur mit dieser Formulierung übernehmen sie auch die Kosten.

Die Therapie nach Bobath

Diese Therapie wurde von dem Ehepaar Bobath entwickelt. Seine Arbeit als Neurologe und ihre als Physiotherapeutin führten zu der Erkenntnis, dass man Bewegung durch die Stimulation der Basissinne anbahnen kann. Dabei nutzen sie den Weg über die Haut, die Gelenke und den Gleichgewichtssinn zum Gehirn.

Über bestimmte Schlüsselpunkte behandelt die Therapeutin das Baby sanft mit Druck, Zug, Reibung und Verlagerung. Diese Schlüsselpunkte sind Kopf, Brustkorb, Schulter, Wirbelsäule, Becken und die Hüftgelenke. Die Bobath-Therapie reguliert sowohl den erhöhten Muskeltonus als auch den schlaffen Muskeltonus. Neben der entsprechenden Stimu-

lierung der Basissinne werden beim Baby auch akustische und optische Reize hinzugenommen.

Dabei kommt der Ihnen bereits bekannte Kreislauf in Gang: Das Kind nimmt die sensorischen Eindrücke wahr, das Gehirn verarbeitet sie und sendet eine gewollte Bewegung zurück zu Muskeln und Gelenken. Eine geniale Entdeckung der Bobaths, denn mit der zunehmenden Bewegungsfähigkeit durch die Therapie entwickelt das Kind immer mehr Eigenaktivität, die wiederum Muskel- und Gelenkbewegungen reguliert und weiter anregt. Das lässt die Vernetzungen im Gehirn fortschreiten. Das Kind erweitert seinen Aktionsradius und ermöglicht allen Sinnen, immer mehr Eindrücke aus seiner Umgebung zu aufzunehmen. Denken Sie nur an die 100 Milliarden Hirnzellen, die sich mit 1 Billion Synapsen verknüpfen werden!

Die Therapeutin leitet die Eltern an, die Übungen spielerisch zu Hause in den Tagesablauf einzubauen. Sie lernen in der Therapie auch ein sorgfältiges Handling. Immer wiederkehrende Alltagstätigkeiten wie das Hochneh-

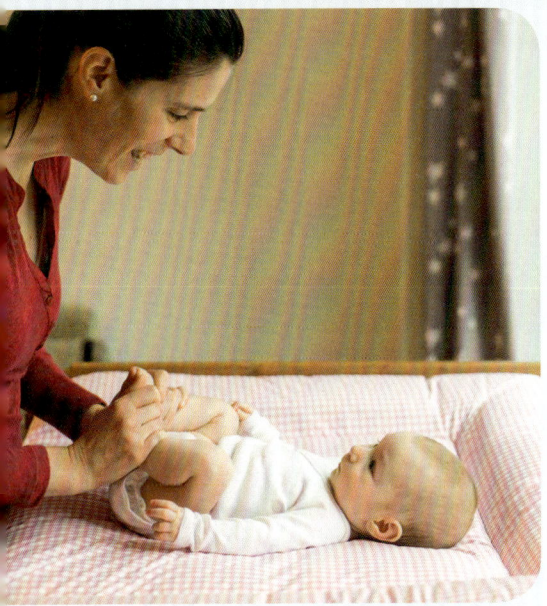

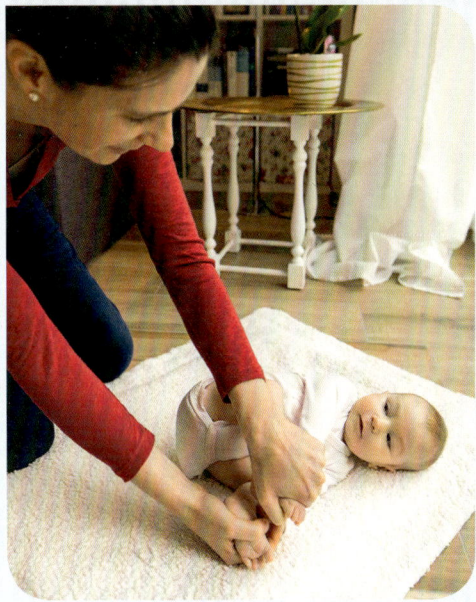

⌃ Drücken Sie die Beine Ihres Babys sanft an seinen Bauch ...

⌃ ... und rollen Sie es so gebeugt sanft hin und her.

men, Tragen, Ablegen, Wickeln und Anziehen werden so ausgeführt, dass die Basissinne automatisch mit einbezogen werden.

Die Therapie nach Vojta

Diese Therapie wurde von dem Neurologen Václav Vojta entwickelt. Das Prinzip ist eine reflektorische Anbahnung von Haltungs- und Bewegungsmustern. Dabei wird mit gezielten Muskeldehnungsreizen gearbeitet. Durch das Drücken auf bestimmte Auslösepunkte (Trigger-Punkte) werden die motorischen Grundmuster der Beugung, der Drehung und der Streckung stimuliert.

Die Therapeutin behandelt das Kind auf dem Rücken, auf der Seite und auf dem Bauch und bahnt dabei das Reflex-Umdrehen und das Reflex-Kriechen an. In der jeweiligen Ausgangsstellung muss das Baby fixiert werden. Durch anhaltenden Druck auf den entsprechenden Auslösepunkt kommt es zu einer intensiven Anspannung der entsprechenden Muskulatur als Reaktion auf die Reflexauslösung.

Die Vojta-Therapie ist sehr effektiv, bei Babys (und ihren Eltern) allerdings nicht gerade beliebt. Die Fixierung und erzwungene Reflexauslösung sind ungewohnt und wohl auch unangenehm. Die meisten Babys schreien bei der Behandlung, beruhigen sich danach aber wieder relativ schnell. Die Therapie zieht sich über einen längeren Zeitraum hin und muss von der Therapeutin die ganze Zeit begleitet werden. Sie erstellt ein individuelles Behandlungsprogramm und passt es im Laufe der Zeit den Entwicklungsfortschritten an.

Um einen guten Behandlungserfolg zu erzielen, müssen die Übungen mehrere Male am Tag zu Hause von den Eltern wiederholt werden. Für die meisten Eltern ist es eine ziemliche Belastung, das Kind mehrmals täglich dieser ungewohnten Situation auszusetzen. Deshalb ist die Diskussion um die Vojta-Therapie, trotz guter Wirksamkeit, sehr kontrovers. Aus meiner Erfahrung lassen sich alle frühkindlichen motorischen Probleme auch mit Bobath erfolgreich behandeln.

ist es schwierig, auch noch an das richtige Handling zu denken. Aber im normalen täglichen Umgang tut es Ihrem Baby sehr gut, wenn Sie es bewusst und harmonisch bewegen. Sie werden sich das schnell angewöhnen und feststellen, dass Sie gar nicht mehr anders können. Das reflexhemmende Handling beschreibe ich in den folgenden Anregungen (Seite 59).

Hypotonus

Das Gegenteil des erhöhten Muskeltonus ist der schlaffe Muskeltonus, die Hypotonie. Das Baby fühlt sich weich und überbeweglich an. Es sinkt auf dem Arm in sich zusammen und hat Schwierigkeiten, den Kopf zu halten. Das Trinken strengt an, es ist insgesamt ruhig und bewegungsarm. In diesem Fall ist es oft sehr aufschlussreich, die Körperspannung und -haltung der Eltern zu betrachten. Die hypotone Grundspannung könnte familiär bedingt sein.

Zu Ihrer Beruhigung: Auch dieses Kind spricht in der Regel sehr gut auf eine tonusregulierende Therapie und das entsprechende Handling an. Seine Bewegungsentwicklung verläuft in den meisten Fällen etwas langsamer. Es wird mehr Zeit auf dem Boden benötigt, um den Muskeltonus durch größte Bewegungsvielfalt zu erhöhen. Bleiben Sie geduldig, Ihr Kind wird selbst wissen, wie lange es jede Vorstufe durchlaufen muss. Für hypotone Kinder sollten im ganzen Leben Bewegung und Sport eine große Rolle spielen.

Hüftdysplasie

Bei der Hüftdysplasie handelt es sich um eine angeborene Fehlstellung des Hüftgelenkes. Das Verhältnis zwischen dem Hüftkopf und dem Pfannendach ist gestört. Die Ursachen sind noch nicht ausreichend bekannt. Eine Hüftdysplasie tritt vermehrt bei der Geburt aus Beckenendlage oder bei familiärer Vorbelastung auf.

Schon seit langem steht die Vorsorgeuntersuchung der Hüftgelenke bei Neugeborenen mit an erster Stelle. Äußere Symptome einer Hüftdysplasie sind z. B. ungleiche Gesäßfalten, Abspreizhemmung der Beine oder einseitiges Strampeln. Die sicherste Diagnose stellt die Hüftsonografie, die im Rahmen der Vorsorgeuntersuchung U3 vorgenommen wird.

Behandlungsbedürftig sind die Hüftdysplasien ab Typ IIa und IIb. Mit einer Spreizorthese werden die Hüftgelenke zur Nachreifung für einige Wochen, in schweren Fällen bis zum Beginn des Laufens, in einer Beuge-Spreizstellung ruhiggestellt. Beim Anpassen der Orthese bekommen Sie eine Anleitung für die Handhabung. Während der Ruhigstellung wird in der Regel eine krankengymnastische Begleitung verordnet. Ihr Baby sieht bedauernswert aus mit seinen Beinchen in dieser Position und in der permanenten Rückenlage. Um einer Abflachung seines Hinterkopfes vorzubeugen, empfehle ich ein Kopfkissen mit einer Vertiefung für den Hinterkopf. Es ist gut, wenn die Orthese nur während des Pflegens abgenommen wird.

Keine Sorge, das Baby gewöhnt sich schneller an die Situation als die Eltern, und es ist erstaunlich, welche Fähigkeiten es in dieser »unmöglichen« Lage schon wieder für sich entdeckt. Es spielt mit den Perlenschnüren, zupft an den Verschlüssen und entdeckt durch die Anhockstellung relativ früh seine Füße und spielt mit ihnen. Bei den regelmäßigen Kontrolluntersuchungen wird der Orthopäde entscheiden, wann die strikte Einhaltung stufenweise gelockert werden darf.

Hilfsmittel-Check

Im vorigen Hilfsmittel-Check haben wir uns den Kinderwagen angesehen und festgestellt, dass er die besten Voraussetzungen für Ihr Baby bietet, seine Bewegungen auch unterwegs nach seinen Bedürfnissen zu entwickeln. Die einzige Position, zu der Kinder am Anfang ihres Lebens allein fähig sind, ist das Liegen. Denn die Muskulatur eines Säuglings ist noch viel zu schwach, um seinen Körper gegen die Schwerkraft aufrecht zu halten. Nur im Liegen, mit Strampeln und anderen aufbauenden Bewegungen, bereitet er den Körper für die Aufrichtung vor.

Tragetuch

Seit einigen Jahren kommen Tragevorrichtungen und Tragetücher immer mehr in Mode, wobei man sich an den Naturvölkern orientiert. Bei ihnen ist das Tragen allerdings eine Notlösung. Die Lebensbedingungen der ländlichen Bevölkerung erfordern das Tragen. Einen Kinderwagen durch die unbefestigten staubigen Wege eines Hüttendorfes zu schieben und mit zur Feldarbeit zu nehmen, ist sehr ungünstig. Das Baby wird auf dem Rücken festgebunden und erlebt die Bewegungen der Mutter bei der Arbeit aktiv mit. Es wird kräftig durchgeschüttelt und muss sich auch festklammern, wenn die Mutter Feldarbeit macht, Essen in der Hocke auf dem Boden zubereitet oder sich über ihre Arbeit beugt. So bekommt das Baby auf dem Rücken der Mutter reichlich Körper- und Bewegungsimpulse. Es reagiert auf die kräftigen Bewegungen der Mutter mit eigener Aktivität.

In unserem Kulturkreis werden die Babys vor dem Körper getragen, aber auch auf dem Rücken wären sie nicht den gleichen Bewegungen ausgesetzt wie bei Naturvölkern. Das Hauptargument für das Tragen am Körper ist, dass das Baby in den ersten Monaten eine tiefe Bindung zu den Eltern aufbauen soll. Es erfährt permanent ihre Wärme und Nähe, beruhigt sich schnell und weint viel weniger. Auch ist es für die Eltern bequem, die Hände frei zu haben und sich nicht mit dem Kinderwagen Wege bahnen zu müssen. Das ist verständlich.

Bewegung ist der Schlüssel zu einer guten Entwicklung besonders des Gehirns. Um seine Basissinne zu stimulieren, ist ein gesundes Kind fast dauernd in Bewegung, wenn es wach ist und die Möglichkeit dazu hat. In einem Tragetuch wird es jedoch zu einer körperlichen Regungslosigkeit gezwungen. In der Wärme und Enge des Tragetuches kann es nichts anders, als zu erschlaffen und einzuschlafen. Im Hinblick auf die noch schwachen Muskeln und die instabile Wirbelsäule ist die senkrechte Position auf Dauer möglicherweise ungünstig für das Skelettsystem.

Der große Kopf kann von den schwachen Halsmuskeln noch nicht gehalten werden. Sehr oft sieht man Babys mit zur Seite gedrehten, überstreckten Köpfen vor den Eltern hängen, weil sie ihre Atemwege frei halten müssen. Bei jedem Schritt bekommt die kleine Wirbelsäule, hauptsächlich im Halsbereich, einen Stoß. Mit zunehmender Sehfähigkeit wird das Kind den Kopf noch mehr von der Mutter wegdrehen, um etwas von seiner Umgebung wahrnehmen zu können. Das Hinwenden des ganzen Körpers zu dem Gesehenen ist jedoch unmöglich. Sehen und Motorik stehen aber in direktem Zusammenhang. Wertvolle Zeit für Bewegungsmöglichkeit und Bewegungsentfaltung geht im Tragetuch verloren.

Sollten Sie nicht auf das Tragetuch oder eine andere Tragevorrichtung verzichten wollen, achten Sie besonders beim Neugeborenen, wo das Tuch fast geschlossenen ist, darauf, dass es genügend Luft bekommt und dass es sich an Ihrem Körper nicht überwärmt. Das Gesicht des Babys darf nicht bedeckt werden und muss auf jeden Fall zu sehen sein. Bei älteren Kindern hängen die Beine herunter. Die Blutzirkulation der Beine und die Temperaturregulation sind noch nicht ausgereift. Das ist erst der Fall, wenn die Muskelpumpe durch das spätere Laufen aktiviert wird. Deshalb kann sich das Blut in den Beinen stauen und die Beine werden kalt. Befühlen Sie deshalb die Beinchen zwischendurch und drücken und reiben Sie sie. Die seitlich hängenden Arme begünstigen die Überstreckung und vermeiden den Kontakt der Hände zueinander. Führen Sie sie vor dem Körper Ihres Babys zusammen. Unterstützen Sie auch seinen Kopf. Kinder mit einem schlaffen Muskeltonus (Hypotonie) sollten nicht in dieser Position getragen werden.

Gegen den kurzfristigen Einsatz von Tragevorrichtungen ist nichts einzuwenden, besonders wenn Ihr Kind nach vorne schauen kann. Optimal ist es aber, wenn Sie Ihr Baby überwiegend auf eine gerade feste Fläche legen. Der Spaziergang im Kinderwagen, mit einem kleinen Kopfkissen, ist für das Baby ein lebendigeres, ereignisreicheres Erlebnis als das Getragenwerden im Tuch. Es sieht die Mutter, die Wolken, die Bäume und vieles mehr. Es kann seinen Körper wahrnehmen und sich bewegen. Von hier aus geschieht Entwicklung, Orientierung und eine gute Bindung, auch über die Distanz.

Mobile und Rassel

Ihr Baby nimmt in seinen ersten zwei bis fünf Lebenswochen vor allem sich selbst, seine Eltern und die nahe Umgebung wahr. Es entfaltet seine Sinne für die Entdeckung des Wesentlichen. Wie Sie wissen, erweitert es sein visuelles Suchen in dem Maße, in dem sein Gehirn die selbst gewählten Eindrücke auch verarbeiten kann. So wird es mit der Zeit sein Blickfeld immer weiter vergrößern und sollte sich dabei ein gutes Bild von seiner normalen Umgebung machen können, ohne Störungen und Ablenkungen.

Daher ist es besser, auf Mobiles und baumelnde Blickfänger vor den Augen Ihres Babys zu verzichten. Sie stören den klaren Blick des Kindes auf seine Umgebung oder lenken ihn ab. Die am Kinderwagenverdeck baumelnden bunten Spielketten oder der wackelnde Kasper vor seinen Augen sind zu viel für ein kleines Baby. Lärmquellen wie Rasseln oder Quietsche-Enten können mehr als 100 Dezibel entwickeln und das Gehör schon in frühester Kindheit schädigen.

Das normale Leben in seiner ganzen Vielfalt zu betrachten, zu hören und zu erleben reicht dem Baby völlig aus. Sie werden erstaunt sein, zu welch einfachen Gegenständen sich Ihr Baby hingezogen fühlt, wenn es selbst entscheiden kann. Oft genügt ein Dosendeckel – solche einen Schatz wird es nicht mehr aus den Händen geben.

Anregungen und Spiele

Täglich verbringen Sie viel Zeit mit Ihrem Baby beim An- und Ausziehen, Pflegen und Windelwechseln, also auf dem Wickeltisch. Nutzen Sie diese Zeit, um die Entwicklung der Nahsinne zu unterstützen.

Vorsicht, Sturzgefahr!

Für ein Baby birgt jede Höhe Sturzgefahren, gleichgültig wie klein und scheinbar unbeweglich es noch ist. Deshalb möchte ich Ihnen ganz besonders ans Herz legen, Ihr Kind auf dem Wickeltisch niemals auch nur einen kleinen Moment aus den Augen zu lassen.

Legen Sie Pflegezubehör und Kleidung in direkte Nähe. Gewöhnen Sie sich an, immer eine Hand am Kind zu haben, auch wenn Sie die Windel in den Eimer werfen oder zu Kleidung oder Pflegemitteln greifen. Lassen Sie sich auf keinen Fall von der Türklingel oder dem Telefon ablenken. Und lassen Sie besser auch kein Geschwisterkind »mal eben aufpassen«. Sollte plötzlich etwas Unvermeidbares eintreten, nehmen Sie das Baby mit oder legen Sie es kurz auf den Boden. Das gilt für alle Höhen, egal ob das Sofa oder die Mitte des breiten Elternbettes. Überall könnte es runterfallen.

Viel Zeit auf dem Wickeltisch

Der Wickeltisch ist für Ihr Baby inzwischen ein bekannter Ort. Ihr Baby nimmt alles wahr: Ihr Gesicht, Ihre Stimme und die Bewegungen Ihres Mundes, Ihr Lächeln, das Licht und den Geruch der Pflegemittel, das gemütliche Kissen unter seinem Kopf. Es erwartet bereits das Hin- und Herbewegtwerden beim Pflegen. Manchmal scheint es sogar so, als helfe es bei den Bewegungen schon etwas mit. Das können Sie am besten unterstützen, wenn Sie Ihr Baby beim An- und Ausziehen rollen und nicht auf- und abheben.

Nehmen wir an, Sie ziehen Ihrem Kind ein Jäckchen an:
- Streifen Sie den Ärmel über einen Arm hoch bis zu seiner Schulter.
- Schieben Sie den Rest des Jäckchens unter seinen Rücken und rollen Sie es darüber hinweg zur anderen Seite.
- Ziehen Sie das Jäckchen hervor und führen Sie den anderen Arm in den Ärmel hinein.
- Um alles glatt zu ziehen, darf Ihr Baby diese schöne Rollen gleich noch ein paarmal erleben.

Überlegen Sie sich bei jedem Kleidungsstück, wie Sie es am besten mit Rollen an- und ausziehen können. Denn Ihr Baby behält beim Rollen den festen Untergrund und gibt seinen Nahsinnen mit Drücken, Reiben und Verlagern reichlich Informationen.

Wenn Sie mit diesem Handling vertraut sind, können Sie sich bald gar nicht mehr vorstellen, es anders zu machen. Zumal Ihr Baby mit der Zeit die Bewegungen schon fast von alleine anbahnt.

Daneben ist der Wickeltisch auch der beste Ort für gemeinsame Unterhaltung und Übungen. Hier findet das lebendigste Miteinander statt:
- Ihr Baby freut sich und fühlt sich in seinem Können bestärkt, wenn Sie seine Kehllaute nachmachen. Dabei kommt fast schon eine winzige Unterhaltung zustande.
- Für die Beschreibung Ihrer Berührungen und Handgriffe beim Pflegen sprechen Sie ruhig in »Erwachsensprache« weiter. Ihr Baby wird dabei versuchen, seinen Kopf in der Mitte zu halten, damit es Sie besser se-

hen kann. Vielleicht verfolgt es Ihr Gesicht auch schon mit zu den Seiten.

• Um die Kopfkontrolle zu erweitern, legen Sie Ihre Hände unter die Schultern Ihres Babys und rollen Sie es sanft hin und her. Wenn es den Bewegungen mit dem Kopf folgt, können Sie es sogar schon bis zur Seitenlage weiterrollen und es einen Moment dort halten. So stimulieren Sie bestens seinen Gleichgewichtssinn. Beim Hochnehmen und Tragen unterstützen Sie zunächst noch den Kopf. Bald aber verzichten Sie auf diese Hilfe, damit es lernt, seine Muskulatur zu aktivieren.

• Sein eigenes Körpergefühl erfährt Ihr Baby dadurch, dass Sie es drücken. Drücken Sie seine Beine einmal so fest, wie Sie einen Schwamm ausdrücken würden. Sie geben ihm so ein Gefühl für seine Beine. Es wird innehalten und sie bewegen. Das Gleiche machen Sie mit den Armen. Seien Sie nicht zu zaghaft mit dem Druck, denn der Tiefensinn reagiert am besten auf kräftige Reize.

• Umgreifen Sie die Beine Ihres Babys und folgen Sie seinen Strampelbewegungen mit etwas Druck auf die Hüftgelenke. Mit der rollenden Reibung unterstützen Sie die gute Ausprägung der Hüftgelenke.

• Damit es schon einmal eine Ahnung von seinen Beinen und Füßen bekommt, rollen Sie das Becken Ihres Babys vom Po aus auf und halten es einen Augenblick in dieser Position. So bahnen Sie mit dem Wickeln die Wahrnehmung seiner entfernten Körperteile an.

• Geben Sie Ihrem Kind kleine stoßende Impulse auf sein Steißbein. Dazu beugen Sie auf dem Wickeltisch seine Beinchen an und klopfen ihm durch die Windel auf seinen Po. Dieser Stoß übt einen stimulierenden Reiz über die Wirbelsäule bis zum Kopf aus. Bei uns Gehenden ge-

schieht das mit jedem Schritt und sichert unsere Spannkraft für die Aufrichtung. Ihr Baby ist vom Gehen noch weit entfernt, aber mit Ihren Übungen bereiten Sie die Aufrichtung der Wirbelsäule in der liegenden Position schon vor. Sie werden beobachten, dass Ihr Baby dabei lacht und sein Körper sich entspannt.

• Wenn Sie eine Babybürste zur Hand haben, stimulieren Sie den Oberflächensinn Ihres Babys. Streichen Sie über seine Haut. Beziehen Sie alles ein, auch den Kopf, die Ohren und das Gesicht. Es soll alles spüren und erleben.

Die Empfindungen Ihres Babys sind nicht nur momentan und vorübergehend, sondern sie stapeln sich im Gehirn.

In diesem zarten Alter setzen sich noch die Reflexe Ihres Babys durch. Sie können ihm durch die folgenden Übungen helfen, sie abzumildern und in den nächsten Wochen ganz abzubauen.

So fördern Sie das Lösen des Handgreifreflexes

Der Handgreifreflex bleibt erhalten oder wird sogar verstärkt, wenn Sie Ihrem Baby etwas in die Hand geben und so das Greifen jetzt schon üben wollen. Es sieht ja auch gekonnt aus, wenn Ihr Baby so fest zupackt. Aber es kann die Hand zum Zugreifen noch längst nicht gezielt öffnen, und das Loslassen geht auch noch nicht von allein. Um Dinge ergreifen, d.h. die Hand öffnen zu können, braucht es drei bis vier Monate Vor-

❯ Wenn Sie die Beine sanft an den Bauch Ihres Babys drücken, stimulieren Sie die Sensoren in den Hüftgelenken.

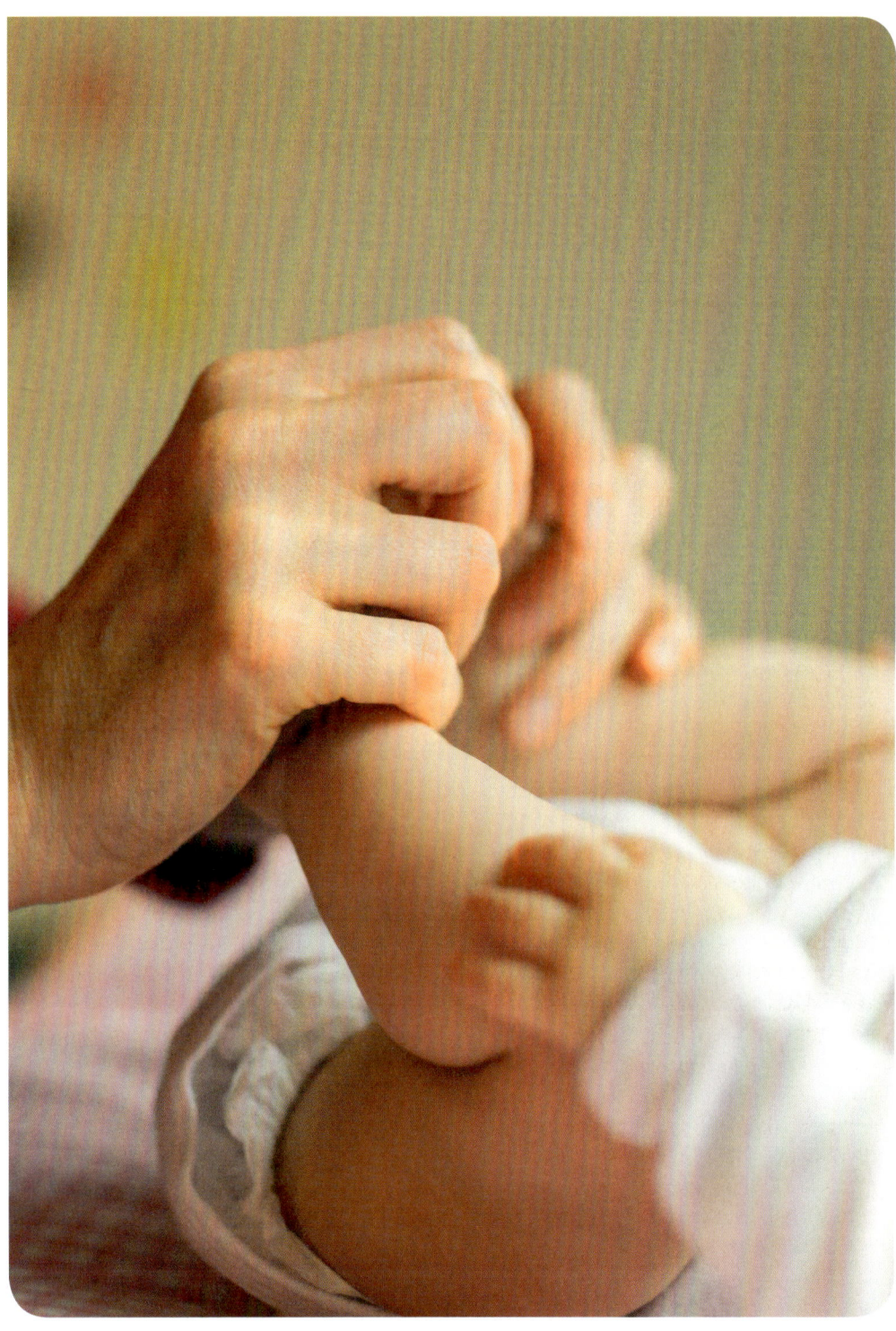

bereitung. Dazu müssen zuerst die Muskeln auf dem Handrücken aktiv werden.

Stimulieren Sie deshalb nur die Oberseite der Finger und der Hand:

- Wenn Sie die Faust Ihres Babys noch etwas mehr zusammendrücken und nach einem Moment wieder loslassen, werden seine Finger wie ein Magnet folgen und die Hand öffnet sich.
- Streicheln Sie nur den Handrücken oder bürsten und klopfen Sie ihn, geschieht genau das Gleiche.
- Spielen Sie so auch mit jedem einzelnen Finger.
- Kneten Sie die Schwimmhäute zwischen den Fingern.
- Klopfen Sie sanft auf die Fingerspitzen.
- Cremen und ölen Sie die kleinen Fäuste ausgiebig ein. Matschen und schmieren liebt Ihr Kind auch später, da es damit das Gefühl für seine Finger vertieft und seine Feinmotorik und seine Geschicklichkeit ausprägt.
- Führen Sie seine Fäustchen zusammen und reiben Sie sie sanft gegeneinander.
- Gleiten Sie beim Wickeln und Anziehen mit den Sachen über Arme und Hände.
- Und ganz bestimmt können Sie nicht widerstehen, Ihr Gesicht zu den kleinen Fäusten herunterzubeugen und sie mit Ihrem Gesicht und den Lippen zu liebkosen.
- Streichen Sie über die Arme auch von den Schultern aus bis zu den Händen. Ziehen Sie die Arme sanft nach vorn, sodass Ihr Baby sie schon einmal sehen kann. So bereiten Sie komplex das Greifen vor, das mit dem Anheben der Schulter beginnt.

Vorbereitung auf das Laufen

Wie der Handgreifreflex mit festem Zugreifen reagiert, so reagiert der Fußgreifreflex mit Einrollen der Zehen. Dieser Reflex verschwindet zwar erst mit zwölf Monaten, aber um den Füßen schon mal eine gute Voraussetzung für ihre lebenslange Belastung zu geben, lösen Sie ihn besser nicht aus: Das Drücken auf den Zehenballen oder das Kitzeln der Fußsohle führt zu einem verstärkten Greifen der Zehen. Gleichzeitig verkrampfen die Fußgelenke.

Genauso wie bei den Handmuskeln müssen zuerst die Muskeln auf dem Fußrücken aktiv werden:

- Klopfen, streicheln und bürsten Sie die Oberseite des Fußes.
- Klopfen Sie auch auf die Zehenspitzen. So schicken die Sensoren der vielen kleinen Zehengelenke Information an das Gehirn, und das Gehirn schickt Entspannung zurück.

Stimulieren Sie auch die Sensoren der größeren Gelenke, denn Laufen funktioniert später nur in Verbindung mit den Knien und den Hüftgelenken:

- Halten Sie dabei ein Bein Ihres Babys gerade und klopfen Sie auf die Ferse. Diese Übung aktiviert die Sensoren der großen Gelenke. Sie werden später beobachten, dass sich Ihr Baby selbst diese Stimulation verschafft, indem es im Liegen unermüdlich mit den Fersen auf den Boden klopft. So kräftig, dass manche Mütter Ihrem Baby, aus Rücksicht auf die Untermieter, Kissen oder Schaumstoffpolster unter die Füße legen.
- Drücken Sie ein gebeugtes Bein Ihres Babys oder beide Beine zugleich sanft an den Babybauch. Damit drücken Sie die Sensoren im Hüftgelenk.

Die Sensoren beider großer Gelenke geben dem Gehirn den Auftrag, die Muskeln der

Beine und Füße ordentlich zu regulieren. Sie werden spüren, dass sich die Spannung in den Beinen und Füßen sofort etwas löst.

Sie können durch diesen spielerischen Umgang mit Ihrem Baby sehr viel für seine gute motorische Entwicklung tun. Gleichzeitig Sie vertiefen durch den intensiven Kontakt mit viel bewusster Berührung die Bindung zu Ihrem Kind.

Abbau des Moro-Reflexes

Der auffälligste Reflex ist in diesen Wochen noch der Moro-Reflex (Seite 26). Er wird durch überstreckendes Handling, plötzliches Licht und Geräusche, aber auch unvermittelt und spontan ausgelöst. In dem Moment kommt der ganze kleine Körper Ihres Babys in Aufruhr. Oft weckt er das Kind in der Einschlafphase wieder auf. Es breitet dabei die Arme aus, so als fiele es rückwärts, und führt sie dann wieder gebeugt nach vorn, als wollte es sich festklammern.

Folgendes können Sie tun, um den Abbau des Moro-Reflexes im Alltag zu unterstützen:

- Tragen Sie Ihr Baby in der Armbeuge (Seite 38), wobei Kopf und Körper in der Beugung unterstützt sein sollten. Durch die gerundeten Schultern wird das Auslösen des Reflexes verhindert.
- Beim Ablegen rollen Sie Ihr Baby immer langsam auf der Unterlage ab. Umgreifen Sie dabei seine Schultern.
- Halten Sie Ihr Kind nicht im Nacken und legen Sie es nicht rückwärts ab. Berührungen im Nacken und am Schultergürtel begünstigen den Reflex.
- Es ist gut, das Baby mit den normalen Geräuschen und Lichtverhältnissen vertraut zu machen. Sollten Sie aber Eindrücke be-

merken, die bei Ihrem Baby öfter den Moro-Reflex auslösen, versuchen Sie sie zu dämpfen oder zu vermeiden.

- In der Bauchlage fühlt sich Ihr Baby noch gar nicht wohl, weil sie noch lange nicht dran ist. In dieser Position sind die Arme an den Seiten hochgelegt und der Schultergürtel ist überstreckt, also genau die Position des Moro-Reflexes. Vermeiden Sie deshalb die Bauchlage. Pflegen Sie den Rücken, indem Sie es von Seite zu Seite rollen. Rollen kennt und mag es bereits.
- Ein kleines Kopfkissen auf dem Wickeltisch und im Kinderwagen hilft zusätzlich, die Reflexe von der Halswirbelsäule aus zu lösen.

Abbau der Fechterstellung

Die sogenannte »Fechter-Position« setzt sich genau wie der Moro-Reflex noch durch. Ich habe sie bereits bei den Reflexen unter dem Asymmetrisch-tonischen Nackenreflex beschrieben (Seite 26). Sie ist nicht ganz so unangenehm für Ihr Baby wie der Moro-Reflex. Viele Eltern sind sogar belustigt, wenn ihr Baby wie ein kleiner Fechter vor ihnen liegt. Aber auch dieser Reflex muss völlig verschwinden, um Platz für gezielte Bewegungen zu machen. Das erreichen Sie mit dem gleichen Handling wie zur Hemmung des Moro-Reflexes. Einen sehr günstigen Einfluss auf die Reflexhemmung hat außerdem die unterschiedliche Lagerung des Kindes, auch auf den Seiten.

Wie soll das Baby schlafen?

Häufig sind Eltern sehr verunsichert darüber, wie ihr Kind beim Schlafen liegen soll. Seit Kinderärzte und Hebammen das Schlafen in Rückenlage empfehlen, ist der plötzliche Kindstod stark rückläufig.

Nachts auf dem Rücken

Beim unbeaufsichtigten Nachtschlaf sollte das Baby in einem Schlafsack auf dem Rücken liegen. Weiche Umrandungen und Kissen lassen Sie besser weg.

Wenn Ihr Baby auf dem Rücken liegt, achten Sie vom ersten Tag auf die Lage des Köpfchens und wechseln Sie immer wieder die Seite. Ein konstanter Druck auf die weichen Schädelknochen verformt den Hinterkopf und flacht ihn gerade oder einseitig ab. Kontrollieren Sie deshalb die Kopfform Ihres Babys regelmäßig. So beugen Sie einfach und sicher einer lagebedingten Verformung des Kopfes vor, die aufwendig mit Therapie und korrigierenden Helmen behandelt werden muss.

Tagsüber auch auf der Seite

Zusätzlich sollten Sie von Anfang an auf wechselnde Seitenlagen in den Schlafphasen am Tage oder im Kinderwagen achten.

Die Seitenlagen helfen, die Reflexe zu hemmen, da Ihr Baby auf der Seite die Schultern zueinanderführt. Seine Hände liegen dann vor dem Gesicht. Die regelmäßige Seitenlage fördert eine gute Bewegungsentwicklung und Ihr Kind entwickelt Gleichgewicht und Koordination. Die stabile Seitenlage ist später eine Zwischenstation zwischen der Rücken- und Bauchlage. Hier kann es innehalten und sich entscheiden, ob es weiter auf den Bauch rollen will, oder lieber wieder zurück auf den Rücken möchte. Die Seitenlage ist auch entscheidend für die spätere Fähigkeit des Weiterrollens über den Boden.

Betrachten Sie Ihr Baby einmal, wenn es auf der Seite liegt. Es sieht so aus, als würde es einen Schritt vorwärts machen oder auf einem Bein stehen und ein Bein anheben. So ist es auch, denn im Gehirn wird diese Gelenkstellung tatsächlich schon zugeordnet. Es übt im Liegen schon zu gehen und auf einem Bein zu stehen.

Entspannung auf der Seite

Betrachten Sie die Schlafposition von Erwachsenen, so werden Sie feststellen, dass Erwachsene selten auf dem Rücken schlafen. Die meisten bevorzugen die Seiten, weil sie sich so besser bequem zurechtlegen und entspannen können. Lassen Sie Ihr Baby doch zur Abwechslung am Tage hin und wieder auf der Seite schlummern – das ist gemütlich und entspannt. Damit die untere Schulter nicht gequetscht wird, legen Sie eine kleine Unterlage unter den Kopf. Hierfür ist Volumenfleece geeignet, ein atmungsaktives Material, das Sie zu einer passenden Kissengröße zurechtschneiden oder -falten können. Umwickeln Sie das Kissen mit einer Stoffwindel, die an beiden Seiten unter der Matratze festgesteckt wird, so verrutscht es nicht. Um die Seitenlage abzusichern, gibt es Seitenlagerungskissen. Sie verhindern, dass das Baby auf den Rücken oder auf den Bauch rollt. Diese Position ist auch besonders geeignet für Babys, die in der ersten Zeit viel spucken. Noch einen großen Vorteil hat die Seitenlage am Tag unter Ihrer Aufsicht: Sie bietet Ihrem Baby nicht nur Gemütlichkeit und Entspannung, sondern sie sichert auch eine schöne Kopfform, wenn Sie Ihr Kind abwechselnd auf die Seiten legen.

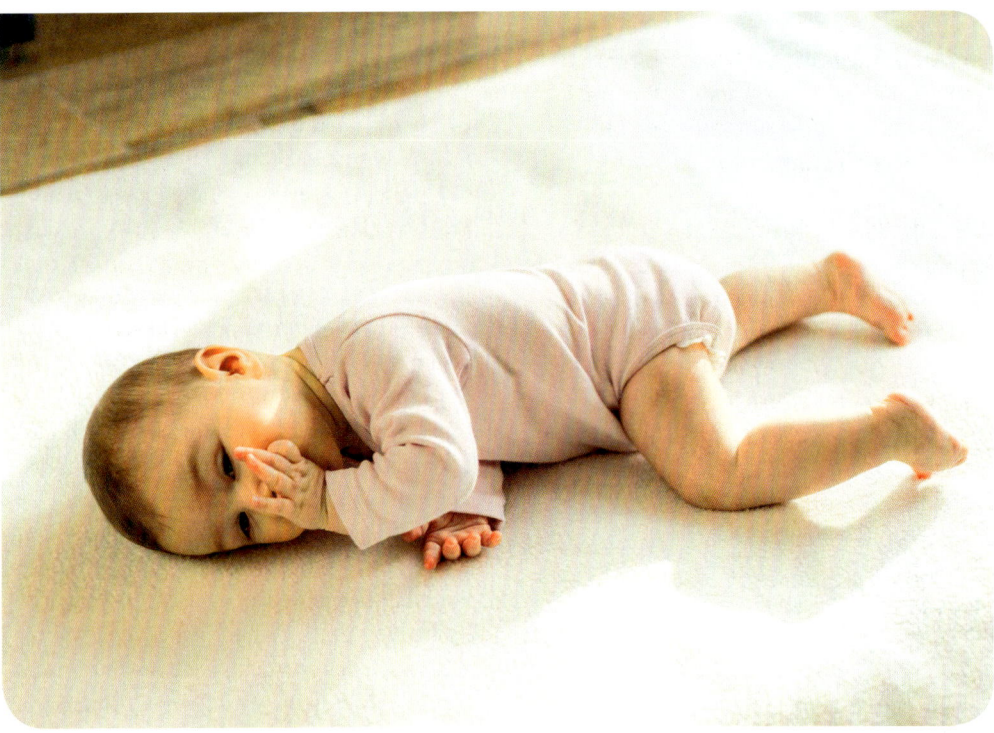

⬆ Die Seitenlage zeigt die Körperhaltung des Gehens.

Mit der Erweiterung der geraden Rückenlage zur Seitenlage bilden sich im Gehirn neue wichtige Verknüpfungen. Quer zwischen beiden Hirnhälften befindet sich eine Verbindung, der sogenannte Balken. Er koordiniert das Zusammenspiel der rechten und linken Seite. Mit einem gut entwickelten Balken können wir über Kreuz greifen, Schleifen binden, schreiben und andere Dinge des täglichen Lebens geschickt ausüben.

Das Hin- und Herrollen beim täglichen Handling sichert bereits die gute Ausprägung des Balkens. Mit dem Lagern Ihres Babys nicht nur auf dem Rücken, sondern auch auf den Seiten, vertiefen Sie seine späteren Fähigkeiten zu Koordination, Geschicklichkeit und harmonischen Bewegungen.

U3-Check: 4.–6. Lebenswoche

Die Vorsorgeuntersuchungen beim Kinderarzt sind eine sehr gute Sache. Da die Untersuchungstermine engmaschig angelegt sind, entgeht dem Kinderarzt keine Störung oder Verzögerung in der fortschreitenden Entwicklung Ihres Kindes.

Zum U3-Check bekommen Sie den Termin bei Ihrem niedergelassenen Kinderarzt. Für Sie ist es beruhigend, Ihr Baby gemeinsam mit dem Arzt zu betrachten. Sie können all Ihre Fragen stellen und sich beraten lassen. Da Eltern bei den Vorsorgeuntersuchungen meistens etwas aufgeregt sind, ob denn auch alles in Ordnung und der Arzt zufrieden ist, sollten Sie sich Ihre Fragen aufschreiben, damit Sie nichts vergessen. Stellen Sie Fragen, die das Baby betreffen, aber auch Fragen, die Sie als Eltern betreffen. Schließlich befin-

KINDER-UNTERSUCHUNGSHEFT

GEMEINSAMER BUNDESAUSSCHUSS

Name:

Vorname:

Geburtstag:

Straße:

Wohnort:

Bringen Sie Ihr Kind zur Untersuchung:

U2	3. – 10. Lebenstag	vom:	bis:
U3	4. – 5. Lebenswoche	vom:	bis:
U4	3. – 4. Lebensmonat	vom:	bis:
U5	6. – 7. Lebensmonat	vom:	bis:
U6	10. – 12. Lebensmonat	vom:	bis:
U7	21. – 24. Lebensmonat	vom:	bis:
U7a	34. – 36. Lebensmonat	vom:	bis:
U8	46. – 48. Lebensmonat	vom:	bis:
U9	60. – 64. Lebensmonat	vom:	bis:

Diese Untersuchungstermine sollten Sie im Interesse Ihres Kindes bitte genau einhalten.

Wichtige Hinweise auf der folgenden Seite!

Beschlussdatum: Juni 2008

Herausgeber: Gemeinsamer Bundesausschuss,
Postfach 120606, 10596 Berlin, www.g-ba.de

⬦ Die Eintragungen des Arztes geben Ihnen einen guten Überblick über die Entwicklung.

den Sie sich in einer neuen ungewohnten Situation und können den Rat eines Experten manchmal gut gebrauchen.

Bei jeder Vorsorgeuntersuchung macht sich der Arzt zunächst einen Gesamteindruck, ob das Kind altersgemäß entwickelt ist. Körpergewicht, Körperlänge und Kopfumfang werden in das gelbe Untersuchungsheft eingetragen.

Für Ihr Baby ist die Untersuchungssituation ungewohnt. Deshalb ist es manchmal nicht

gerade entspannt und schreit. Da das ein verfälschtes Bild abgeben könnte, sind die Fragen des Arztes nach dem Verhalten Ihres Babys zu Hause äußerst wichtig. In den allermeisten Fällen können die Eltern berichten, dass ihr Baby in der gewohnten Umgebung das altersgemäße Verhalten aufweist.

Für den Arzt ist es aber auch wichtig zu erfahren, ob die Eltern mit der Entwicklung und dem Verhalten ihres Kindes zufrieden sind. Falls das nicht der Fall ist, sollten Sie das mit dem Arzt vertrauensvoll besprechen, damit er bei Bedarf entsprechende Therapien einleiten kann.

Der Arzt fragt die Eltern nach dem Trinkverhalten des Babys und seiner Verdauung, ob das Baby viel schreit oder ganz wenig, wie es schläft, wie es auf Geräusche reagiert, ob es Gegenstände fixiert und sie auch schon ein wenig verfolgen kann, ob es die Eltern fixiert und auf Ansprache mit Lächeln antwortet.

Er untersucht alle Prüfungspunkte, die in dem Untersuchungsheft angegeben sind. Außerdem veranlasst er bei der U3 eine Hüftsonografie, die eine genaue Darstellung der Hüftgelenke ergibt.

Überprüfung der motorischen Entwicklung

In Rückenlage liegt das Baby in leichter Beugehaltung und beginnt zu strampeln. Beim Hochziehen aus der Rückenlage hilft es mit leicht gebeugten Armen, nimmt den Kopf relativ gut mit und balanciert ihn im Sitzen, zwar noch wackelig, kurz in die aufrechte Haltung. Auf dem Bauch hebt es den Kopf etwas an und legt ihn auf die Seite, um atmen zu können. Die Muskeleigenreflexe kann der Arzt normal auslösen.

Zur Ihrer Beruhigung: Nicht alle im U-Heft aufgeführten Prüfungspunkte muss Ihr Baby perfekt beherrschen. Ein oder zwei Auffälligkeiten oder eine leichte Form der im Folgenden beschriebenen Befunde lassen Ihren Kinderarzt die Entwicklung ganz genau beobachten und gegebenenfalls eine entsprechende begleitende Therapie verordnen. Vielleicht zeigt Ihr Baby einige der folgenden Auffälligkeiten:

Hypotonie:
- Das Baby liegt mit wenig Spannkraft auf dem Untersuchungstisch.
- Es strampelt kaum.
- Passive Bewegungen lässt es ohne Widerstand über sich ergehen.
- Beim langsamen Hochziehen an den Händen fehlt die leichte Beugespannung in den Armen. Die Kopfbalance fehlt auch im Sitzen.
- Auf dem Bauch gelingt es ihm nur sehr schwer, den Kopf zum Atmen auf die Seite zu legen.
- Seine Eigenreflexe sind schwach oder nicht auslösbar.

Hypertonie:
- Das Baby liegt sehr angespannt auf dem Untersuchungstisch.
- Es hält den Kopf zu einer Seite überstreckt (Opisthotonus) und der Schultergürtel weist eine starke rückwärtige Spannung auf.
- Hand- und Fußgreifreflex und der Moro-Reflex sind sehr ausgeprägt.

Apathie und Bewegungsarmut können möglicherweise im Zusammenhang mit Hypotonie auftreten.
- Das Baby hat einen schwachen Saugreflex und eine unvollständige Moro-Reaktion.

- Es reagiert kaum mit dem Fluchtreflex auf aktivierende Reize, z. B. Wegziehen der Beine beim Kneifen in die Ferse.
- Seine Lautäußerungen sind schwach und leise.
- Es reagiert reduziert auf Kontakt, lächelt wenig und interessiert sich nicht für seine Umgebung.

Übererregbarkeit kann im Zusammenhang mit Hypertonie auftreten.
- Das Baby ist unruhig und macht zuckende ausfahrende Bewegungen (Myoklonien).
- Bei der Moro-Reaktion zittert es.
- Sein Schreien ist schrill und anhaltend.

Konstante Asymmetrie wird sichtbar, wenn
- der Muskeltonus unterschiedlich ist,
- Reflexe nur einseitig auslösbar sind,
- die Bewegung einer Extremität geringer ist.
- Im Zusammenhang mit der Asymmetrie wäre es auch wichtig, die Möglichkeit eines KISS (Seite 77) zu klären.

Sollte sich durch die einseitige Belastung des Kopfes bereits eine Abflachung des Hinterkopfes zeigen, ist es sehr wichtig, dass Sie mit Ihrem Kinderarzt die weitere Vorgehensweise besprechen, vielleicht die Vorstellung bei einem speziell ausgebildeten Chirotherapeuten für Babys.

Die Kopfkontrolle im Sitzen und in der Bauchlage fehlt noch.

Oft regulieren sich die Auffälligkeiten, die die Kinder bei den ersten Vorsorgeuntersuchungen zeigen, im Laufe der nächsten Monate von selbst. Allerdings sollten sie gut beobachtet werden.

2.–4. Lebensmonat

Ihr Baby nimmt sich selbst und seine Umgebung immer aktiver wahr. Es erforscht seinen Körper und schaut sich um. Es trommelt mit den Füßen und dreht sich auf die Seite – wichtige Schritte auf dem Weg zum Krabbeln.

In den nächsten zwei Monaten nimmt die Entwicklung Ihres Babys richtig Fahrt auf. Sie (!) haben in den vergangenen Wochen mit Ihrer Ruhe und Ihrem guten Handling eine tolle Vorarbeit geleistet. Das kleine Gehirn Ihres Babys hat mit Ihrer Hilfe Unmengen von Zellverbindungen geknüpft und dieser Vorgang setzt sich endlos fort. Unglaublich, was in den ersten Wochen der scheinbaren Hilflosigkeit, im Verborgenen, für ein Fundament gelegt wurde. Darauf baut sich die weitere Entwicklung auf.

Babys Entwicklung

Jeden Tag werden Sie nun neue Fähigkeiten an Ihrem Baby entdecken. Nach den bisher eher geringen Reaktionen auf Ihre Angebote macht es plötzlich, fast über Nacht, Fortschritte in allen Bereichen.

Ständig bezaubert Sie Ihr Baby mit einer neuen Überraschung. Jeden Tag sind Sie aufs Neue fasziniert und begeistert.

Ihr Baby schaut sich um

Ihr Baby sucht Sie mit seinem Blick und betrachtet Sie inzwischen schon viel länger. Oft ruht sein Blick dauerhaft auf Ihrem Gesicht, so als wollte es Sie geradezu aufsaugen. Dadurch festigt es die Bindung zu Ihnen immer mehr. Die Nervenbahnen von den Augen zum Gehirn reifen erst allmählich, aber der Blick Ihres Babys geht jetzt schon über 30 cm hinaus. Auch Farbunterschiede nimmt Ihr Kind schon wahr.

Zeigen Sie ihm einen Gegenstand, kann es seinen Kopf bereits eine Weile in der Mitte halten. Ihr Baby fixiert den Gegenstand, und wenn Sie ihn auf eine Seite bewegen, rollt Ihr Kind seinen Kopf gezielt hinterher, sogar schon um bis zu 180 Grad.

Kontinuierlich erweitert Ihr Baby ab jetzt seinen Blick in alle Richtungen. Es sieht nach rechts und links, nach oben und unten. Die sechs Augenmuskeln funktionieren inzwischen koordiniert. Ihr Baby schielt nur noch ganz selten und irgendwann gar nicht mehr.

ner guten Orientierung benötigt. Sie werden auch feststellen, dass es manche Geräusche bevorzugt und andere nicht mag. Die, die es nicht mag, können Sie aus der Entfernung vorsichtig wieder anbieten. Es wird feststellen, dass sie nicht bedrohlich sind.

Probieren Sie verschiedene Geräusche aus und testen Sie sein Hörvermögen spielerisch auf beiden Seiten. Falls Sie dabei das Gefühl haben sollten, dass Ihr Kind auf einer oder beiden Seiten schlecht hört, können Sie es gleich Ihrem Kinderarzt mitteilen. Hörprobleme sollten so früh wie möglich erkannt werden und lassen sich dann häufig gut behandeln.

Ihr Baby spitzt die Ohren

Stimmen interessieren Ihr Baby immer noch am meisten. Es identifiziert als Erstes Ihre helle Stimme, die es schon aus dem Mutterleib kennt, und die dunklere Stimme des Vaters. Die Gesichter der Eltern und ihre Stimmen sind die wichtigsten Signale zur Festigung der frühen Bindung.

Aber auch andere Geräusche werden immer interessanter. Ihr Baby hält, wenn es etwas Aufregendes hört, in seinen Bewegungen inne, hört hin und wendet sich im Laufe der Zeit auch der Geräuschquelle zu. Manchmal möchte es sich bei bestimmten Tönen, die Sie machen, ausschütten vor Lachen und kann nicht genug davon bekommen.

Wenn Sie Ihr Baby schon früh mit den normalen Geräuschen der häuslichen Umgebung vertraut machen und es von Anfang an in alle Räume mitgenommen haben, in denen sich das Leben abspielt, dann ist sich Ihr Kind dieser Geräusche nun sehr bewusst. Sie gehören zu dem Gesamtpaket, das es zu ei-

Ihr Baby hat schon was zu sagen

Sobald Sie sich zu Ihrem Baby hinabbeugen, betrachtet es genau Ihren Mund. Sprachtherapeuten empfehlen, roten Lippenstift zu benutzen. Das ist nicht jedermanns Sache, aber so wird der Mund für Ihr Kind optisch noch markanter. Sprechen Sie betont langsam und deutlich. Ihr Kind schaut gebannt und höchst konzentriert auf Ihre Lippenbewegungen und versucht, sie nachzumachen. Allein das Beobachten Ihrer Mundbewegungen vernetzt bereits Hirnareale, die später die Worte und die Sprache bilden.

Ihr Baby probiert auch immer wieder, eigene Laute zu bilden, z. B. Lachen, Quietschen oder kehlige »Ärö«-Laute. Manchmal ist es erstaunt oder erschrickt sogar vor seinen eigenen Geräuschen, was es aber nicht davon abhält, es noch einmal und noch einmal zu probieren.

Nach dem unwillkürlichen Lächeln der ersten Wochen lacht Ihr Baby jetzt spontan und erwidert Ihr Lächeln.

Die Reflexe verabschieden sich

Der Moro-Reflex tritt nun bei gutem Handling fast überhaupt nicht mehr auf und schleicht sich spätestens bis zum 6. Monat endgültig aus. In der Fechter-Position liegt Ihr Kind noch gelegentlich, aber es sind die letzten Reste, die auch spätestens bis zum 6. Monat verschwunden sind. Sollten Sie feststellen, dass sich die Reflexe doch noch häufiger durchsetzen, sprechen Sie mit Ihrem Kinderarzt darüber.

Wenn die Reflexe nachlassen, beginnt Ihr Baby allmählich, die Arme nach vorne anzuheben. Was für eine Entdeckung! Plötzlich sieht es immer mehr von seinen Armen und kann dieses Erlebnis immer öfter selbst herbeiführen. Während es dabei seinen Blick gezielt etwas abwärts richtet, bringt es seine Halswirbelsäule im Liegen in eine gute gerade Haltung.

Der Handgreifreflex lockert sich deutlich. Bei Berührung des Handrückens öffnet Ihr Baby sofort die Hand und streckt die Finger. Nur der Daumen bleibt noch leicht gebeugt. Er hat eine anatomische Sonderstellung, denn er ist gegenüber den anderen Fingern um 90 Grad verdreht und steht ihnen in der Greiffunktion gegenüber. Die Fähigkeiten des Daumens werden sich als letzte entwickeln. Er greift erst aktiv zu, wenn sich die anderen vier Finger ihm entgegenbeugen können. Das übt Ihr Baby später mit dem sogenannten »Pinzetten- oder Kneifzangengriff«.

Wenn Sie Ihr Baby auf die Seite rollen, folgt sein Kopf ohne Hilfe. Hier verharrt es auch schon immer länger. Auf dem Rücken liegt Ihr Kind immer gerader, die Beugehaltung nimmt sichtbar ab. Die Körperbewegungen werden koordinierter.

Zwischen dem 3. und 4. Lebensmonat vergrößert sich die Bewegungsfähigkeit Ihres Babys noch einmal deutlich. Der Muskeltonus schwankt manchmal noch geringfügig zwischen Anspannung und Entspannung. Das beeinträchtigt aber die zunehmende Koordination der Bewegungen nicht mehr.

Kopf hoch, Baby!

Erinnern Sie sich? Vor kurzem mussten Sie den großen Kopf Ihres Babys noch stützen, so wackelig und schwach waren die Halsmuskeln. Jetzt ist Ihr Baby dabei, seine Hals- und Schultermuskeln selbst zu trainieren. Beim Tragen merken Sie, dass Ihr Kind seinen Kopf gut auf dem Körper halten kann und sich sogar schon hinter etwas Interessantem herdreht. Die aufrechte Position wird immer beliebter. Sie denken vielleicht, dass es schon sitzen möchte. Lassen Sie sich aber nicht dazu verleiten, es längere Zeit abgestützt mit einem Kissen oder in der Sofaecke hinzusetzen. Dazu ist der Rücken Ihres Babys noch viel zu schwach und es bekommt keine Chance, den Weg zum selbständigen Hinsetzen allein zu finden. Bis dahin benötigt es noch einige Monate.

Die Hände – das beste Spielzeug

Die Hände Ihres Babys werden nun zum besten Spielzeug überhaupt. Nachdem es seine Arme immer besser anheben kann, erkennt Ihr Kind jetzt auch seine Händchen. Und die will es nicht nur mit den Augen erforschen, sondern auch der Mund soll helfen, sie ganz und gar zu untersuchen. Es ist ein Wechselspiel: Der Mund ertastet die Hände und die Hände ertasten den Mund. Einige Wochen wird es damit verbringen, einzelne Fingerchen oder sogar die ganze Faust in den Mund zu stecken.

Und nicht nur die Hände wandern in den Mund, sondern auch alles andere. Sie als Eltern müssen das aushalten und sollten diese Untersuchungsmethode nicht unterbinden. Auch wenn es für Sie nicht immer ganz einfach ist, die angeknabberten und durchgelutschten Dinge in Ihrer Umgebung zu ertragen – für Ihr Baby ist das eine wichtige Vorbereitung auf den hochkomplizierten Vorgang des Greifens. Das Üben der Hand-Mund-Koordination führt dazu, dass sich die Zellverbindungen für das koordinierte Greifen im Gehirn immer mehr ausprägen.

Ihr Baby greift mit der ganzen Handfläche, zwar noch ausfahrend und ungezielt, aber es kann schon gut festhalten. Das Loslassen

❤ Zuerst wird die ganze Faust zum Mund geführt.

wiederum geschieht noch zufällig und unwillkürlich. Manchmal rudert es mit einem Gegenstand so sehr herum, dass es ihn sich an den Kopf oder das Gesicht stößt. Deshalb sollte es die ersten Greifversuche mit weichen Gegenständen machen.

Ihr Baby benutzt seine Hände ab jetzt immer kontrollierter. Es führt sie in der Mitte zusammen, ist erstaunt und fasziniert und will immer mehr davon erleben und erfahren. Das Fingerspiel beginnt. Hier in seiner Augenhöhe ist richtig viel los. Die Arme, die Fäuste und zehn Finger mit größter Bewegungsvielfalt lassen keine Langeweile aufkommen.

Verantwortlich für die neuen Möglichkeiten ist die inzwischen kräftiger gewordene Schultermuskulatur, durch die Ihr Baby die Arme immer länger hochhalten kann. Noch

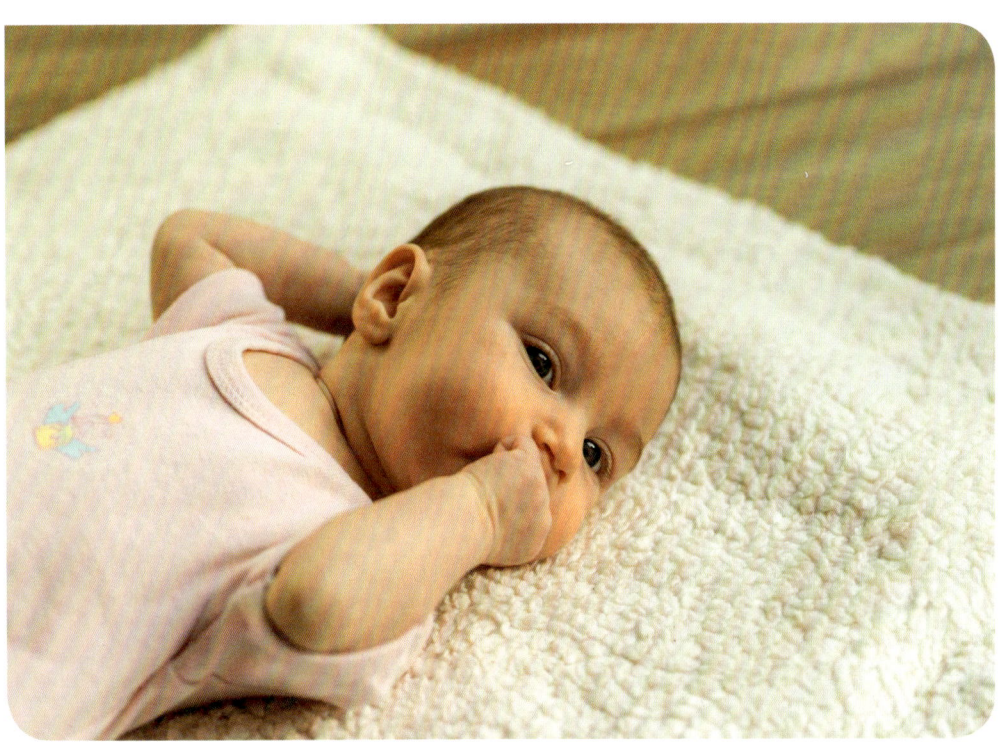

hält es die Handinnenflächen seitlich weggedreht und die Daumen nach innen. Aber vom Ellenbogen aus übt Ihr Kind schon das Hin- und Herdrehen der Hände. Es wird die gebeugten Arme bald so halten können, dass es seine Handflächen zu sich hindrehen und in sie hineinschauen kann.

Zugreifen will gelernt sein

Sobald Sie die Hand Ihres Babys mit einem Gegenstand berühren, greift es zu. Im vierten Lebensmonat folgt sein Blick zu beiden Seiten und es greift gezielt hinterher. Und es beschwert sich schon manchmal, wenn Sie ihm etwas wegnehmen wollen. Es hält sogar richtig fest und will nicht loslassen.

Lassen Sie Ihrem Baby für die Entdeckung seiner Hände und für die Entwicklung des Greifens sehr viel Zeit. Die Hände mit den Fingern und ihren vielen kleinen Gelenken,

mit ihren Muskeln und Sehnen sind mit besonders vielen Tiefensensoren ausgestattet. Dadurch besteht eine ausgeprägte, vielfältige Verbindung zum Gehirn, die die differenzierte Greiffunktion erst ermöglicht.

Deshalb reicht es nicht aus, nur das Greifen von Gegenständen zu üben. Die Erfahrung der Hände ist wichtig. Ihr Baby sollte zuerst vor allem seine Hände mit den Augen, dem Mund und mit allen Fingern ausgiebig erkunden. So bereitet es feinmotorisches, geschicktes Können vor. Sie können es dabei unterstützen, indem Sie seine Hände oft berühren, Händespiele machen und auch Ihre eigenen Hände zeigen. Konkrete Übungen dazu finden Sie im Kapitel »Wahrnehmungsspiele für Hände und Füße« (Seite 84).

❤ Ihr Baby entdeckt seine Beine und strampelt.

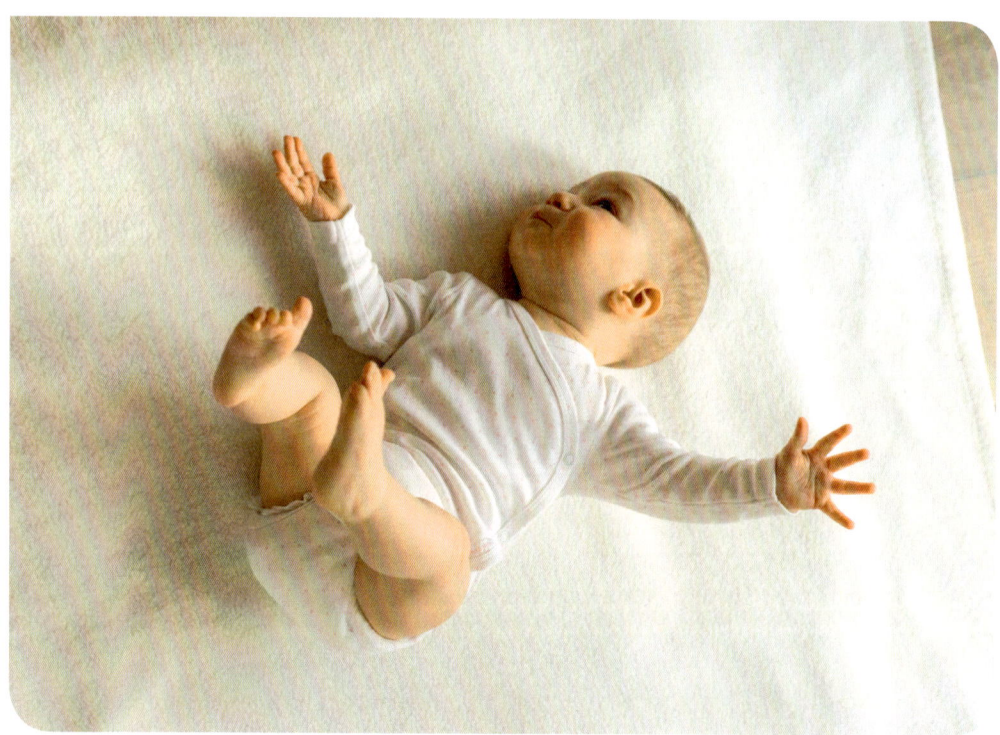

Ihr Baby erforscht seinen Körper

Seine Hände und Arme hat Ihr Baby bereits entdeckt. Sie dienen nun als nützliche Hilfsmittel, um den eigenen Körper weiter zu erforschen. Die Hände Ihres Babys wandern an seinem Körper entlang abwärts und zupfen und ziehen an der Kleidung. Ihr Kind beklopft seinen Körper und verschafft sich über das Tiefensystem sein eigenes Körpergefühl.

Bisher lag die Wirbelsäule vollständig auf der Unterlage, am Anfang noch nicht ganz symmetrisch, denn sie bevorzugte die Seite, zu der sie auch in Ihrem Bauch geneigt war. Im Laufe der Zeit richtete sich die Wirbelsäule in einer geraden Position ein. Der stabile Halt, den der Rücken nun auf einer festen Unterlage hat, bewirkt, dass Ihr Baby intensiv mit seinen Körperteilen in Kontakt treten kann, sooft und solange es möchte.

Im 4. Lebensmonat werden die Bewegungen Ihres Kindes immer lebhafter. Nur wenn es schläft, liegt es still. Wenn es wach ist, bewegt es sich ständig. Die Bewegungen geben dem Gehirn pausenlos den Auftrag, neue Kontakte zu knüpfen. Das Gehirn wächst unaufhörlich weiter.

Nach der überwiegenden Beugehaltung in der ersten Zeit streckt sich Ihr Baby jetzt und die Strampelbewegungen der Beine nehmen zu. Ihr Baby will die Füße begreifen und erfassen. Sein Kopf liegt auf der Unterlage, es zieht das Kinn herunter, macht den Nacken lang und sucht mit dem Blick seine Beine. Es versucht sie anzuheben. Die Bauchmuskeln müssen sich dabei ordentlich anstrengen.

Vielleicht beobachten Sie, wie Ihr Baby an seiner Hose zieht, um an die Knie heranzukommen. Mehr geht aber zum jetzigen Zeitpunkt noch nicht. Die Füße sind noch zu weit weg und kommen erst später dran.

Eine große Herausforderung ist es, nun das Gleichgewicht in der Rückenlage auszubalancieren. Durch die angezogenen Beine verkleinert sich die Auflagefläche und der Schwerpunkt wandert in Richtung Schulterblätter. Das Gleichgewichtssystem Ihres Babys muss nun dafür sorgen, dass es nicht auf die Seite kippt. Einige Wochen übt es, indem es nur ein Knie oder beide zusammen heranzieht. Dabei wird das Becken kurz hochgezogen, fällt aber wieder zurück.

Ihr Baby kommt in Bewegung

Mit den zurückfallenden Beinen entdeckt Ihr Kind das Trommeln mit seinen Fersen auf der Unterlage, es verschafft sich damit eine Vorstellung von seinen Füßen. Dabei entdeckt es plötzlich auch, dass noch etwas geht, nämlich das Aufstellen der Füße und das Hochstemmen des Beckens. Es stützt die Fersen auf die Unterlage und baut eine kleine Brücke, unermüdlich auf und ab, gelegentlich mit leichter Drehung nach rechts und links.

Manchmal finden Sie Ihr Baby ganz woanders wieder, als wo Sie es verlassen haben. Es rutscht vielleicht mit seiner neu entdeckten Technik auf dem Rücken nach oben, landet mit seinem Köpfchen am Ende der Unterlage und beschwert sich, weil es nicht weiterkommt. Ihr Baby kann das hochgestemmte Becken auch schon immer öfter versetzt ablegen, dabei liegt es plötzlich quer. Ein toller Zeitvertreib, um seine Fähigkeiten ganz für sich zu erarbeiten und allein in Bewegung zu kommen. Mamas erstauntes Gesicht zu sehen, wenn es überhaupt nicht mehr dort liegt, wo Sie es hingelegt haben, bestärkt sein Leistungsgefühl.

Ihr Baby versucht, das Gleichgewicht auf dem Rücken immer besser zu halten. Seine Hauptbeschäftigung ist es, die Arme und Beine in die Senkrechte zu bekommen, sie zu sehen und zu fühlen. All das dient als Vorbereitung auf das spätere Mobilwerden.

Wenn Sie mit etwas Fantasie genau hinschauen, nehmen die Gelenke dabei bereits die Stellung des Krabbelns und des Bärenganges ein, nur andersherum. Ihr Baby kräftigt die entsprechenden Muskeln erst einmal im Liegen, indem es mit Armen und Beinen gegen die Schwerkraft übt. Und mit noch mehr Fantasie sehen Sie auch schon die Gelenkstellung des Sitzens auf dem Boden. Für das spätere Sitzen müssen die Beine Ihres Babys vorne sein und es braucht gute Bauchmuskeln, damit es nicht nach hinten kippt. Bei den Strampelbewegungen erkennen Sie mit etwas Vorstellungsvermögen, dass Ihr Kind schon die Bewegungen des Gehens und sogar des Rennens plant.

Beim Betrachten dieser aufwendigen körperlichen Vorarbeiten Ihres Babys ist Ihnen inzwischen bestimmt klar geworden, dass Bewegung und Aufrichtung im Liegen beginnen. Es ist wie bei einem Baum, der sich erst im Boden verwurzeln muss, bevor er in die Höhe wächst.

Bewegung ist Selbstzweck

Der Vorgang der Bewegung ist Sinnesstimulation. Ihr Baby füttert sein Gehirn mit immer mehr Informationen und speichert sie. Lassen Sie Ihr Kind so lange auf dem Rücken liegen, bis es den Weg in die Seitenlage selbst findet. Nehmen Sie ihm gerade jetzt keinen Lernschritt ab und helfen Sie ihm nicht. Ihre beste Unterstützung ist Zeit, Geduld und das Vertrauen auf sein Können. Fördern Sie es aus keiner der Vorstufen heraus, bis es sich darin satt geübt hat und die nächste in Angriff nimmt.

Wenn Sie die unermüdlichen Übungen Ihres Babys mit Ihrem Wissen über die Nahsinne betrachten, erkennen Sie, dass seine Bewegungen Mittel zum Zweck sind:

- Das Gewicht des Rückens auf der Unterlage, die Reibung der Gelenke beim Strampeln und das Trommeln seiner Füße sprechen das Tiefensystem an, d. h. die Sensoren in den Muskeln, Knochen und Gelenken.
- Das Herumrutschen des Körpers auf der Unterlage und in seiner Kleidung spricht das Oberflächensystem an, d. h. die Haut.
- Das Hochziehen der Beine und Stemmen des Beckens verkleinert seine Auflagefläche und spricht das Gleichgewichtssystem an, d. h. die Flüssigkeit in den Bogengängen des Innenohrs.

Am Ende des 4. Lebensmonats sind die geraden Bauch- und die Hüftbeugemuskeln Ihres Babys durch kräftiges Strampeln so stark geworden, dass es die Beine ohne Mithilfe der Hände anheben kann. Es bleibt dabei stabil liegen und rollt nicht mehr ungewollt auf die Seite. Aber es will auch wissen, wie sich die Füße anfühlen. Ihr Baby wird sich noch mehr zusammenziehen und erwischt zuerst nur einen Fuß. Er rutscht noch weg, aber beharrlich wird es das Heranziehen tagelang üben, bis es endlich klappt. Der andere Fuß kommt dann später dazu. Am liebsten wird Ihr Baby mit beiden Füßen in den Händen daliegen. Nach kurzen Pausen des Ablegens wird es sie mit aller Kraft wieder hochholen und festhalten.

Mythos: Antrainierte Bauchlage

Unter Kinderärzten und einigen Physiotherapeuten ist die Empfehlung verbreitet, schon die Kleinsten in den Wachphasen so oft wie möglich auf den Bauch zu legen, um die Rücken-, Nacken- und Armmuskeln zu stärken und damit die Babys die Umgebung betrachten können. Auch sollen sie vorzugsweise in der Bauchlage, dem sogenannten » Fliegergriff«, getragen werden.

Die antrainierte Bauchlage entzieht dem Kind jedoch die kurze Zeit der Selbsterfahrung und die Kräftigung der vorderen Körpermuskulatur aus der Rückenlage. Wird das Baby überwiegend auf den Bauch gelegt, entwickelt es kein Gleichgewichtsgefühl in Rücken- und Seitenlagen und vernachlässigt seine Körperwahrnehmung. Eine häufige daraus resultierende Diagnose ist die »Wahrnehmungsstörung«. Das Baby überdehnt seine vordere Körpermuskulatur und überstreckt und verkrampft oft Schultern und Rücken. Es kann den Weg vom Rücken über die Seite auf den Bauch nicht selbst finden. Dabei ist die Bauchlage das Endergebnis der komplizierten Vorbereitung auf der Rücken- und Seitenlage.

Deshalb sollten Sie Ihr Baby täglich nur für ein paar Minuten auf den Bauch legen, solange es die Bauchlage noch nicht allein einnehmen kann.

Als Nächstes übt Ihr Baby das Ausziehen und In-den-Mund-Stecken der Socken. Das ist eine gute Vorübung, denn eigentlich möchte es seine Füße in den Mund stecken. Um das zu schaffen, muss es aber noch ein paar Wochen trainieren. Es hält seine Füße fest und betrachtet sie genau. Es dreht die Fußsohlen zu sich hin und bahnt damit schon die Ausprägung der Fußmuskulatur und des Fußgewölbes an.

Babys Füße können ganz viel

Jetzt gehören auch die entferntesten Körperteile mit zur kompletten Körpervorstellung Ihres Babys. Dadurch, dass es seine Füße und Zehen anschaut und mit ihnen spielt, hat es neue Zellverbindungen im Gehirn geschaffen.

Das Gehirn sendet die Fähigkeit zurück, mit den Füßen und den Zehen immer beweglicher und aktiver zu werden. Sie sind genauso geschickt wie die Hände. An Menschen mit Armbehinderungen können wir sehen, dass der ausschließliche Gebrauch der Füße die Zellverbände im Gehirn derart ausprägt, dass sie die gleichen Funktionen wie die Hände erfüllen können. Denken wir nur an die »Fußmaler«.

Ihr Baby betastet mit den Füßen Gegenstände, versucht sie heranzuholen, fühlt und klopft mit ihnen auf Begrenzungen und Kanten herum. Für die nächste Zeit bekommen sie die größte Aufmerksamkeit Ihres Babys, vorausgesetzt es hat die Möglichkeit dazu und wird nicht vorschnell in die Bauchlage gebracht.

Im Laufe der Entwicklung, schon wenn es auf dem Bauch liegt und anfängt, sich fortzubewegen, nimmt die Wahrnehmung der Füße wieder ab, und im Laufe des Lebens werden sie geradezu stiefmütterlich behan-

Die körperlichen Wahrnehmungsphasen

In der Rückenlage lernt Ihr Baby, seinen Körper genau wahrzunehmen. Es ertastet seinen Mund, schaut seine Hände an und nimmt schließlich die Füße in die Hände.

Durch das Spüren und Erleben des eigenen Körpers vernetzen sich bei Ihrem Baby auch Vorstellung und Gefühl von sich selbst. Durch die verknüpften Zellen im Gehirn bildet sich das »Körperschema« aus.

Interessant ist, dass Kinder, die sich lange in der Rückenlage mit ihrer Körperwahrnehmung beschäftigt haben, später sehr detaillierte Bilder von sich malen können. Durch das intensive Begreifen und Erfassen des Körpers haben sich besonders dichte Zellverbände im Gehirn gebildet. Deshalb bekommen diese Kinder eine genaue Vorstellung von ihrem Körper und können sie auf dem Papier wiedergeben. Ein schlechtes Körperschema ermöglicht nur ein Strichmännchen. Kinder mit einem guten Körperschema malen sich komplett und vergessen keinen einzigen Finger. Die Vorstellung von sich selbst ist ausgeprägt und klar im Gehirn vernetzt. Mit so einem gut orientierten Körper kann sich der Mensch gut in der Welt zurechtfinden.

Die Rückenlage ist also die wichtigste Voraussetzung für die Körperwahrnehmung. Dafür hat die Natur einem Kind aber nur eine relativ kurze Zeit zur Verfügung gestellt. Erst ab etwa dem 3. Lebensmonat ist es in der Lage, seine Körperteile zu ertasten, und ab etwa dem 6. Lebensmonat versucht es schon, in die Bauchlage zu gelangen. Auf dem Bauch liegend kann es seinen Körper nicht mehr sehen und befühlen. Ein Baby hat also nur drei bis vier Monate Zeit, um sich selbst zu entdecken und wahrzunehmen. Diese Zeit ist unverzichtbar und das Lernen nur möglich, wenn es auf dem Rücken liegt.

Von oben nach unten

Die Wahrnehmungsphasen entwickeln sich nacheinander vom Kopf bis hinunter zu den Füßen. Noch bevor Ihr Baby seine Arme und Hände sehen kann, ertastet es seinen Mund. Im Gegenzug ertastet der Mund gleichzeitig die Hände.

Sobald es die Arme anheben kann, betrachtet es die Hände. Dabei entwickelt sich schon räumliches Sehen, denn Ihr Kind schaut den Händen in alle Richtungen hinterher. Danach spielt es mit den Händen und öffnet sie von der Außenseite her. Später dreht es sie

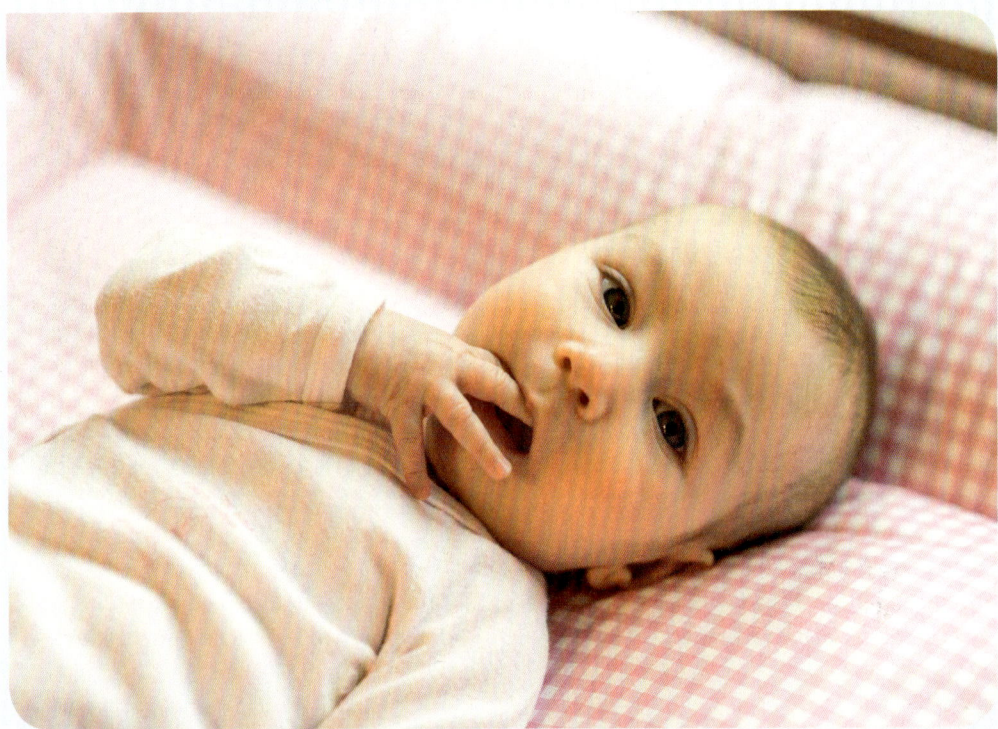

zu sich hin und schaut in die Hände hinein. Es betrachtet sie von allen Seiten. Durch das Hin- und Herdrehen der Hände kann Ihr Baby sich plötzlich mit dem Handrücken die Augen reiben, wenn es müde ist. Niemand hat ihm das gezeigt. Es findet die Augen ganz allein und ist schon in der Lage, solch eine komplizierte Drehbewegung durchzuführen.

Nachdem Ihr Kind anfangs die ganze Faust in den Mund gesteckt hat, nimmt es danach einzelne Finger und schafft es zum Schluss sogar, den Daumen gezielt abzuspreizen und daran zu nuckeln.

Die Bewegungen der Arme und Hände werden immer freier. Sie wandern nach unten und spüren den Körper. Genauso nimmt auch der Körper die Berührung auf. Es ist immer ein Wechselspiel.

⌃ Allmählich untersuchen alle Finger den Mund – und der Mund untersucht die Finger.

Mit dem Strampeln kräftigt Ihr Baby die vordere Körpermuskulatur und schafft es, mit Hilfe der Bauch- und Hüftmuskeln die Beine hochzuziehen. Erst werden die Knie festgehalten und dann die Unterschenkel. Langsam verkürzt sich der Körper immer mehr durch das kräftige Muskeltraining und endlich erreicht Ihr Baby seine Füße. Das ist ein langer Weg, der sich aber lohnt: Ein neues Spielzeug steht zur Verfügung. Andauernd hebt es die Füße an, betrachte sie und spielt mit ihnen. Dieses Ausdauertraining ist faszinierend. Ihr Baby hat seinen Körper so gut »im Griff«, dass es sich mit den Füßen in den Händen auf die Seiten rollen kann.

delt. Kein Erwachsener wird später in der Lage sein, seine Zehen einzeln zu bewegen. Die Füße werden nicht mehr wahrgenommen und die Zellverbände verkümmern. Die Zehen können sich nur noch gemeinsam beugen oder strecken.

Ihr Baby rollt auf die Seite

Je kräftiger das Strampeln wird, desto intensiver werden die Hüftgelenke ausgebildet, denn sie benötigen dynamische Reize. Die dauernde rollende Reibung des Hüftkopfes in dem Pfannenerker formt die Hüftgelenke und kräftigt ihre Muskulatur. Besonders diese Phase sollten Sie nutzen, um Ihrem Kind eine gute Hüftgelenkstellung und ein gutes Muskelkorsett zur Stabilisierung der Hüftgelenke zu sichern. Auch das wird durch eine frühe Bauchlage verhindert.

Gleichzeitig werden durch das kräftige Strampeln neben den geraden auch die schrägen und querverlaufenden Bauchmuskeln zur Vorbereitung auf den nächsten Schritt trainiert: Die Seitenlage wird in Angriff genommen. Meistens versucht Ihr Baby, das obere Bein über die Mitte auf die andere Seite zu bekommen. Anfangs plumpst es immer wieder auf den Rücken zurück. Aufgeben kennt Ihr Baby aber nicht und so wird tagelang fleißig immer das Gleiche wiederholt.

Der Druck, der dabei auf die Rückenmuskeln und die rückwärtig aufliegenden Rippen ausgeübt wird, stimuliert seinen Tiefensinn. Das Gehirn bekommt eine gute Vorstellung des Rückens und vernetzt fleißig die entsprechenden Zellkomplexe. Das Gleiche geschieht mit dem Oberflächensystem

❧ Führen Sie das gebeugte Bein über die Mitte und bahnen Sie so den Weg auf die Seite an.

❧ Führen Sie Ihr Baby behutsam vom oberen Arm und Bein aus weiter auf den Bauch.

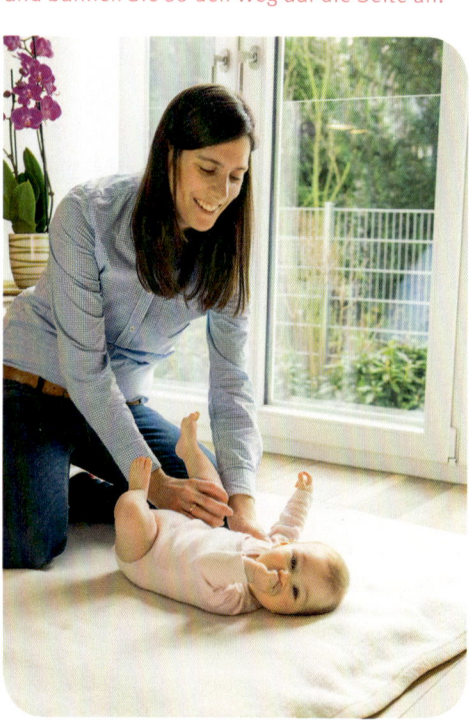

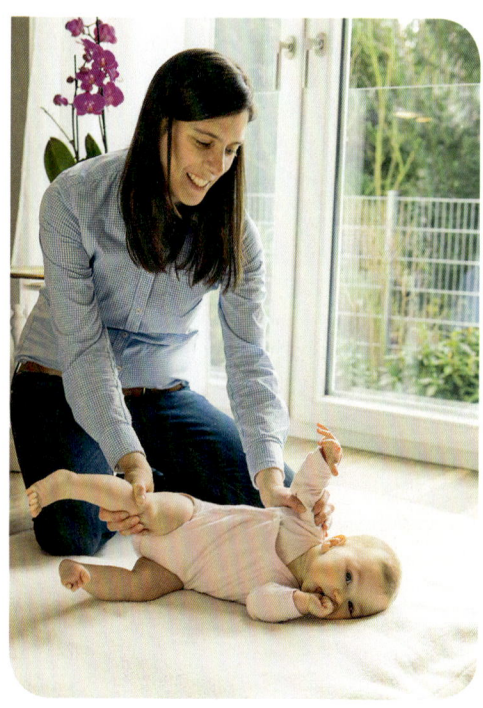

durch die Reibung der Haut auf der Unterlage. Das Rollen bringt die Flüssigkeit in den Bogengängen des Innenohrs in Schwung und durch das Mitrollen des liegenden Kopfes wird die Halsmuskulatur rund um die Halswirbelsäule gut trainiert.

Anders geht's auch

Ihr Baby entdeckt vermutlich noch einen anderen Weg, um auf die Seite zu kommen. Dabei leitet es die Bewegung vom Arm aus ein. Es greift über die Mitte und nimmt den Körper mit auf die Seite. Ihr Baby wird beide Möglichkeiten ausprobieren, um sein Ziel zu erreichen. Dabei verlässt es jedes Mal die breite Basis der Rückenlage und ordnet sich auf einer schmaleren Basis an. Das Gleichgewichtssystem wird noch mehr gefordert. Sie

♥ Rollen Sie Ihr Baby aus der Bauchlage von dem Bein und von der Schulter aus langsam zurück.

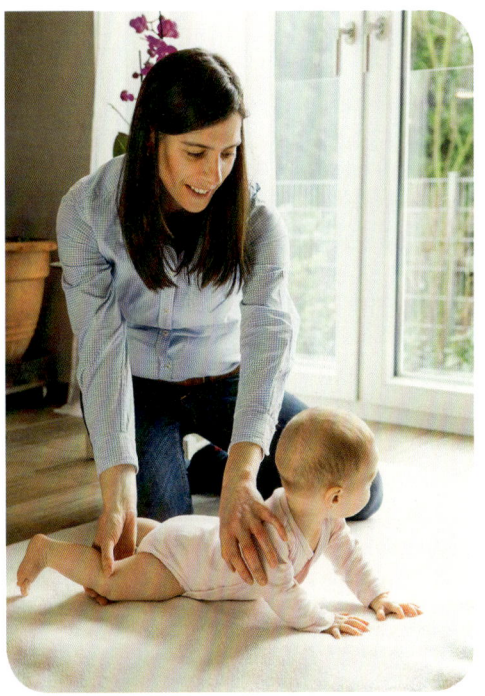

Plötzlich auf dem Bauch

Ganz früh schon kann es passieren, dass Ihr Baby plötzlich auf den Bauch rollt. Das ist jedoch unwillkürlich und reflektorisch und noch kein gezieltes Bewegen in die Bauchlage. Es bedeutet nicht, dass es die Bauchlage beherrscht. Achtung: Der unwillkürliche Schwung könnte oben auf dem Wickeltisch auch riskant werden und zum Sturz führen!

erkennen, welche Vorarbeit Ihr Baby leisten muss, um den Weg über die Seitenlage später auf den Bauch zu schaffen. Aber dort ist es noch lange nicht.

Die nächste Herausforderung ist es, erst einmal auf der Seite liegen zu bleiben und das Gleichgewicht zu halten, nicht auf den Rücken zurückzukippen und auch nicht gleich weiter auf den Bauch zu rollen. Das ist gar nicht so einfach, denn Ihr Baby liegt seitlich nur auf dem Becken und den Rippen. In dieser Position muss es das obere Bein und den oberen Arm nach vorn mitnehmen. Das übt Ihr Kind fleißig auf beiden Seiten, bis es sich ausbalanciert hat und fest und sicher liegen bleiben kann. Es betrachtet die Hände auf der Seite und nimmt sie in den Mund. Es hält, auf der Seite liegend, den Fuß fest. Es spielt mit ihm, beklopft damit seine Umgebung und angelt sich auch Gegenstände heran. Durch den wechselnden Druck der Unterlage auf die Schultern wird der Schultergürtel Ihres Babys weich und locker.

Die stabile Seitenlage ist die unerlässliche Zwischenstation zwischen Rücken- und Bauchlage. Von hier aus kann Ihr Kind entscheiden, wann es auf den Bauch weiter möchte. Sobald ihm das in den nächsten Wochen gelingt, wird es den Rückweg mit seinem nun geschmeidigen Schultergürtel über die Seite relativ schnell schaffen. Es wird es genießen, allein entscheiden zu können, ob es auf dem Rücken, dem Bauch oder der Seite liegen möchte.

Häufige Diagnosen

Während der ersten zwei Lebensmonate liegen die Wirbelsäule und der Kopf Ihres Babys noch nicht gerade. Sein Körper hat eine Lieblingsseite. Das ist in diesem Entwicklungsalter ganz normal. Zu Beginn des 3. Monats überwindet Ihr Baby die Asymmetrie und entwickelt eine gute Körperkoordination von der Mitte aus zu beiden Seiten.

Symmetriestörungen

In den letzten Jahren häufen sich jedoch die Diagnosen der Symmetriestörung. Glücklicherweise wird sie nicht mehr als unbedenkliche Schiefhaltung oder Schiefhals abgetan, sondern bei den Vorsorgeuntersuchungen als behandlungsbedürftig eingestuft. Die frühe Feststellung einer Blockade und ihre Behandlung verhindern mögliche spätere Probleme.

Es ist für die Eltern einfach, eine Symmetriestörung früh zu erkennen. In den vorigen Kapiteln habe ich bereits beschrieben, wie Sie auf die Haltung des Kopfes beim Liegen achten können, dass Sie seine Lage variieren und Ihr Baby beim Schlafen am Tag auch einmal auf die Seite legen können.

Vielleicht will Ihr Baby aber auf einer Seite überhaupt nicht liegen. Es ist unruhig,

weint und überstreckt sich. Um es zu beruhigen, legen Sie es schließlich doch wieder auf seine Lieblingsseite, auf der es auch zur Ruhe kommt. Beim Trinken bevorzugt es überwiegend die gleiche Seite. Auf der anderen überstreckt es, wehrt sich und ist unruhig. Sie sehen eine Abflachung oder schräge Verformung des Hinterkopfes. Sogar eine kahle Stelle durch den Haarabrieb auf der Unterlage ist möglich. Sollten sie auch nur eine Tendenz dazu entdecken, sprechen Sie unbedingt mit Ihrem Kinderarzt.

Neben diesen sichtbaren Anzeichen kommt es auch zu Auffälligkeiten im Befinden des Kindes. Sollten Sie eine Halswirbelblockade vermuten, so achten Sie auf folgende Auffälligkeiten Ihres Babys, die Sie auch Ihrem Kinderarzt mitteilen sollten:

- Hat Ihr Baby Saug- oder Schluckprobleme?
- Schläft es schlecht ein oder wird es laufend wach?
- Ist es sehr empfindlich am Hals, besonders am Nacken?
- Überstreckt es sich und verbiegt sich zu einer Seite?
- Hat es Schreiattacken oder weint es extrem viel?
- Vermeidet es den Blick oder das Hinhören in eine bestimmte Richtung?
- Hat es eine erhöhte oder schlaffe Muskelspannung?

Ihre Beobachtungen helfen dem Kinderarzt bei seiner Diagnose. Es könnte sich dabei um eine Blockade der oberen Halswirbel handeln. Ab der 8. Lebenswoche kann die Symmetriestörung von speziell ausgebildeten Physiotherapeuten, Orthopäden oder Chiropraktikern mit wenigen Handgriffen wirksam behandelt werden. In den meisten Fällen genügen eine bis zwei Behandlungen, um die Symmetriestörung zu beseitigen. Dann bekommen Sie einen Kontrolltermin nach etwa sechs bis acht Wochen. Eltern erzählen häufig, dass sich ihr Baby nach der Behandlung, bereits auf der Rückfahrt im Auto, entspannter verhält und beginnt, den Kopf auch zu der eingeschränkten Seite hin zu bewegen.

Erst vor 20 Jahren fand man heraus, dass die Symmetriestörung durch Blockaden einiger Wirbelgelenke und des Kreuz-Darmbein-Gelenkes ausgelöst werden kann. Die häufigste Blockade tritt zwischen dem 1. und 2. Halswirbel auf. Deshalb wird diese Diagnose als »Kopfgelenk-induzierte-Symmetrie-Störung« bezeichnet, kurz »KISS« genannt. In manchen Fällen ist die Ursache für die KISS unbekannt. Es hat sich aber herausgestellt, dass vermehrt Kinder mit Kaiserschnitt, Saugglocken- oder Zangengeburt, sehr schnellem Geburtsverlauf oder Steiß- und Querlagen betroffen sind.

Nadelöhr Nackenbereich

Den Nacken halte ich für eine sehr entscheidende Region bei der Entwicklung des Babys. Im Nackenbereich befindet sich der Übergang von Kopf zum Körper. Die Schädelbasis setzt sich auf die Halswirbelsäule auf. In der Schädelbasis befindet sich das Hinterhauptsloch. In diesem Loch bündelt sich das Rückenmark zu einer Leitung zwischen Körper und Gehirn. Wie durch einen Kanal fließen hier oben alle Informationen hindurch, die von den Nahsinnen des Körpers aufgenommen werden. Das Gehirn verarbeitet sie und schickt über den gleichen Weg alle Funktionen zurück, die Ihr Baby für Bewegung, Aufrichtung und Haltung braucht: Es reguliert den Spannungszustand der Muskulatur und ordnet die Gelenkpositionen. Außerdem sichert es die Koordination von Kopf und Körper im Raum in Verbindung mit dem Gleichgewicht, dem Hören und Sehen. Die

Muskulatur, die die Halswirbelsäule hält und stützt, ist besonders reich mit Tiefensensoren ausgestattet und hat eine ausgeprägte Verbindung zu den Zentren im Gehirn. Das Hinterhauptsloch ist auch der Durchgang für ein Geflecht von Nerven und Blutgefäßen, die das Gehirn versorgen.

Wenn Sie bedenken, welch gigantische Aufgabe in diesem kleinen Bereich liegt, werden Sie nachvollziehen können, dass Blockaden, Muskelverspannungen oder einseitig verkürzte Muskeln mit Schiefhaltungen gravierende Probleme verursachen. Sie beeinträchtigen nicht nur die kindliche Entwicklung, sondern können auch im Jugend- und Erwachsenenalter zu bleibenden Schwierigkeiten führen.

Ungleiche Gesichtshälften

Äußerlich sichtbar führt die Verformung des Kopfes auch zu einer Asymmetrie des Gesichtes. Dabei ist eine Wange flach und die andere rund. Die Augen sind unterschiedlich groß und stehen meistens ungleich. Die Ohren liegen verschoben am Kopf. Darüber hinaus hat die Symmetriestörung einen Einfluss auf die Stellung des Kiefergelenkes. Selbst die Anordnung der Zähne kann bereits in ihrer Entwicklung gestört werden. Möglicherweise kompensiert die Wirbelsäule die ungleiche Stellung der Halswirbel mit einer Krümmung. Die Gefahr einer Seitverschiebung der Wirbelsäule (Skoliose) ist gegeben.

Mögliche Folgen von Symmetriestörungen

Es gibt eine große Palette von Auffälligkeiten in der späteren Entwicklung und im Verhalten des Kindes, die man vielleicht einer bestehenden Blockade zuordnen könnte. Deshalb ist es ganz wichtig, dass eine Symmetriestörung möglichst früh erkannt wird. Meistens lässt sie sich leicht und schnell behandeln und Ihr Kind hat deswegen keine weiteren Entwicklungsprobleme mehr.

- Das abweichende Verhältnis zwischen der Schädelbasis und den oberen Halswirbeln beeinträchtigt die Kehlkopf- und Mundmuskulatur. Dadurch kann die Sprachentwicklung behindert werden. Manche Kinder halten dauerhaft den Mund offen.
- Durch die asymmetrische Stellung von Augen und Ohren kann die Seh- und Hörfähigkeit eingeschränkt sein.
- Gleichgewichtsstörungen und Koordinationsprobleme können dazu führen, dass Kinder ungeschickt und tollpatschig wirken.
- Es kann zu Wahrnehmungs- und Konzentrationsstörungen kommen, die später Schwierigkeiten in der Schule verursachen, z. B. Aufmerksamkeitsdefizite, Lese-, Rechtschreib- oder Rechenschwäche.
- Durch eine einseitige Haltung und Bewegung oder durch eine schlaffe oder verkrampfte Muskelspannung können motorische Probleme auftreten, die oft zu Unsportlichkeit führen.

Man vermutet auch Probleme im Erwachsenenalter. So besteht der Verdacht, dass Erkrankungen im Kopfbereich wie Kieferverspannungen, Zähneknirschen, Kopfschmerzen und Migräne oder Tinnitus eine Spätfolge der Symmetriestörung im Säuglingsalter sein könnten. Haltungsschäden, Hüftgelenks- und sogar Fußprobleme stehen in möglicher Verbindung mit der Blockade der Halswirbel oder des Kreuz-Darmbein-Gelenkes.

Eine relativ kleine Ursache kann also große Folgen auslösen. Sollte Ihnen etwas auffallen, sprechen Sie deshalb auf jeden Fall zeitnah mit Ihrem Kinderarzt darüber. Die frühzeitige Diagnose und eine Behandlung helfen, diesen Symptomen vorzubeugen.

Kopfverformungen

Eine andere, sogar häufigere Ursache für die Kopfverformung ist die einseitige Lagerung des Kindes. Die Schädelknochen sind im 1. Lebensjahr noch weich und passen sich dem permanenten einseitigen Druck an. Das geschieht relativ schnell. Seitdem die Rückenlage zum Schlafen wegen der Gefahr des plötzlichen Kindstods »Pflicht« geworden ist, sind viele Eltern sehr verunsichert, ob sie ihr Baby überhaupt anders hinlegen sollen.

Vermutlich deshalb haben Kopfverformungen in den letzten Jahren zugenommen. Ihre medizinische Bezeichnung ist »Plagiocephalus« (schräg verformter Kopf). Er hat zwar keine Auswirkung auf das Hirnwachstum oder die Intelligenz, könnte aber später ein kosmetisches Problem werden.

Wenn das Baby schläft, liegt der Kopf unbeweglich über viele Stunden auf der gleichen Stelle, entweder gerade auf dem Hinterkopf oder etwas seitwärts gedreht. Dadurch kommt es zu einer geraden oder schrägen

❧ Bei der lagebedingten Kopfverformung entwickeln sich die Schädelknochen ungleich.

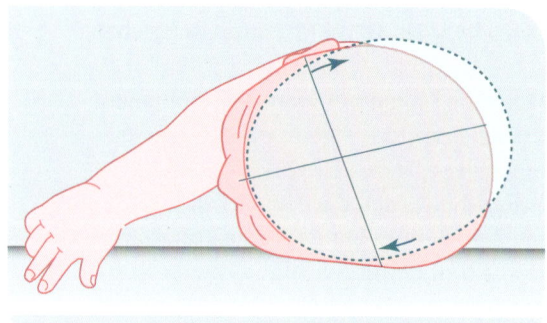

Abflachung. Diese Abflachung lädt den Kopf geradezu ein, ausschließlich auf dieser Stelle zu liegen, und das Baby vermeidet eine Drehung. Und so geschieht es Nacht für Nacht.

Weitere Ursachen für die einseitige Haltung des Kopfes sind optische Reize. So können Lichteinfall, Bilder, Lampen oder Mobiles das Kind locken, seinen Blick und damit den Kopfes ständig zu der gleichen Stelle zu wenden. Manchmal entdeckt das Baby auch etwas Undefinierbares an der Wand, das sein ständiges Interesse hervorruft. Selbst Dinge auf dem Wickeltisch könnten es animieren, immer in die gleiche Richtung zu schauen, vielleicht eine bestimmte Farbe, eine besondere Form oder etwas Glänzendes.

Der Kontakt und die spielerischen Angebote zur Lieblingsseite Ihres Babys hin verstärken die dominante Seite. Das Handling und das Tragen auf dem gleichen Arm bewirken, dass Ihr Kind neben der Muskulatur des Halses die gesamte Körpermuskulatur einseitig entwickelt, ebenso wie Bewegung und Wahrnehmung.

Nach dem 6. Monat hat sich die Verformung möglicherweise so ausgeprägt, dass keine aktive Therapie, wie z. B. Krankengymnastik, mehr hilft. Man hat für diese Fälle eine Helmtherapie entwickelt, die ab dem 6. Lebensmonat angewandt werden kann. In dieser Zeit wächst der Schädel sehr schnell. Mit dem Helm wird kein Druck auf die Wölbung des Kopfes ausgeübt, sondern die flache Seite wächst in einen dafür vorgesehenen Hohlraum hinein.

Da die lagebedingte Kopfverformung bereits im frühen Säuglingsalter beginnt, können aufmerksame Eltern sie von vornherein verhindern. Es ist wichtig, die Lage und die Um-

gebung des Babys zu variieren, ihm Vielfalt und Abwechslung im Handling anzubieten:

- Wechseln Sie Ihre Seiten beim Tragen, Wickeln und Füttern.
- Tauschen Sie Fußende und Kopfende im Bettchen.
- Legen Sie Ihr Kind am Tag auch auf die Seite.

So bekommt es stets ein unterschiedliches Raumgefühl und wird sich mit den Bewegungen des Kopfes und seines Körpers darauf einstellen. Damit ersparen Sie Ihrem Baby viele lästige Prozeduren, die später vielleicht nötig wären, um seinen kleinen Kopf in die richtige Form zu bringen.

Hilfsmittel-Check

»Wie viel Spielzeug braucht das Kind?« Diese Frage wird kontrovers diskutiert. Die einen halten aktivierendes Spielzeug im frühen Kindesalter für überflüssig, ja sogar störend, da das Kind damit kein Körperbewusstsein und keine Wahrnehmung seiner normalen Umgebung entwickeln kann. Die anderen halten es für notwendig, um die Aktivitäten und das Reaktionsvermögen des Kindes so früh wie möglich zu fördern.

Ich habe Ihnen die Entwicklungsschritte in den ersten Lebensmonaten bereits ausführlich beschrieben. Die Intensität und Qualität dieser Entwicklungsschritte sind Schlüssel zur Fähigkeit komplexer Handlungen, Denken und Lernen.

Am Anfang sind Sie, die Eltern, die Spielpartner und für Ihr Baby ist es interessant, Ihre Bewegungen und Handlungen zu beobachten. Spielsachen braucht Ihr Kind dafür nicht. Grundsätzlich gilt: Spielzeug ist so lange gut, solange es Ihr Baby nicht von der eigenen Körperentdeckung und -erfahrung ablenkt. Meine Empfehlung ist, dem Kind in diesem frühen Alter Spielzeug nur dosiert und kurzfristig anzubieten, um die Sinne für das Lernen des Wesentlichen zu schonen.

Das Angebot an Kleinkindprodukten ist sehr groß. Das Kind soll mit Farben, Formen, Geräuschen und Bewegungen vor seinen Augen angeregt werden. Fast jeder Haushalt mit Baby ist reichlich damit ausgerüstet. Nicht nur Eltern können dem großen bunten Angebot kaum widerstehen, auch Freunde und Familie sorgen mit ihren wohlmeinenden Geschenken für eine üppige Spielzeugausstattung. Und viele Kleinkindspielsachen werden bereits mit einer Altersempfehlung ab der Geburt angeboten.

Es gibt Rasseln, Klappern, Quietsche-Enten und viele mehr. Das heißt: Es rasselt, klappert und quietscht vor dem Baby. Wir Erwachsenen verknüpfen diese Verben eher mit Unbehagen. Heißt es doch z.B.: »Das macht mich ganz rappelig« oder »Das quietscht entsetzlich.« Um dem Baby einen guten Eindruck von seiner Umgebung und seinem Gegenüber zu vermitteln, sind diese Angebote daher eher nicht empfehlenswert.

Eine Kette quer vor dem Kinderwagenverdeck oder der Wagenanhänger zum Anklippen ist an den meisten Kinderwagen zu finden. Damit wird jedoch der klare Blick auf die Mama und auf die Umgebung durch baumelndes Buntes unterbrochen. Wir Erwachsenen würden diese Unruhe vor unseren Augen bestimmt mit der Hand beiseiteschieben. Selbst an dem Schnuller, der der Beruhigung des Kindes dienen soll, hängt schwer eine Schnullerkette mit bunten Kugeln, die ihn immer wieder aus dem Mund zieht.

Allgemein ist zu beobachten, dass Babys sehr früh extrem viele optische Reize in Farben und Formen bekommen. Meines Erachtens führt dies in den ersten Lebenswochen schon zu einer Reizüberflutung. Es gibt bereits die Bezeichnung »Augenkinder«. Die Beziehung zum Körper und zu den Bewegungsabläufen wird abgelenkt und die Entwicklung beeinträchtigt.

Activity-Center

Das »Activity-Center« oder »Babytrapez« ist ebenfalls sehr beliebt in einem Kinderhaushalt. Das Kind liegt auf einer »Erlebnisdecke«. Bunte Figuren baumeln an einem Trapez direkt über ihm. Für eine kurze Zeit darf es damit durchaus animiert werden. Danach sollte es jedoch zur Seite gestellt werden. Liegt das Baby dauerhaft unter dem Spielzeug, ist sein Blick möglicherweise so sehr darauf fokussiert, dass die Auseinandersetzung mit seinem Körper und der Umgebung behindert wird.

Ihr Baby will in den ersten Lebensmonaten zunächst die Hände, den Körper und die Füße entdecken und alles in den Mund nehmen. Die bunten Figuren sehen sehr verführerisch aus und Ihr Kind möchte sie in den Mund stecken. Das geht aber nicht, weil sie festgebunden sind. Der Vergleich mit dem Esel und der Karotte, die vor seiner Nase baumelt, drängt sich auf.

Außerdem ist die Greiffunktion der Hände noch längst nicht ausgeprägt und die Berührungen der Figuren mit den Fäusten oder den Außenseiten der Hände sind unkoordiniert. Ihr Baby sollte eigentlich jetzt seine Füße begreifen und erfahren. Aber daran hindert es das bunte Gestell über seinem Körper. Sein Blick wird auf den Farbenspaß fixiert und es kann seine Füße nicht sehen oder gar erreichen.

Durch die überwiegende Anregung nur über die Augen werden elementare Entwicklungsphasen in dieser wichtigen Zeit nicht durchlaufen und es besteht die Gefahr, dass das Baby seine Umgebung und die normalen Dinge des täglichen Lebens gar nicht wahrnimmt. Manche Kinder wehren sich auch, werden unter dem Activity-Center hektisch und machen sich steif. Vielleicht verlangt das nahe Angebot von Farben, Formen und Bewegungen reflektierender Gegenstände dem Baby schon viel mehr ab, als es so früh erfüllen kann. Sollten Sie auf dieses Spielzeug nicht verzichten wollen, werden Sie am Verhalten Ihres Kindes beurteilen können, wie dosiert Sie es ihm anbieten können.

Bei einem Rundgang durch die Wohnung sind viele Eltern immer wieder erstaunt, wie viel Spielzeug sich angesammelt hat. Am besten, Sie sortieren und reduzieren das ganze »Las Vegas« des Babys, wie es ein Vater einmal formulierte, und geben ihm nur wenige Teile.

Babywipper

Besonders in den ersten Wochen sind viele Eltern verunsichert, wo das Kind den Tag über sein soll. Sie möchten es gern bei sich haben. Deshalb wird es im Babywipper mitgenommen und sogar in Sichthöhe auf Tischen abgestellt. Der Wipper wird vom Händler bereits ab der Geburt empfohlen. Er besteht aus einer liegestuhlähnlichen Schale, in der das Baby in einer schrägen Lage mit einem Drei- oder Fünf-Punkte-Sicherheitsgurt fixiert wird. Zu seiner Unterhaltung können einige Extras direkt an einem Spielbügel über dem Kind angebracht

werden, z.B. bunte Figuren oder Musik in unterschiedlicher Lautstärke. Es gibt sogar Wipper mit ferngesteuerter Schaukelfunktion in unterschiedlichem Rhythmus. Viele Babys scheinen sich darin wohlzuführen und praktisch für die Eltern ist es auch.

Für ganz unproblematisch halte ich diese Babywipper allerdings nicht. Bitte beachten Sie Folgendes: Der Wipper sollte unbedingt das TÜV-Siegel oder das GS-Zeichen haben. Seine Standfestigkeit auf den abgerundeten Trägern ist relativ gering, deshalb darf er nicht auf einer weichen Unterlage abgestellt werden. Er benötigt eine stabile Aufsatzfläche. Ein Tisch ist kein guter Platz, denn Bewegungen des Kindes könnten ihn aus dem Gleichgewicht bringen und zum Sturz führen.

Es ist schwer vorstellbar, dass ein Baby in einem Wipper seine Muskeln und Gelenke aktivieren kann, um in Bewegung zu kommen. Die Lage bringt das Baby in eine erzwungene Passivität. Aktive Möglichkeiten werden gehemmt. Die schräge Position bedingt, dass die Körperlast auf den unteren Rücken drückt. Das Strampeln, das für die Kräftigung der Muskulatur und die gute Ausbildung der Hüftgelenke unerlässlich ist, bleibt aus. Es fehlt der gerade feste Halt unter dem Rücken des Kindes.

Meistens rutscht das Baby herunter oder liegt schief überwiegend zur gleichen Seite geneigt. In dieser frühen Entwicklungsphase könnte sich durch eine dauerhafte ungünstige Position bereits die Entwicklung von Haltungsfehlern der Wirbelsäule einschleichen.

Die Wahrnehmung des Babys wird nur auf das Visuelle reduziert. In seiner gemütlichen

Position hat es nur ein kleines Sichtspektrum. Es betrachtet das über ihm hängende Spielzeug oder die Umgebung vor sich. Der Blick zu den Seiten und hinter sich bleibt verstellt.

Sie sollten Ihr Kind daher nicht länger als zwei Stunden am Tag in den Wipper legen. Ideal ist er allerdings später zum Füttern, da Sie beide Hände frei haben und Ihr Baby gerade vor Ihnen ist. Nach einer halben Stunde, wenn es gegessen hat, legen Sie es am besten wieder auf eine gerade feste Unterlage.

Hängematte

Eine Hängematte ist in einem Babyhaushalt seltener vorzufinden. Sie dient ausschließlich der Beruhigung des Babys. Und selbst dann sollten Sie Ihr Kind nicht unbeobachtet lassen, denn die Hängematte ist zu keiner Seite stabil.

In den ersten Lebensmonaten benötigt die Wirbelsäule Ihres Kindes eine stabile gerade Unterlage. Mit dem festen Halt unter seinem Rücken erforscht es seinen Körper bis hin zu den Füßen und hat die Möglichkeit, sich mit der Zeit in Bewegung zu bringen. Es wird sich zu den Seiten orientieren und später auf den Bauch kommen. Es kräftigt seine Muskulatur und sichert das gerade Wachstum der Wirbelsäule. Sobald es sich dann bewegen kann, möchte es unterwegs sein. All das ist in der nachgiebigen, wackeligen Hängematte nicht möglich. Bei stärkeren Bewegungen könnte das Kind sogar herausfallen. In der Hängematte ist es zur Unbeweglichkeit gezwungen. Ebenso ist sein Blickfeld zu den Seiten und nach hinten eingeschränkt, seine optische Raumwahrnehmung wird begrenzt. Für die Frühentwicklung des Babys

bietet die Hängematte also keine günstige Voraussetzung.

Als aktives Übungsgerät ist sie später allerdings sinnvoll. Hier kann das größere Kind Koordination und Gleichgewicht üben. Schon das Hineinklettern, ohne auf der anderen Seite wieder herauszufallen, ist nicht so einfach und bedarf guter Körperbeherrschung. Zum Schaukeln und um das Gleichgewicht zu halten, muss das Kind seinen Körper ausbalancieren. In vielen Therapie-Einrichtungen für Kinder dient die Hängematte dem Koordinations- und Gleichgewichtstraining.

Mama als Alleinunterhalterin?

Ab dem 2. bis 3. Lebensmonat werden Babys wacher und interessierter und auch schon etwas fordernder, was Unterhaltung und Beschäftigung anbelangt. Mütter unterbrechen ständig ihre Tätigkeiten, sehen nach ihren Babys und tragen sie herum. Sie erledigen den Haushalt eiligst, wenn sie gerade schlafen, oder spät am Abend, wenn die Babys im Bett sind. Sie kommen kaum dazu, für sich selbst zu sorgen.

Vor vielen Jahren erzählte mir eine Mutter von genau diesem Tagesablauf. Eines Morgens, sie hatte sich gerade die Haare gewaschen, verlangte ihr zehn Wochen altes Baby wieder lauthals nach Unterhaltung. Sie legte es auf eine Decke und zog den protestierenden Winzling mit in den Eingang des Badezimmers. Dort föhnte sie ihre Haare, und in dem Moment hörte das Geschrei auf. Das Baby verfolgte fasziniert die Schnur, die sich zwischen Steckdose und Föhn hin und her bewegte. Es ließ seinen Blick nicht von der Mama und beobachtete jeden ihrer Handgriffe. Damit war der neue Aufenthaltsort entdeckt.

Warum das Baby nicht mitnehmen und bei allen Tätigkeiten einfach dabei sein lassen? Wer Mama zusieht, vergisst das Quengeln.

Die Idee, das Kind tagsüber auf einer Babydecke mit in die Räume zu ziehen und bei allem zusehen zu lassen, verbreitete sich bei den Müttern sehr schnell. Sie berichteten, dass sie nach Wochen endlich die ganze Wohnung wieder in Ordnung bringen konnten. Weil es unten auf dem Boden vielleicht doch zu kalt sein könnte, entwarfen wir eine 155 × 80 cm breite Decke, die mit einer Isomatte im Rückenbereich des Babys und mit einem wattierten Kopfkissen ausgestattet ist. Am unteren Ende befinden sich zwei Stoffschlaufen zum Ziehen.

»Seitdem gehört das Baby richtig dazu«, sagen die Mütter. »Wir wissen inzwischen gar nicht mehr, wo es am Tage sonst sein könnte.« Das schmale Transportmittel setzen sie selbst in kleinen Wohnungen ein. Wenn das Baby einschläft, lassen sie es sogar dort unten liegen. Sie decken es mit dem unteren Teil zu und legen eine Stillrolle um das Baby herum. So ist es auch vor Zugluft auf dem Boden geschützt.

Das Ziehen macht dem Baby Spaß. Sogar kleine Stolperkanten sind sehr beliebt, da sie dem Baby ein Gefühl für den Rücken vermitteln. Es schaut sich oft verwundert und interessiert die wechselnden Raumeindrücke an. Der Kopf rollt hin und her und es versucht sogar, über Kopf rückwärts zu schauen. So guckt es der Mutter ständig hinterher. Sie kann zwischendurch den Raum auch verlassen. Es lernt bereits ein wenig zu warten, bis die Mama wieder erscheint. Der fast ständige Sichtkontakt prägt das Gefühl der sicheren Bindung optimal aus. Ihr Baby hat keine Verlustängste. Selbst wenn Sie einen

Moment unsichtbar sind, verlässt es sich darauf, dass Sie wiederkommen. So lange beschäftigt sich Ihr Baby kreativ und interessiert ganz alleine, brabbelt vor sich hin und freut sich, wenn Sie wieder da sind. Kommen und Gehen, Nähe und Distanz werden selbstverständlich, wenn Kinder im Alltag einfach dabei sein dürfen.

Auf dem Boden liegt Ihr Baby sicher geerdet und kann nirgendwo herunterfallen. Es kommt ohne Begrenzung oder Einschränkung in Bewegung. Die feste Unterlage ermöglicht es ihm, nach Lust und Laune seine zunehmenden Fähigkeiten auszuprobieren und weiterzuentwickeln. Keine Klippe und keine Begrenzung hindern es daran. Die Nahsinne werden reichlich bedient. Druck, Reibung und Verlagerung finden auf der Babydecke ungehindert statt. Wenn das Baby sich monatelang auf dem Boden bewegen darf, ist sein Körper- und Bewegungsgefühl klar und vernetzt. Es wird den Weg bis zum Stehen und Gehen gut meistern können.

Anregungen und Spiele

Ab dem 3. Lebensmonat ist Ihr Baby in der Lage, sich mit seiner Umwelt zu beschäftigen, und es möchte auch, dass sich die Umwelt mit ihm beschäftigt. Geschieht das mal nicht, wird sein Schreien mitunter ziemlich laut und fordernd. Eine Möglichkeit wäre, dass Sie Ihr Kind dann zur Beruhigung herumtragen, mit Spielzeug ablenken oder ihm zu trinken geben.

Oder besser Sie geben Ihrem Baby im täglichen Miteinander des normalen Alltags so viel Aufmerksamkeit, dass es sich wahrgenommen fühlt. Das ist am besten über den körperlichen Kontakt und das Dabei-

Sein-Lassen möglich, das den sozialen Kontakt automatisch nach sich zieht.

Die Stimulation der körperlichen Nahsinne durch Berührung bleibt der wichtigste Kontakt. Auf dem Wickeltisch, dem Schoß oder auf dem Fußboden können Sie mit Ihrem Baby schon richtig Gymnastik machen. Keine Angst, Sie brauchen keine Fachausbildung dafür. Es genug, wenn Sie Ihr Baby genau beobachten und seine Bewegungsansätze begleiten und unterstützen.

Übungen zur Kopfkontrolle

* Ihr Baby liegt auf dem Rücken, entweder auf dem Boden oder z. B. auf dem Wickeltisch. Üben Sie nun seine Kopfkontrolle. Umgreifen Sie dazu seine Schultern und rollen Sie es hin und her bis in die Seitenlage. Lassen Sie es auf der jeweiligen Seite seinen Kopf kurz anheben. So kräftigt es

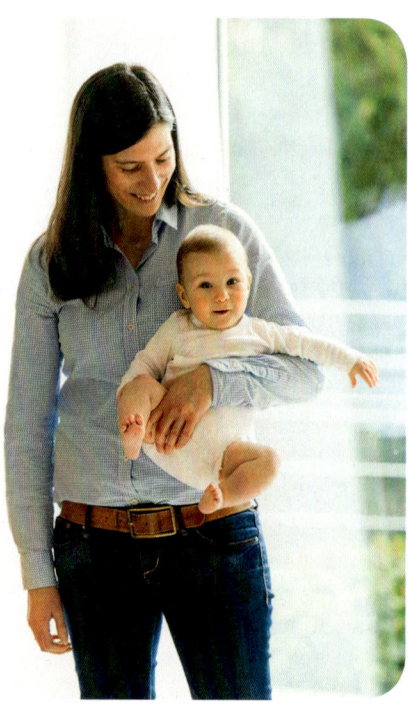

seine vordere und seitliche Halsmuskulatur und trainiert seinen Gleichgewichtssinn im Innenohr.
* Zum Hochnehmen und Tragen rollen Sie Ihr Baby aus der Rückenlage über die Seite mit der Brust z. B. auf Ihren rechten Unterarm. Nehmen Sie dann Ihr Baby hoch mit dem Rücken an Ihren Oberkörper angeschmiegt und sichern Sie es, indem Sie mit der rechten Hand seinen linken Oberschenkel umfassen. Ihr Arm ist dabei diagonal vor dem Baby platziert, wie beim Sicherheitsgurt im Auto. Die linke Hand ist nun frei oder kann das Becken Ihre Babys zusätzlich unterstützen. Das Baby kann den Blick um 180 Grad schweifen lassen. Um die Symmetrie zu sichern, wechseln Sie Ihren tragenden Arm öfter ab.
* Beim Ablegen legen Sie Ihr Baby wieder über die Seite hin, ohne seinen Kopf zu stützen. Den hält es mit jedem Mal immer besser allein. Die Halsmuskulatur wird so rundherum gut gekräftigt.

Wahrnehmungsspiele für Hände und Füße

Wenn Ihr Baby auf dem Wickeltisch oder auf Ihrem Schoß liegt und die Knie angewinkelt hat, unterstützen Sie seine Bemühungen, Arme und Hände wahrzunehmen.
* Legen Sie Ihre Hände mit sanftem Druck auf die Schultern Ihres Kindes. Streichen Sie von den Schultern aus über die Arme. Führen Sie seine Hände zusammen und drehen Sie Handflächen und Daumen zu ihm hin, sodass es hineinschauen kann. Drücken und kneten Sie seine Hände und

◄• Beim Tragen schmiegt Ihr Baby seinen Rücken an Ihren Oberkörper. Sie sichern es, indem Sie diagonal seinen Oberschenkel umfassen.

Christin will nicht laufen

Am Beispiel eines 18 Monate alten, sehr gut entwickelten fröhlichen Mädchens aus dem Freundeskreis möchte Ihnen zeigen, wie wichtig die frühe Körperwahrnehmung ist:

Christin durchlief alle Vorstufen auf dem Boden lange und mit bester Qualität. Allerdings hatte sie von Anfang an kein großes Interesse am Ergreifen ihrer Füße. Sie zog sie kurz heran, ließ sie wieder sinken und spielte nicht mit ihnen. Bald entdeckte sie das Rollen und war unterwegs. Dann konnte sie krabbeln, sich hinsetzen, an Gegenständen hochziehen und etwas später daran seitwärts gehen. Alles klappte sehr gut. Aber sie zögerte mit dem Loslaufen. Stattdessen ging sie sehr geschickt wochenlang auf den Knien und hatte dort bereits raue harte Stellen. Bei dieser Fortbewegungsweise musste sie den Oberkörper mit gutem Armschwung ausbalancieren, ein gutes Koordinationstraining. Die Füße blieben jedoch hinter dem Kind und wurden nicht wahrgenommen. Sie waren noch nicht ausreichend im Gehirn vernetzt. Christin hatte sie zu wenig beachtet.

Ich empfahl ihrer Mutter, in den nächsten Tagen die Füße in den Mittelpunkt zu stellen: drücken, klopfen, kneten, benennen. Sie sollte alle Spiele mit den Füßen machen, die ihr einfielen. Schon am ersten Tag nahm die Kleine die Füße im Sitzen ganz oft selbst in die Hand, drückte sie und klopfte damit auf dem Boden herum. Nach drei Tagen lief sie los und wollte gar nicht mehr aufhören. Die Vernetzung im Gehirn wurde über die Nahsinne vervollständigt und als Rückmeldung kam »Gehen«.

streichen sie jeden Finger bis zur Spitze aus. Spreizen Sie seinen Daumen ab. Reiben Sie seine Handflächen zusammen. Streichen Sie mit seinen Händen über seinen Kopf und sein Gesicht. Lassen Sie nichts aus. Es soll alles spüren, einschließlich seiner Ohren.

- Gehen Sie nun mit beiden Händen seitlich am Körper entlang. Beginnen Sie am Kopf und gehen Sie hinunter bis zu den Knöcheln, so als wollten Sie die Konturen des Körpers ummalen. Streichen Sie auch quer am Hals unter dem Kinn Ihres Kindes hin und her und streichen Sie genauso quer über das Becken. Es ist besonders wichtig, diese Verbindungen zwischen Kopf und Oberkörper sowie zwischen Oberkörper und Beinen nicht zu vernachlässigen.

- Dann kommen Sie allmählich zu den Beinen und den Füßen. Geben Sie einen leichten Druck auf die Hüftgelenke. Streichen Sie die Beine aus bis hinunter zu den Zehen, genauso wie Sie es mit den Fingern gemacht haben. Begleiten Sie diese Berührungen mit Worten und beschreiben Sie Ihrem Baby seine Körperteile.

- Damit es die Füße auch selbst sehen und fühlen kann, rollen Sie sein Becken auf und führen seine Hände und Füße zusammen. Lassen Sie es seine Füße streicheln. Drehen Sie die Fußsohlen aufeinander zu, sodass die Außenkanten sich berühren, und reiben Sie sie zusammen. Lassen Sie es seine Fußsohlen ansehen. Mit der Zeit wird Ihr Baby so interessiert, dass es die Füße in den Mund nehmen will.

An dieser Stelle möchte ich noch einmal hervorheben, wie wichtig und notwendig es ist, dass sich Ihr Baby mit seinem Körper sehr früh und intensiv vertraut machen kann. Lassen Sie Ihr Kind täglich jedes Körperdetail spielerisch immer wieder spüren, sehen und hören, wie es heißt. Die größtmögliche frühe Anregung der Nahsinne bewirkt die beste Vorbereitung für das gesamte Weiterkommen im späteren Leben.

Ihr Baby hilft beim Anziehen

Mittlerweile können Sie Ihr Baby auch schon an den täglichen Pflegeaktionen beteiligen.

- Zeigen Sie ihm die Kleidung, die Sie ihm aus- und anziehen. Es darf sie mit den Händen berühren und fühlen.
- Lassen Sie es die Pflegemittel näher betrachten.
- Beschreiben Sie Ihre Handgriffe, z. B.: »Jetzt ziehe ich dir den Body aus.«
- Das Mithelfen beim Ausziehen beginnt meistens bei den Strümpfen. Mit dem Aufrollen des Beckens bringen Sie Ihrem Kind seine Füße entgegen. Krempeln Sie den Strumpf nur über die Ferse und überlassen Sie Ihrem Baby das Herunterziehen von der Fußspitze. Das wird es als gemeinsames Spiel sehr gerne mitmachen und natürlich wandert jeder Strumpf erstmal in den Mund.
- Schon für die ersten Lebenswochen hatte ich empfohlen, das Baby beim Kleiden zu rollen, anstatt es auf- und abzuheben (Seite 55). Sie rollen es sozusagen aus den Sachen heraus und auch wieder hinein. Sprechen Sie dabei über alles, was Sie gemeinsam tun. Benennen Sie auch die Seiten rechts und links. Mit der Zeit wird daraus ein Miteinander. Ihr Baby unterstützt die Bewegungen, indem es mit Kopf und Körper fast schon in die entspre-

chende Richtung vorausrollt. Es streckt Ihnen sogar schon für das Überziehen des Ärmels den entsprechenden Arm entgegen. Diese Art des Kleidens ist selbstverständlich ein tolles Training für alle Sinne.

Der Strampelanzug

Der Strampelanzug ist sehr beliebt, aber für die eine klare Wahrnehmung der Füße ist er ungünstig. Selten sitzt er passend. Meistens sind die Beine viel zu weit und zu lang. Sie verdrehen und verschieben sich, die Strampler-Füße hängen irgendwo und sitzen selten fest am Fuß. Das irritiert die klare Wahrnehmung der Beine und Füße. Oder der Strampler ist zu kurz und zu stramm, sodass die Zehen unter Spannung stehen. Das Kind bohrt mit den Zehen und macht die Beine steif. Es kann sie kaum heranziehen, weil die gesamte Länge nicht stimmt.

Besser sind ab dem 2. Monat weiche Bundhosen und passende, gut sitzende Strümpfe oder Socken. Die Füße bekommen so eine gute Information über ihre Form und können sich frei bewegen.

Der Fußboden als »Lebensort«

Ihr Baby entwickelt durch Ihr Handling immer mehr Spannkraft und Koordination. Es benötigt mit der Zeit vermehrt Angebote zum Lernen, einerseits für seine körperliche Entwicklung, andererseits für sein geistiges Wachstum. Der Fußboden wird jetzt, wie bereits oben beschrieben, der beste Lebensort. Hier kann es seine Körperintelligenz entwickeln und ohne Beschränkungen in Bewegung kommen. Es kann am normalen täglichen Geschehen teilnehmen und seine

» Wenn Sie mit Ihrem Baby sprechen, beobachtet es genau Ihren Mund.

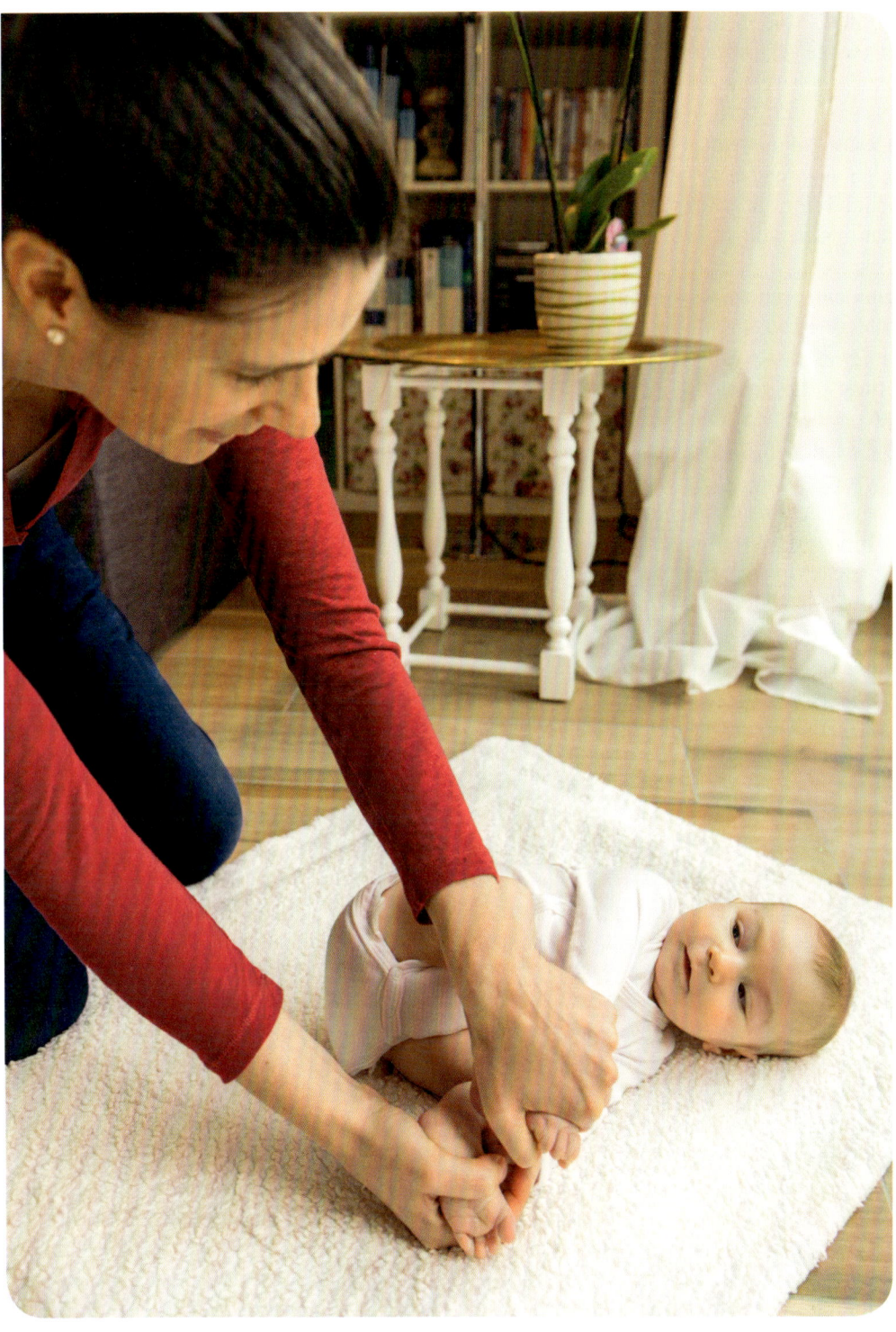

körperlichen, geistigen und emotionalen Fähigkeiten vergrößern sich jeden Tag um ein Vielfaches. Sie brauchen nicht mehr zu tun, als es einfach dabei sein zu lassen. Das neugierige Umherschauen hat außerdem den großen Vorteil, dass sein Kopf in Bewegung ist und eine Abflachung und Verformung vermieden wird.

Hier unten auf dem Boden entwickelt sich alles. Die Erweiterung des Sehens nimmt aufgrund der vielen abwechslungsreichen Dinge, die es zu beobachten gibt, zu. Der Kopf Ihres Babys rollt dorthin, wo Sie gerade sind. Sein Blick verfolgt Sie sogar, wenn sie hinter ihm sind. Beim Beobachten der sich täglich wiederholenden Tätigkeiten im Haushalt vermitteln Sie Ihrem Kind eine Vorstellung von praktischen Abläufen. Mütter von »Fußbodenkindern« berichten, dass diese erstaunlich früh schon sehr geschickt sind. Sie machen vieles nach, was sie vom Boden aus lange Zeit studieren konnten. So werden sie lebenstüchtig durch Beobachten. Der Alltag ist die beste Lernquelle.

Ihr Baby lässt seinen Blick oft lange auf einem Gegenstand ruhen. Geben Sie ihm etwas von den Dingen, mit denen Sie hantieren. Die einfachsten Küchenutensilien, die in den Händen der Mama bewegt werden, sind am interessantesten.

Wenn das Gehirn Ihres Babys einen Eindruck verarbeitet hat, sucht es sich einen anderen. So entfaltet es sein optisches Wahrnehmungsspektrum entsprechend seinem Entwicklungsstand. Mit der Zeit wird es auch beginnen, entferntere Dinge anzuschauen.

Bleiben Sie mit Ihrem Baby auch in ständigem Sprechkontakt. Beschreiben Sie Ihre Hangriffe und erzählen sie Sie ihm, was Ihnen gerade so einfällt. Selbst wenn Sie den Raum verlassen, bleiben Sie mit Ihrer Stimme in Verbindung zu Ihrem Kind.

Ihr Baby mag es besonders, wenn Sie es auf einer Decke durch die Wohnung ziehen, mal schneller mal langsam. Das Vorbeiziehen der Umgebung lässt es mit allen Räumen vertraut werden. Dort, wo Sie viel zu tun haben, lassen Sie es im Türeingang liegen, von wo aus es Sie sehen kann. Dann laufen Sie nicht Gefahr, dass Sie über ihr Baby stolpern. Variieren Sie die Position der Decke, sodass Ihr Baby die Dinge um sich herum aus vielen Perspektiven betrachten kann.

Der Boden wird so allerdings auch für einige Zeit der Lebensraum der Eltern. Dort unten können Sie viel mit Ihrem Baby unternehmen:

• Legen Sie auf dem Boden Ihre gegrätschten Beine um Ihr Kind, sodass Sie sich anschauen. Umschließen und begrenzen Sie es mit Ihren Beinen und ziehen Sie es dabei so dicht zu sich heran, dass es seine Beine an Ihrem Becken hochlegen kann. Und denken Sie an das kleine Kissen unter den Kopf. So sind Sie sich ganz nah und können sich in dieser Position, so wie auf dem Wickeltisch, miteinander beschäftigen: miteinander reden, seinen Körper durch die Kleidung streicheln und massieren, drücken und sanft klopfen, ihm seine Hände und Füße zeigen und sie zusammenführen. Wiegen Sie sein Becken auf und ab und rollen Sie seinen Körper hin und her zu den Seiten.

• Auf dem Boden lässt sich die Seitenlage gut vertiefen. Lenken Sie Ihr Kind auf die Seite und lassen Sie es dort seine Füße entdecken und ergreifen. Das hilft Ihrem Baby, bald allein auf die Seite zu kommen, denn die gerade feste Unterlage ohne

Begrenzung bietet sich zum Üben geradezu an. Der Druck der aufliegenden Rippen gibt dem Kind die Tiefeninformation zu dieser Position und die Seitenlage des Kopfes stimuliert das Gleichgewicht im Innenohr. Es balanciert die schmale Auflagebasis aus.

- Bald wird der Türrahmen ein Ziel, um sich daran festzuhalten und damit zu spielen. In seinem eigenen Tempo startet Ihr Baby weitere Fortbewegungsversuche. Und Sie können bei all seinen Experimenten ganz entspannt bleiben, es kann nirgendwo herunterfallen und seinen Bewegungsradius ausweiten.
- Schmusen und gemeinsame Ruhephasen sind auf dem Boden ebenfalls möglich. Nehmen Sie sich ein Kissen und legen Sie sich einfach dazu. Nase an Nase, Stirn an Stirn. Eine Mutter erzählte, dass sie einmal dabei eingeschlafen war. Ihr Baby störte sie nicht. Es lag ganz still auf der Seite und betrachtete sie mit großen Augen.
- Wenn Ihr Baby am Tag auf dem Boden einschläft, decken Sie es zu und lassen Sie es schlafen. Während des Tagesschlafes müssen keine absolute Stille und Dunkelheit herrschen.

Auf dem Boden beschäftigen sich Babys oft allein mit sich selbst und mit Beobachten und Umherschauen. Mit der Gleichmäßigkeit der täglichen Abläufe hat das Baby Nähe und Kontakt über die Distanz so verinnerlicht, dass Bindung und Urvertrauen verwurzelt sind. Es bekommt keine Panik, wenn seine Bedürfnisse nicht sofort erfüllt werden. Es kann abwarten und orientiert sich an den Vorbereitungen, denn es weiß ganz genau, wann es »dran« ist. Hier unten entwickelt es Vertrauen und Selbstbewusstsein als Start zur Lebenstüchtigkeit

U4-Check: 3.–4. Lebensmonat

Der große Vorteil der Vorsorgeuntersuchungen ist es, dass sie einen kontinuierlichen Verlauf der kindlichen Entwicklung dokumentieren. In den allermeisten Fällen erfüllen die Kinder alle Untersuchungskriterien wunschgemäß.

Bei einem normalen Muskeltonus hilft Ihr Baby beim Hochziehen aus der Rückenlage mit leicht gebeugten Armen mit und hat eine gute Kopfkontrolle. Sein Rücken ist in der Sitzposition allerdings noch rund. Auf

❥ Allmählich füllt sich das gelbe Heft. Sie bekommen einen guten Überblick.

KINDER-UNTERSUCHUNGSHEFT
GEMEINSAMER BUNDESAUSSCHUSS

Name:

Vorname:

Geburtstag:

Straße:

Wohnort:

Bringen Sie Ihr Kind zur Untersuchung:

U2	3. – 10. Lebenstag	vom:	bis:
U3	4. – 5. Lebenswoche	vom:	bis:
U4	3. – 4. Lebensmonat	vom:	bis:
U5	6. – 7. Lebensmonat	vom:	bis:
U6	10. – 12. Lebensmonat	vom:	bis:
U7	21. – 24. Lebensmonat	vom:	bis:
U7a	34. – 36. Lebensmonat	vom:	bis:
U8	46. – 48. Lebensmonat	vom:	bis:
U9	60. – 64. Lebensmonat	vom:	bis:

Diese Untersuchungstermine sollten im Interesse Ihres Kindes bitte genau einhalten.

Wichtige Hinweise auf der folgenden Seite!

Beschlussdatum: Juni 2008

Herausgeber: Gemeinsamer Bundesausschuss,
Postfach 120606, 10596 Berlin, www.g-ba.de

dem Bauch stützt es sich auf die Unterarme und hält den Kopf.

Die frühkindlichen Reflexe sind, bis auf den Fußgreifreflex, fast verschwunden. Seine Muskeleigenreflexe sind normal auslösbar.

Waren bei der vorigen Untersuchung vielleicht einer oder mehrere Punkte auffällig, so wird der Kinderarzt den jetzigen Entwicklungsstand mit der vorherigen Untersuchung vergleichen und sehen, ob das Baby aufgeholt hat.

Er wird fragen, wie sich Ihr Baby zu Hause verhält, denn meistens zeigen Kinder in der gewohnten häuslichen Umgebung ein anderes Verhalten als während der Ausnahmesituation der Untersuchung. Schreiben Sie deshalb Ihre Beobachtungen auf, damit Sie in der Aufregung nichts vergessen. Besondere Situationen können Sie auch mit einem kleinen Video dokumentieren.

Überprüfung der motorischen Entwicklung

Der Kinderarzt wird die Motorik Ihres Babys in Rücken- und Bauchlage, mit Seitverlagerungen und in der Hängelage durchführen. Vielleicht zeigt Ihr Baby einige der folgenden Auffälligkeiten:

Hypotonie:

- Das Baby liegt ohne Spannkraft auf dem Untersuchungstisch. Die Arme liegen seitlich und die Beine fallen auseinander in die sogenannte »Froschhaltung«.
- Den Verlagerungen durch den Arzt setzt es kaum Widerstand entgegen.
- Beim Hochziehen aus der Rückenlage fehlen die Spannung im Schultergürtel und die Mithilfe mit leicht gebeugten Ellenbogen.

- Beim Hochziehen hängt der Kopf und in der Sitzposition kippt er zur Seite oder nach vorn.
- Auf dem Bauch ist der Unterarmstütz schwach.
- Das Anheben des Kopfes gelingt kaum oder er wird undosiert einen Moment überstreckt.
- Die Eigenreflexe sind schwach oder fehlen.

Hypertonie:

- Das Baby liegt verkrampft und angespannt auf dem Untersuchungstisch. Dabei kann eine ausgeprägte Streck- oder Beugehaltung überwiegen. Die hohe Spannung wird an dem Faustschluss und den stark gekrallten Zehen sichtbar.
- Beim Hochziehen aus der Rückenlage führt es mit hochgezogenen verkrampften Schultern den Kopf fast voraus.
- In der Sitzhaltung ist es steif und unbeweglich und kann den Kopf nicht drehen.
- Auf dem Bauch zieht die starke Spannung des Schultergürtels die Arme in die Streckung nach hinten, es »schwimmt«.
- Die Muskeleigenreflexe sind stark auslösbar. Es können anhaltende Muskelzuckungen (Kloni) auftreten.

Bewegungsarmut: Eine allgemeine Bewegungsarmut könnte im Zusammenhang mit der Hypotonie stehen. Bei Bewegungsarmut einzelner Extremitäten könnte es sich um eine teilweise motorische Störung handeln. Die Beobachtungen der Eltern sind für den untersuchenden Arzt sehr hilfreich, denn manchmal ist die vernachlässigte Bewegung einer Extremität so dezent, dass sie den Eltern nur im täglichen Miteinander auffällt. Beispiel: Beim Wickeln strampelt das Baby mit einem Bein viel weniger als mit dem anderen, oder es vernachlässigt einen Arm und die Hand gegenüber der anderen.

Bewegungsunruhe könnte im Zusammenhang mit der Hypertonie stehen.
- Das Baby rudert mit Armen und Beinen.
- Es schreit sehr oft und anhaltend.
- Es kommt nicht zur Ruhe und findet keinen Schlaf.
- Es ist allgemein auffällig schreckhaft.
- Einzelne Extremitäten zittern oder das Kind weist am ganzen Körper eine Zittrigkeit auf (Tremor).

Konstante Asymmetrie: Der Arzt stellt eine erhöhte Muskelspannung auf einer Körperseite fest.
- Der Körper des Babys liegt in einer C-Form.
- Die Extremitäten sind ungleich beweglich.
- Der noch bestehende Frühreflex, die Fechterposition (ATNR), kann zu der Asymmetrie beitragen.

Kopfkontrolle:
- Im Sitzen und in der Bauchlage kann das Baby seinen Kopf nicht gegen die Schwerkraft halten.

Ihr Baby und Sie als Eltern sind unter der Beobachtung Ihres Kinderarztes in besten Händen. Wenn neben der Motorik auch alle anderen Untersuchungspunkte unauffällig sind, gehen Sie erleichtert mit Ihrem Baby nach Hause. Bis zur nächsten Vorsorgeuntersuchung sind keinerlei Maßnahmen erforderlich.

Falls Ihr Arzt bei der Untersuchung eines oder mehrere Kästchen in dem Untersuchungsbereich »Motorik und Nervensystem« angekreuzt hat, wird er ggf. eine kinderphysiotherapeutische Begleitung empfehlen. Auch dann brauchen Sie sich keine Sorgen zu machen: Während der nächsten Reifungsphasen Ihres Babys können sich die Auffälligkeiten mit begleitender Therapie deutlich verbessern und bei der nächsten Vorsorgeuntersuchung kaum noch sichtbar sein.

5.–7. Lebensmonat

Ihr Baby erforscht ausdauernd seinen Körper und lernt seine Hände besser kennen. Es dreht sich auf den Bauch und bekommt so eine neue Sicht auf seine Umgebung.

Ihr Baby wird immer beweglicher. Es dreht sich über die Seite auf den Bauch und rollt hinter Ihnen her durch die Wohnung. In den letzten Lebensmonaten hat Ihr Baby, auch mit Ihrer Hilfe, durch Bewegung seine Nahsinne sehr gut stimuliert. Die wiederum aktivierten die Zellvernetzungen im Gehirn. Hierauf baut sich inzwischen alles auf. Diese Wechselwirkung zwischen Körper und Gehirn verselbständigt sich und erweitert den Aktionsradius Ihres Babys auf allen Gebieten. Durch seine Neugier und zunehmende Beweglichkeit vergrößert es seinen Horizont unaufhaltsam.

Babys Entwicklung

Während des 5. Monats vertieft Ihr Baby sein bisheriges Können, deshalb sind keine großen Fortschritte erkennbar. Es scheint, als müsste Ihr Kind erst einmal Kräfte sammeln, um weiterzumachen. Bis zum Ende des 5. Lebensmonats bauen sich die primären Reflexe endgültig ab.

Der 6. Lebensmonat scheint ein Schlüsselmonat für die Weiterentwicklung zu sein. Lassen Sie sich jedoch nicht beunruhigen, falls Ihr Kind sich nicht genauso schnell entwickelt, wie ich es hier beschreibe. Es handelt sich nur um zeitliche Zirka-Angaben. Falls es bei Ihrem Kind nicht der 6. Monat sein sollte, so wird es einer der nächsten sein. Viel wichtiger als der Zeitpunkt ist die Reihenfolge der Vorstufen. Wenn Sie sich daran orientieren, können Sie sicher sein, dass Ihr Baby die weiteren Fähigkeiten entwickelt, wenn es so weit ist.

Ihr Baby schärft seinen Blick

Tiefenwahrnehmung und Sehschärfe nehmen ab dem 5. Lebensmonat deutlich zu. Ihr Baby entdeckt und verfolgt Dinge in der nahen und entfernteren Umgebung. Es schaut Personen hinterher oder studiert ausdauernd und unbeirrt ihre Gesichter. Wenn man sich vorstellt, ein Erwachsener starre jemandem so lange ins Gesicht, wie ein Baby es manchmal fertigbringt, könnte es peinlich

Der Handgreifreflex ist verschwunden und die Hände können ihre komplizierten, hochkomplexen Funktionen entfalten. Nach und nach entwickelt sich die kleine Faust zu einem kunstfertigen Greiforgan. Jeder einzelne Finger bekommt eine Bedeutung für geschicktes Zugreifen und Hantieren.

Zunächst nimmt Ihr Kind angebotene Gegenstände mit der ganzen Handfläche. Die vier Finger umschließen gleichzeitig einen Gegenstand ohne den Daumen. Man nennt das »palmares Greifen«. Der Daumen liegt dabei gerade neben den Fingern.

Etwa mit dem 6. Monat beginnt Ihr Baby, den Daumen auch zu benutzen. Er wird zunächst noch gerade den anderen Fingern gegenüber geführt (»Daumenopposition«). Diese Fähigkeit wird »Flachzangengriff« genannt. Später wird sich der »Pinzettengriff« und danach der »Kneifzangengriff« entwickeln, bei dem sich die Fingerspitzen aufeinanderzubeugen. Ihr Kind kann so kleine Gegenstände ergreifen und auch schon von Hand zu Hand wechseln. Es übt damit bereits das Loslassen.

Im Laufe der folgenden Wochen verbessert Ihr Baby seine Fähigkeiten kontinuierlich. Gegenstände werden gleichzeitig in beide Hände genommen und aneinandergeklopft. Das Geräusch ist interessant, aber auch die Entdeckung, dass es zwei Gegenstände sind.

Ihr Kind probiert aus, etwas mit Daumen, Zeigefinger und Mittelfinger zu nehmen. Dann traut es sich, wenn auch noch etwas unbeholfen, an kleinere Dinge mit Daumen und Zeigefinger heran. Seine Geduld ist bewundernswert. Selbst wenn es ihm immer wieder entgleitet, gibt es nicht auf. Das Entwicklungsprogramm ist so mächtig, dass es

werden. Aber Gesichter, die Bewegungen eines Mundes, ja die ganze Ausstrahlung sind für kleine Kinder sehr faszinierend.

Ihr Baby wird aufgeschlossen für seine Umgebung. Die Tiefenwahrnehmung seiner Augen ermöglicht es ihm nun, Dinge in größerer Entfernung zu sehen. Wolken, Bäume, laufende Kinder und alles, was sich sonst noch so bewegt, regen sein Interesse an. Manchmal verrenkt es sich geradezu, um Dinge mit dem Blick zu verfolgen. Die Hand-Augen-Koordination ist mittlerweile so gut, dass es die Hand nach Gegenständen ausstreckt und gezielt vor seinen Augen betrachtet. Sehen und Motorik wirken inzwischen im Wechselspiel zusammen.

Ihr Baby übt seine Fingerfertigkeit

Die primären Reflexe stören Ihr Baby jetzt nicht mehr bei seiner Bewegungsplanung. Es ist nun in der Lage, einen harmonischen, selbstregulierten Bewegungsablauf zu erarbeiten.

das Baby herausfordert, es wieder und wieder zu versuchen. Dabei werden weiter Zellverbände im Gehirn verknüpft, die das Kind mit einer praktischen, geschickten Feinmotorik versorgen.

Ihr Baby entwickelt Körperkontrolle

Der Fantasie Ihres Babys sind keine Grenzen gesetzt. Wenn es gerade nichts zu betrachten gibt und auch nichts zu ergreifen in der Nähe ist, wird es wieder und wieder seinen Körper erforschen.

Inzwischen spielt Ihr Kind bewusst mit den Händen, ertastet den Körper und holt sich die Füße heran. Das letzte Stück fehlte bis-

❥ Interessiert betrachtet Ihr Baby seine Füße. Bald wird es versuchen, sie in den Mund zu nehmen.

her aber noch: Die Füße reichten nicht bis an den Mund, weil Ihr Baby noch kein Gleichgewicht in der verkürzten Rückenlage hatte. Die Muskulatur brauchte noch etwas mehr Spannkraft und die Gelenke waren noch nicht beweglich genug.

Durch die behutsame Entwicklung der ersten Monate schicken die vielfältig ausgeprägten Zellvernetzungen im Gehirn nun als Rückmeldung eine gute Muskelspannung und frei bewegliche Gelenke an den Körper zurück. Und jetzt endlich ist es geschafft: Die Zehen können in den Mund. Ihr Baby zieht und ächzt dabei, aber es lässt nicht locker. Dabei bleibt es auf dem Rücken liegen und kippt nicht auf die Seite. Gleichgewicht und Koordination haben vom Gehirn ihren letzten Schliff bekommen. Sie werden Ihr Baby in der nächsten Zeit ständig mit hochgezogen Beinen oder mit den Füßen im

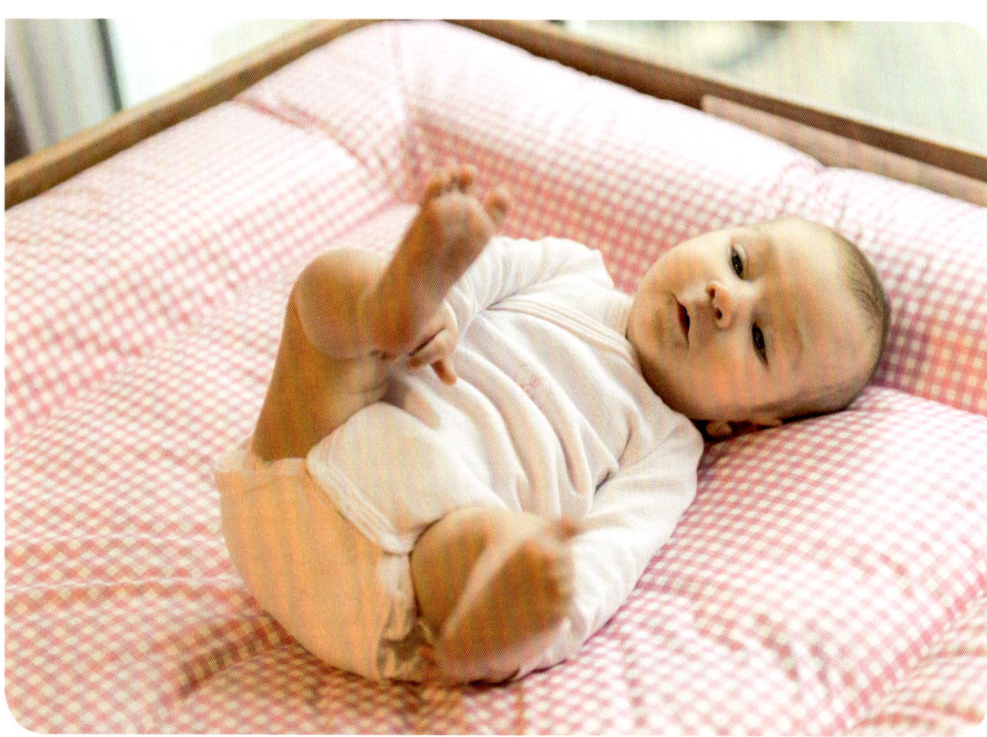

Mund finden. Die geraden Bauchmuskeln könnten kein besseres Training bekommen. Sie sind das vordere Stützkorsett der Wirbelsäule. Die ersten Monate auf dem Rücken waren entscheidend für ihre Ausbildung.

Mit dieser guten Körperspannung perfektioniert Ihr Baby das Rollen auf die Seite. Seine Bewegungen zur Seite werden viel kontrollierter, es setzt nun die Verdrehung zwischen Becken und Brustkorb gezielt ein. Dann bleibt es auf der schmalen Basis liegen und spielt mit den Füßen. Mit den schrägen und querverlaufenden Bauchmuskeln rollt es sich über den Rücken zurück auf die andere Seite. So geht es hin und her. Es bezieht in seine Bewegungen alle Gelenke und Muskeln ein, bis hinunter zu den Füßen. Durch deren Mitarbeit wird so früh bereits die Grundlage für die Reifung des Fußgewölbes gelegt.

Allein beim Lesen dieser Aktivitäten wird deutlich, wie viel Vorarbeit Ihr Baby leisten muss, um die Bauchlage bald selbst zu entdecken. All die beschriebenen Details müssen vorangegangen sein, um den Körper kontrolliert in Bewegung zu bringen. Rücken-, Seiten- und Bauchlage entwickeln sich nicht parallel, sondern eine nach der anderen. Es ist, als müsste sich Ihr Baby im Laufe der ersten Monate nacheinander erst einmal komplett um seine Längsachse drehen, bevor es vorwärtskommt. Das Gehirn Ihres Babys bekommt mit diesen Vorbereitungen die größtmöglichen Verknüpfungen. Sobald die Verknüpfungen für diese körperlichen Abläufe abgeschlossen sind, gibt das Gehirn den Impuls für die weitere Fortbewegung. Deshalb ist es nicht gut, wenn Sie Ihr Kind als Anregung zum Krabbeln frühzeitig auf den Bauch legen. Es wird das allein schaffen.

Ihr Baby dreht sich auf den Bauch

Ihre elterliche Geduld lohnt sich. Sie haben Ihrem Baby zugetraut, dass es seinen eigenen Entwicklungsweg selbst entdeckt. Dabei ist es nicht entscheidend, wann es diese Reihenfolge absolviert, sondern dass es sie überhaupt absolviert und Gelegenheiten zum Üben bekommt. Und, welche Überraschung, Sie kommen ins Zimmer und es Ihr Kind liegt plötzlich zum ersten Mal auf dem Bauch.

Von diesem Moment an ist die Bauchlage die neue Position. Jetzt sind Schulter-, Arm- und Rückenmuskeln mit dem Training an der Reihe. Dazu muss sich Ihr Kind neu organisieren. Es stützt sich auf die Unterarme. Wenn es anfangs noch das Gleichgewicht in der Bauchlage verliert, streckt es zum Ausgleich die Arme spontan zu den Seiten aus, es »schwimmt«.

Sie können Ihr Baby jetzt auf den Rücken zurückrollen, es wird sich sofort wieder auf den Bauch drehen, um die Bauchlage auszubauen und zu genießen. Der Unterarmstütz wird immer stabiler. Mit sehr guter Kopfkontrolle ist Ihr Baby erstaunt, wie die Welt aus der neuen Perspektive aussieht. Diese aufregenden Neuentdeckungen sind aber auch anstrengend und ermüdend. Das Zurückrollen zum Ausruhen funktioniert aber noch nicht allein. Hier benötigt Ihr Baby für kurze Zeit noch Ihre Hilfe. Schieben Sie einfach ein Ärmchen unter seine Brust und rollen Sie es über die runde Schulter zurück. Machen Sie das ganz langsam und stützen Sie dabei nicht den Kopf. Ihr Kind muss selbst lernen, den Kopf vorsichtig abzurollen. Diese kleine Hilfestellung ist so lange nötig, bis Ihr Baby den Rückweg über beide Seiten alleine schafft. Sollte es grundsätzlich das Umdrehen über eine Seite bevorzu-

Der Zusammenhang von Grob- und Feinmotorik

Gut ausgebildete grobmotorische Fähigkeiten, die sich Ihr Baby bereits jetzt nach und nach aneignet, erleichtern ihm später alle feinmotorischen Tätigkeiten.

Die Grobmotorik ist die Bewegung des Rumpfes, der Gliedmaßen und des Kopfes. Dazu gehören eine gute Muskulatur, freie Gelenke, ein gutes Gleichgewicht und eine gute Körperwahrnehmung. Sie sichern Bewegung, Aufrichtung und Haltung des Körpers. Die Grobmotorik ist Grundlage und Bedingung für die Feinmotorik. Nur wenn ein Kind stabil und ruhig sitzen oder stehen kann, ist es in der Lage, feinmotorisch zu handeln.

Die Feinmotorik bewegt Hände und Finger, Füße und Zehen, die Augen, den Mund und den Kopf. Ihre Bewegungsqualität ist abhängig von einer gut ausgebildeten Grobmotorik. Diese prägt im Gehirn Zellverknüpfungen aus, die mit der Zeit die feineren Bewegungen anregen.

Lassen Sie uns die Zusammenhänge von Anfang an betrachten:

- Ihr Baby rollt im Liegen zunächst nur seinen Kopf hin und her. Die Nackenmuskeln entwickeln sich. Sie sorgen für die Aufrichtung des Kopfes auf den Körper und das Verfolgen von Dingen mit den Augen. Zudem haben sie einen Einfluss auf die Kehlkopf- und Mundmuskulatur, die für Laute und später das Sprechen wichtig sind.
- Die Schultergelenke ermöglichen das Anheben der Arme. Ihr Baby sieht und fühlt die Hände und Finger. Damit werden Zellverbindungen angelegt, die Rückmeldung an Hände und Finger für feines Handeln geben werden.
- Ihr Baby zieht mit Bauch- und Hüftmuskeln das Becken hoch und ergreift mit den Händen die Beine, Füße und Zehen. Dabei entstehen Zellverbindungen für eine gute Fußhaltung für das spätere Gehen.
- Ihr Kind rollt den Körper von der Mitte aus nach rechts und links. Hier legt es das Überkreuzen der Mittellinie an, eine wichtige Fähigkeit für das Sortieren von links nach rechts und umgekehrt und später für das Schreiben auf einer geraden Linie.
- Das Hin- und Herrollen vom Rücken auf den Bauch und vom Bauch auf den Rücken ermöglicht Ihrem Baby ein größeres Blickfeld und eine gute Haltung des Kopfes auf dem Körper.
- Mit dem Weiterrollen durch den Raum bauen sich die Zellen des Gehirnbalkens aus. Dabei entwickelt Ihr Kind eine Vorstel-

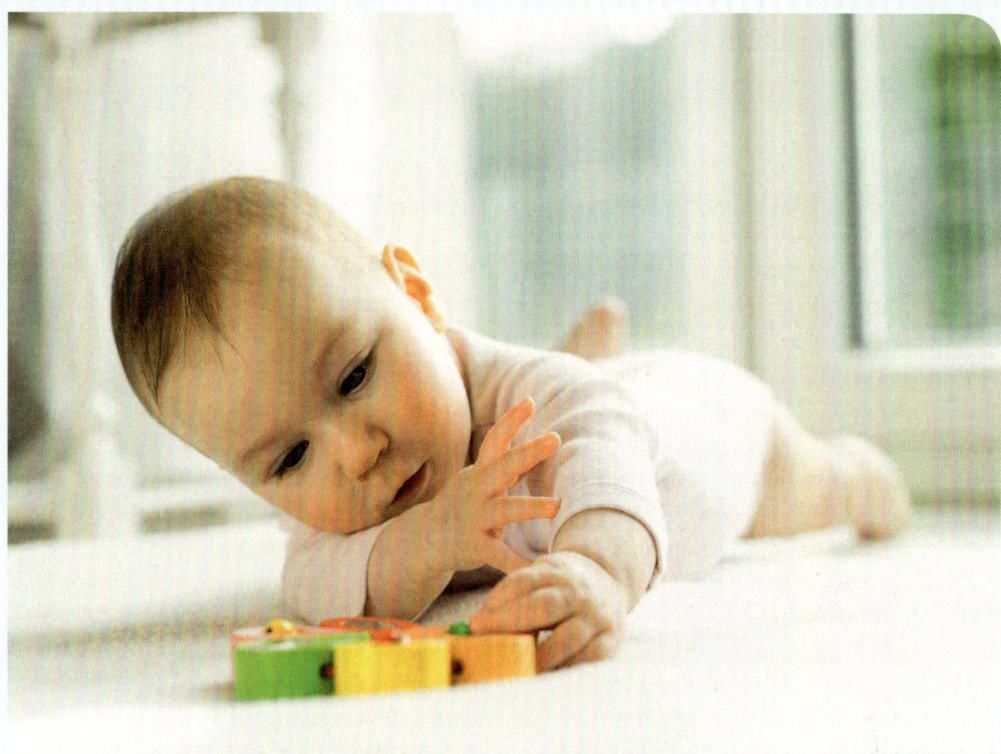

◈ Mit seinen Fingern ertastet Ihr Baby verschiedene Gegenstände. Dadurch werden neue Zellverbindungen im Gehirn geschaffen.

lung von der Kreisform, was die Grundlage für das spätere Malen von Kreisen ist. Unsere Schreibschrift ist übrigens zusammengesetzt aus Strichen und Kreisen. Somit hat das Rollen auch eine tiefgreifende Auswirkung auf das Schreiben.

• Neben dem Rollen hat auch das Krabbeln eine sehr große Bedeutung für die Entwicklung des Gehirns. Die Kreuzbewegung des Krabbelns verbindet beide Hirnhälften miteinander. Das geschieht über den Balken, der wie eine Brücke funktioniert. Seine Zellen werden mit jedem Krabbelschritt ausgebaut. Er sichert einerseits ein gutes motorisches Zusammenspiel beider Körperhälften und hat andererseits einen Einfluss auf die kognitive Entwicklung. Die linke Gehirnhälfte ist verantwortlich für in-

tellektuelle Leistungen wie Sprache, Rechnen, logisches Denken und Abstraktion. Die rechte Gehirnhälfte prägt räumliche Orientierung, künstlerische Fähigkeiten, Kreativität und Gefühl. Beide Seiten müssen immer in Verbindung sein und gut zusammenspielen. Die Basis dieser Verbindung liegt in der ausgiebigen Krabbelphase. Später ersetzt sie die wechselseitige Bewegung beim aufrechten Gang.

• Beim Herunterrutschen von Schrägen oder beim Berge-Rauf-und-runterlaufen entwickelt Ihr Kind eine Vorstellung von Schrägen. So vernetzt es z. B. im Zusammenhang mit der Schreibschrift die spätere Fähigkeit, auch schräge Striche zu schreiben wie bei A, K, W, M usw.

All diese Zusammenhänge erklären, wie wichtig für die spätere Feinmotorik alle grobmotorischen Vorstufen und Verhaltensweisen Ihres Kindes sind.

gen, so üben Sie den Weg über die vernachlässigte Seite etwas häufiger.

Ihr Baby kommt in Bewegung

Ihr Kind ist richtig stolz. Es stellt fest, dass es
selbst in Bewegung kommen kann, und bekommt dafür auch ein richtiges Leistungsgefühl. Das neue Spiel wird das Rollen vom Rücken auf den Bauch und vom Bauch auf den
Rücken. Mit Stöhnen und Keuchen perfektioniert Ihr Baby das über beide Seiten und
entdeckt plötzlich, dass es mit Weiterrollen
endlich dorthin kommen kann, wohin es in
den Wochen vorher nur mit den Augen kam:
Fußleisten, Türrahmen, Tisch- und Stuhl-
beine, Schränke und Regale kann Ihr Kind
endlich selbst erreichen und berühren. Ständig hebt es die Teppichkanten an. Aus jeder
Entfernung wirft es Ihnen gelegentlich einen Blick zu, um zu sicher zu sein, dass Sie
da sind. Die Bindung über die Distanz festigt sich. Am Ende rollt es hinter Ihnen her
in andere Räume.

Es ist rührend zu sehen, wenn zuerst ein
Bein, ein Arm oder ein Stück vom Kopf im
Türrahmen erscheint. Welche Leistung, den
Körper mit seiner Längsachse um Kurven
und Ecken zu bewegen. Wochenlang rollt,
wälzt und drückt sich Ihr Baby nun so am
Boden. Es kämpft und strengt sich dabei
richtig an. Lassen Sie ihm viel Zeit für diese
Bewegungsvielfalt in der Horizontalen. Ein
intensiveres Training der Nahsinne ist kaum
möglich. Druck, Reibung, Verlagerung, alles wird bedient. Das Netzwerk im Gehirn
wird dichter und das Körperschema im Gehirn immer besser ausgebaut. Mit dem Rollen reift der Balken als Verbindungssteg zwischen beiden Hirnhälften noch mehr heran.
Das Überkreuzen der Mittellinie wird immer
sicherer. Die zunehmende Beweglichkeit aktiviert ebenfalls verstärkt die anderen Fähigkeiten wie das Hören und Artikulieren.

Ihr Baby wird hellhörig

Im Gegensatz zum Sehen ist die Hörfähigkeit von Geburt an voll ausgeprägt. Ihr Baby
nimmt von Anfang an Stimmen und Geräusche wahr und orientiert daran. Jetzt loka-
lisiert es die Geräuschquellen sicher, selbst
wenn es sie nicht sieht. Mit der Verbesserung
seiner Bewegungsfähigkeit wendet es sich
mit dem Kopf und bald mit seinem ganzen
Körper den Geräuschquellen zu. Es rollt vielleicht schon dorthin, wo akustisch etwas In-
teressantes los ist, und folgt bald auch, wenn
Sie es rufen. So wirken Hören und Motorik
zusammen. Ihr Kind differenziert inzwischen
Geräuschqualitäten. Es protestiert bei unan-
genehmen Geräuschen und lässt deutlich erkennen, wenn ihm bestimmte Töne, sanfte
Klänge oder Stimmen besonders gefallen.

Kleine Plaudertasche

Mit dem Rollen verschafft sich Ihr Baby eine
neue Vielfalt von Erlebnissen und Eindrü-
cken, die es zum Erzählen animieren. Lange
bevor Ihr Kind sprechen kann, hat es schon
den Spracherwerb angebahnt. Es hat Ihre
Sprachmelodie gespeichert und die Bewegungen Ihres Mundes beobachtet und vernetzt. Je öfter Sie mit Ihrem Baby von Geburt an gesprochen haben, umso mehr wird
es nun losplappern. In den ersten Monaten
lautierte es und probierte zunächst seine
Stimme aus. Auf einmal ist es selbst überrascht, was alles damit möglich ist. Dauernd
und überall spielt und übt es mit Mundmus-
keln, Lippen und Zunge.

Ihr Baby quietscht, schreit, brabbelt, spru-
delt und juchzt vor sich hin, wo immer es

Mythos: Das Kind darf früh gesetzt werden

Viele Babys lieben es, in der aufrechten Position zu sein. Sie möchten alles viel lieber aus dieser Perspektive betrachten als im Liegen vom Boden aus. So werden sie hingesetzt und mit Kissen im Rücken gestützt oder so in eine Ecke gesetzt, dass sie nicht umfallen können.

Wie zufrieden sie dort auch sein mögen, für ihre Entwicklung ist es eine ausweglose Situation. Außer Sitzen und Umherschauen können sie in dieser Position keine Bewegungen ausführen. Selbst einen Gegenstand, der ihnen davonrollt, können sie nicht erreichen. Sie sind für alles auf Hilfe angewiesen, vom Zureichen von Dingen bis zum Befreien aus der Sitzposition. Zur Fortbewegung rutschen Babys dann irgendwann auf dem Popo vorwärts, setzen aber die Arme nicht zum Abstützen ein. Die Schulter- und Rückenmuskulatur bleibt dann schwach und unausgeprägt.

Das Sich-setzen kommt erst nach dem Krabbeln. Und dieser Weg ist nur mit dem Durchlaufen aller Vorstufen auf dem Boden möglich. So unerfreulich es für Eltern und Baby anfangs sein mag: Legen Sie Ihr »Sitz-Kind« zurück auf den Boden, auch wenn es sich dann beschwert. Nach wenigen Tagen des Protestes wird sein angelegtes Entwicklungsprogramm den richtigen Weg entdecken und nachholen.

gerade liegt, manchmal ganz allein für sich, manchmal zur Belustigung der Leute in der Öffentlichkeit. Es ahmt Eigen- und Fremdgeräusche nach und bildet kleine rhythmische Silbenketten, wie »da-da-da« oder »re-re-re«. Zur Freude der Mutter bildet es manchmal auch schon »ma-ma«. Leider sagt es diesen Laut nur, weil er leicht geht, es spricht die Mama noch nicht gezielt an. »Pa-pa« kommt meistens nach »ma-ma«, da die Lippenschlusslaute die Mundmotorik vollenden. Also braucht der Papa nicht enttäuscht zu sein, wenn er an zweiter Stelle steht. Bis jetzt spricht das Baby noch keinen gezielt an.

Sitzen geht noch nicht

Mit seiner kräftigen Stimme macht Ihr Kind nun ordentlich auf sich aufmerksam. Es fordert Sie auf, zu kommen und es zu beschäftigen. Dank seiner guten Bauchmuskeln reicht die Kraft aus, um den Kopf geradeaus anzu-heben und Ihnen die Arme entgegenzustrecken. Sofort zieht es sich zum Sitzen hoch, wenn Sie seine Hände nehmen. Dabei hat es eine gute Körper- und Kopfkontrolle. Es stellt den Kopf jetzt gerade auf der Wirbelsäule auf. In der Sitzposition kann Ihr Baby sich schon mit beiden Händen nach vorn abstützen. Das schafft es aber nur für einen kurzen Moment. Beim vorsichtigen Kippen stützt es sich mit einem gestreckten Arm seitlich ab. Noch ist die Entwicklung seiner Muskulatur nicht gut genug, um längere Zeit sitzen zu können. Es sinkt bald mit rundem Rücken in sich zusammen. Die Muskeln müssen erst noch mehr Kraft entwickeln. Und das geschieht weiterhin unten auf dem Boden mit seinen zunehmenden Fähigkeiten.

Ihr Baby will schon hoch hinaus

Ihr Baby beschäftigt sich die meiste Zeit mit seinen Beinen und Füßen. Es hat sie in den Händen, holt sie in den Mund, klopft mit den Fersen auf den Boden und setzt im Liegen die Füße bereits ganz auf. Es stemmt das Becken hoch und baut kleine Brücken. Dabei senden die Sensoren der Fußmuskulatur die Wahrnehmung seiner Füße an sein Gehirn.

Sobald Ihr Kind nun in die Senkrechte hochgenommen wird, sei es auf Ihrem Schoß, dem Wickeltisch oder dem Boden, sucht es mit den Füßen sofort Kontakt zur Unterlage. Es übernimmt etwas Körpergewicht und probiert tapsend und stampfend die Unterlage aus. Dabei stellt es die Sohlen teilweise schon ganz auf, aber es stemmt sich überwiegend noch auf die Fußspitzen. Dabei muss es gut unter den Achseln festgehalten werden. Der Gleichgewichtssinn im Innenohr beginnt erst, die senkrechte Position zu erfassen. Noch schwankt das Baby an Ihrem Halt hin und her, knickt ein und stemmt sich wieder hoch. Dabei hat es richtig viel Spaß und möchte gar nicht mehr hingelegt werden.

Das gehaltene Hinstellen wird im Laufe der Zeit immer stabiler. Kopf und Körper stellen sich gerade auf die gestreckten Hüftgelenke auf. Ihr Baby übernimmt kurzfristig das ganze Körpergewicht. Es hüpft gern auf Ihrem Schoß und federt pausenlos auf und ab. Es ist jedes Mal ein kleiner Kampf, das Kind auf dem Wickeltisch abzulegen oder zurück auf den Boden zu bekommen. Darf es zu lange auf seinen Füßen bleiben, stellt es sich verkrampft auf die Fußspitzen und verspannt die Muskulatur der Beine.

Bis Ihr Kind allein aufstehen und sich hinstellen kann, vergehen noch einige Wochen. Es befindet sich immer noch in der Vorstufe des Umdrehens und des Rollens. Die Bauchlage ermöglicht es ihm jetzt, die Arme vorzustrecken, sich auf den geöffneten Händen hochzustemmen und die Brust von der Unterlage abzuheben. Mit guter Kopfkontrolle schaut es nach rechts und links. Es kann das Kinn senken und auf den Boden schauen. Der Nacken streckt sich, die Schultern sind entspannt. Die Schulter- und Brustmuskulatur ist kräftig. Ihr Baby hat sie in Rückenlage wochenlang mit dem Hochnehmen der Arme gegen die Schwerkraft trainiert.

Ihr Baby will vorwärtskommen

Das Interesse Ihres Babys an allem ist so groß, dass es schon viel mehr will, als es im Moment kann. Es möchte vorwärts, stemmt sich auf die Hände und rutscht rückwärts. Manchmal schiebt es sich, mit dem Wunsch vorwärtszukommen, immer weiter zurück, bis an der Fußleiste Schluss ist. Dann braucht es Ihre Hilfe, um aus dieser Sackgasse wieder herauszukommen. Vielleicht findet Ihr Kind aber selbst schon einen Weg heraus. Geschmeidig rollt es über eine Schulter zurück auf den Rücken. Dabei führt es einen Arm zurück und vom Schultergürtel aus geht die Bewegung spiralig über Rumpf und Becken. Trauen Sie Ihrem Baby ruhig zu, sich aus manch verfahrener Situation selbst zu befreien. Warten Sie einen Moment ab, bevor Sie helfend eingreifen.

Sein Entwicklungsprogramm drängt Ihr Kind noch zu einigen weiteren Versuchen aus der Bauchlage. Auf die Unterarme gestützt versucht es, die Knie unter den Bauch zu ziehen. Das Anheben des Bauches verkleinert seine Auflagefläche, die dann ausbalanciert werden muss. Der Gleichgewichtssinn muss sich dieser neuen Situation anpassen. Sobald die Beine unter den Bauch gezogen werden, versagen die Arme und Ihr Baby plumpst auf die Brust oder auf sein Kinn. Unverdrossen übt es weiter. Es findet

Mythos: Krabbeln muss nicht sein

Oh doch, es muss! Das Krabbeln hat nicht nur eine Grundauswirkung auf die Feinmotorik und die kognitive Entwicklung, sondern auch auf die Entwicklung der Muskulatur und der Gelenke. Krabbeln ist auf jeden Fall eine unerlässliche Vorstufe, die einen grundlegenden Einfluss auf die körperliche Entwicklung hat.

Beim Krabbeln stemmt sich das Baby auf die Hände und zieht seine Beine unter den Bauch. Zunächst schaukelt es tagelang vor und zurück, um die Bauch-, Schulter- und Rückenmuskeln zu kräftigen. Danach kommt eine tolle Gleichgewichtsleistung: Es hebt diagonal eine Hand und ein Knie ab und setzt beides gleichzeitig vor. Betrachtet man das in Zeitlupe, so steht es für einen Moment nur auf einer Hand und einem Knie und hält seinen Körper in Balance. Das Los-krabbeln vertieft Kraft, Gleichgewicht und Koordination.

Erst danach lernt es, sich über die Drehung hinzusetzen. Aus der Krabbelposition entwickelt sich auch das selbständige Hinstellen. Dazu stellt sich Ihr Kind auf die Knie und zieht sich über den Ein-Kniestand hoch zum Stehen.

Nur durch Krabbeln entwickelt Ihr Kind einen guten physiologischen Bewegungsablauf, der Gleichgewicht, Muskeln, Knochen und Gelenke auf die senkrechte Position vorbereitet. Sollten Sie das Gefühl haben, dass Ihr Kind das Krabbeln überspringen will, versuchen Sie es, zum Krabbeln zu animieren, z. B. indem Sie selbst mit ihm krabbeln. Machen Sie es ihm doch einfach vor. Sollte dies nicht funktionieren, lassen Sie sich von einem Physiotherapeuten Übungen zeigen.

neue Möglichkeiten heraus. Mal zieht es nur ein Bein heran. Mal stemmt es sich dabei sogar kurz auf die Hände, steht Sekunden wackelig auf Händen und Knien und sinkt wieder zurück.

Eine Fortbewegung gelingt damit noch lange nicht. Jeder Versuch kräftigt zunächst die Muskeln und gibt den Nahsinnen neue Impulse. Um sie zu verarbeiten, macht Ihr Kind Pausen und lässt die Übungen tagelang ruhen. Dann rollt es wieder für einige Zeit und ist so unterwegs.

Ganz vorwitzige Kinder wollen all diese Vorübungen überspringen und denken sich einen direkten Weg aus, zum Sitzen zu kommen. Sie drücken sich vom Rücken aus über einen Ellenbogen und die Hand hoch und setzen sich hin. Sie sind dann ganz stolz und möchten nichts anderes mehr. Mit aller Geschicklichkeit schaffen sie es, sich aus jeder Position in den Sitz zu bringen. Aber leider werden damit die Vorstufen unterbrochen. Sollte Ihr Baby zu diesen Vorwitzigen gehören, so legen Sie es mit gutem Zureden immer wieder zurück auf den Boden. Erst kommt Krabbeln, dann kommt die Drehung zum Sich-Setzen.

Häufige Diagnosen

Ein ausgeglichenes Baby, das gut trinkt, schön schläft und sich in seinen Wachphasen zunehmend fröhlich mit seiner Umgebung auseinandersetzt, wünschen sich wohl alle Eltern. Und genauso läuft es auch in den allermeisten Familien.

Unruhe

Manche Babys beginnen ihren Start ins Leben allerdings sehr temperamentvoll und unruhig. Das kündigt sich möglicherweise bereits in der Schwangerschaft an. Mütter berichten, dass ihr Baby zwischen dem 4. und 5. Schwangerschaftsmonat anfing, sich heftig bemerkbar zu machen.

Dieses Temperament könnte sich nach der Geburt fortsetzen und äußert sich im 1. Lebensjahr durch verschiedene Verhaltensweisen:

- Um zu trinken sucht das Baby hektisch, wendet sich ab, überstreckt und schreit. Es trinkt hastig, schluckt Luft und verschluckt sich.
- Das Kind leidet an Koliken und Verdauungsschwierigkeiten.
- Es schreit viel, sehr schrill und laut oder hält auch die Luft an. Besonders abends lässt es sich durch nichts beruhigen. Beruhigungsversuche wie Herumtragen helfen nicht oder nur für einen Moment.
- Die Schlafphasen des Babys sind kurz und werden manchmal stündlich durch Aufschrecken und Schreien unterbrochen. Kleinste Geräusche lassen es zusammenzucken und wecken es wieder auf. Es reagiert empfindlich auf Unruhe und Nervosität in der Umgebung.
- Der kleine Körper wird lange vom Moro-Reflex dominiert, der sich oft spontan und unvermittelt auslöst. Dabei zittert es am ganzen Körper, überstreckt, strampelt und rudert mit den Armen so stark, dass es sich sogar in sein Gesicht schlägt. Seine Hände sind fest gefaustet. Es ist überempfindlich gegen Berührung und Verlagerung. Beim Anziehen, Wickeln und Baden setzt sich die Unruhe noch mehr durch, da dem Baby die schützende Begrenzung fehlt.
- Das Interesse des Kindes am Blickkontakt ist nur kurz. Es wendet sich schnell ab und weint.
- Das Baby reagiert extrem auf alle äußeren Reize. Die Ruhe zur Eigenwahrnehmung und Entdeckung seines Körpers in der Rückenlage fehlt ihm. In seiner weiteren Entwicklung verfolgt es mit großen Augen alles, was in seiner Umgebung geschieht.
- Das Kind hat oft eine sehr hohe Muskelspannung (Hypertonie), die es schon früh für motorische Fähigkeiten nutzt. So hebt es mit ein paar Wochen, auf dem Rücken liegend, bereits den Kopf hoch, so als wollte es alles mitbekommen und nichts versäumen. Mit drei Monaten oder sogar früher manövriert es sich bereits mit Schwung auf den Bauch. Dabei hält es verkrampft den Kopf hoch und überstreckt die Schultern, es »schwimmt«. Sein Rücken ist verspannt, es liegt mehr auf dem Brustbein als auf Bauch und Becken. Über seinen verspannten Schultergürtel kann es sich nicht mehr zurückdrehen. Die Mutter muss ihm jedes Mal helfen, aber nach kurzer Zeit dreht es sich gleich wieder auf den Bauch.
- Das Baby will ständig beschäftigt werden, kann sich aber nicht lange auf einen Kontakt einlassen. Es fordert ständigen Situationswechsel. Es will auf den Arm, überstreckt nach einem Moment und möchte etwas anderes. Wird es hingelegt, will es wieder hoch. Es nimmt jedes Angebot kurz an, schaut sich aber sofort wieder nach etwas anderem um.
- Freunde und Verwandte, die für ein paar Stunden zu Besuch kommen, bedienen

den Erlebnishunger des Kindes erfreut und allzu gern. Dabei kommt es zu einer Reizüberflutung, die das kleine Gehirn nicht bewältigen kann. Nach einem so anstrengenden Tag mit vielen Erlebnissen und Aktivitäten und wenig Schlaf sollte das Baby abends müde und ausgepowert sein und müsste endlich zur Ruhe kommen und schlafen. Aber seine Energie ist unerschöpflich und es dreht am Abend erst so richtig auf. An ein Ende eines solchen Tages ist nicht zu denken. Es verlangt nach pausenlosen Einschlafritualen, schläft kurz ein und wird gleich wieder wach. Nachts gibt es für Eltern und Kind noch mehr Unterbrechungen als sonst. Manchmal dauert es Tage, bis die Eltern nach den unterhaltsamen Besuchen wieder einen geregelten Ablauf hinbekommen.

- Das Baby ist in seiner motorischen Entwicklung seiner Zeit und anderen Kindern oft um Wochen voraus. Aus seiner zu frühen Bauchlage drückt es sich im 5. bis 6. Monat schon hoch und schaukelt auf Händen und Knien. Es »rockt« überall, tagsüber auf dem Fußboden und auch nachts im Bett. Es zieht sich außerdem unkoordiniert auf dem Bauch vorwärts. Dabei stößt es sich oft mit dem großen Zeh eines Fußes ab und zieht sich gleichzeitig mit dem gegenüberliegenden Ellenbogen vorwärts.
- Mit sieben Monaten oder auch schon früher ergreift das Kind jede Gelegenheit, sich an etwas hochzuziehen. Es steht wackelig und steif meist auf den Fußspitzen. Und es fällt oft hin. Den Rückweg auf den Boden findet es nicht. Die Mutter muss es laufend zurücklegen, was es aber nicht daran hindert, sich bei der nächsten Gelegenheit wieder hochzuziehen.
- Sie können damit rechnen, dass dieses Kind bereits mit 10 bis 11 Monaten allein losläuft.

Derart unruhige Kinder sind für die Eltern eine große Herausforderung. Bei so viel Ruhelosigkeit und Temperament ist es fast unmöglich, entspannt und ausgeglichen zu bleiben. Schildern Sie Ihrem Kinderarzt frühzeitig das Verhalten des Babys, denn eine frühe Behandlung der Wahrnehmungsentwicklung des Kindes und eine gute Anleitung der Eltern im Umgang mit der Unruhe sind sehr hilfreich und können unschönen Spätfolgen vorbeugen.

Den Tiefensinn anregen

Häufig sind bei unruhigen Kindern die Funktionen der Nahsinne nicht ausbalanciert, z. B. der Tiefensinn. Der Tiefensinn macht in Gestalt von Muskeln, Sehnen, Knochen und Gelenken zum größten Teil das Körpergefühl aus. Senden seine Sensoren zu wenig Informationen an das Gehirn, gibt es keine Rückmeldung, die das Selbstempfinden sichert.

Das Kind kann sich selbst nicht ausreichend fühlen. Das möchte es aber und ist mit allen Mitteln auf der Suche nach Möglichkeiten, die ihm irgendeine Empfindung vermitteln könnten. Es zappelt, schaut umher, sucht, wird immer nervöser, weil es nicht genug spürt und zu wenige Informationen bei ihm ankommen. Aber sie können ihm da sehr gut helfen.

Um die Empfindlichkeit zu verbessern und den Tiefensinn anzuregen, können Sie die Impulse nutzen, die auf die Tiefensensoren einwirken, nämlich Drücken und klopfende oder stoßende Impulse. So beruhigen Sie Ihr Baby und vermitteln ihm ein Gefühl von sich selbst. Es sind die ruhigen, festen Berührungen, die das Kind »zu sich kommen« lassen. Sie werden merken, dass es innehalten und nachspüren wird.

Wichtig ist, dass Sie Ihr Kind viel berühren und auf seinen Körper einwirken. Hier eine Auswahl von Übungen:

- Halten Sie die zappelnden Arme Ihres Babys überkreuzt auf seiner Brust beruhigend fest.
- Drücken Sie seine Beine sanft an den Bauch. Klopfen Sie bei gebeugten Beinen auf sein Steißbein, sodass der Reiz durch die Gelenke der Wirbelsäule geht.
- Nehmen Sie nacheinander einzelne Körperteile Ihres Babys und drücken Sie sie einen Moment ganz fest.
- Geben Sie sanfte Klopfreize auf beliebige Körperteile.
- Halten Sie Ihr Baby beim Tragen fest umschlossen.
- Da sich das Kind sehr früh auf den Bauch rollt, beschäftigen Sie sich viel mit ihm in der Rückenlage. Drücken, kneten und klopfen Sie die Füße und Beine, Hände und Arme, genauso die Schultern, das Becken und den Brustkorb.
- Begleiten Sie das Schreien Ihres Babys, indem Sie es ruhig und fest in den Armen halten oder die Hände mit leichtem Druck auf seine Brust legen. Warten Sie so ab, bis es sich beruhigt hat.

Viele Eltern sagen, dass mit ihrem Wissen über die Wirkung der Tiefensinne Ruhe eingekehrt ist. Das Schreien und Zappeln verunsichert sie nicht mehr. Sie begegnen der Unruhe jetzt mit Ruhe und geben ihrem Kind festen Halt. Ihre Gelassenheit wirkt sich auch auf das Kind aus, denn Ihre Nervosität und Hektik hatten zuvor auch zur Unruhe des Kindes mit beigetragen.

Oberflächen- und Gleichgewichtssinn beruhigen

Im Gegensatz zum Tiefensinn, der unterempfindlich ist, reagieren der Oberflächensinn (Haut) und der Gleichgewichtssinn (Innenohr) bei unruhigen Kindern häufig überempfindlich. Sie nehmen Reize zu intensiv auf. Diese Sinne benötigen also eher eine Reizabschirmung. Das Kind wird schon bei flüchtigen Berührungen und Verlagerungen unruhig, genauso wie bei zu vielen Angeboten für Augen und Ohren. Mit hektischen Beruhigungsversuchen, wie schaukelndem Herumtragen, Tätscheln, Ablenken mit Geräuschen und Zeigen von Gegenständen, erreichen Sie genau das Gegenteil von Beruhigung.

Deshalb sollten Sie auf eine laute, bunte Umgebung verzichten. Das normale Umfeld hat bereits ein großes Angebot, das das Baby mit seinen Sinnen bewältigen muss. Vermeiden Sie nach Möglichkeit viele wechselnde räumliche Eindrücke. Strukturierte Tagesabläufe mit festen Zeiten geben Eltern und Kind Ruhepunkte. Besucher werden sicher verstehen, wenn Sie sie bitten, etwas Zurückhaltung gegenüber dem Baby zu wahren. Der entspannte Umgang mit dem unruhigen Kind und das Wissen um die Stimulation der Nahsinne sind in den meisten Fällen so wirksam, dass sich Ihr Kind gut weiterentwickeln wird.

Bewegungsarmut

Wenn Sie ein sehr ruhiges Baby haben, haben Sie es vermutlich anfangs gut. Ihr Kind schläft viel, ist zufrieden und weint selten. Es fühlt sich weich und anschmiegsam an. Zum Trinken und Wickeln müssen Sie es sogar oft wecken. Im Laufe der nächsten Entwicklungswochen möchte es lieber nur herumschauen als in Bewegung kommen.

Der Vergleich mit der Bewegungsentwicklung anderer Babys lässt Sie mit der Zeit jedoch besorgt werden. Schildern Sie Ihrem Kinderarzt Ihre Beobachtungen. Bei der Untersuchung wird er vielleicht einen herabgesetzten Muskeltonus (Hypotonie) feststellen. Dieser geht oft mit Bewegungsarmut einher. Dabei sind eine mangelnde Kopfkontrolle und reduzierte Bewegungen der Arme und Beine auffällig. Der Bewegungsantrieb des Kindes ist sparsam. Liebevolle Bezeichnungen lauten »Kleiner Faulpelz« oder »Spätzünder«.

Beim ruhigen Baby sind die frühe Behandlung und die Anleitung der Eltern zur Bewegungsanregung des Kindes genauso hilfreich wie beim unruhigen Kind die Anleitung zur Bewegungshemmung. Häufig handelt es sich auch hier um eine Fehlempfindung des Tiefensinns. Der schlaffe Muskeltonus gibt den Sensoren in Muskeln, Sehnen, Knochen und Gelenken zu wenig Information durch Druck. Die Bewegungsarmut führt aber auch dazu, dass der Oberflächen- und der Gleichgewichtssinn zu wenig aktiviert werden. Es gibt zu wenig Reibung der Haut und zu wenig Verlagerung für das Innenohr. Alle drei Sinnessysteme benötigen in diesem Fall reichlich Anregung.

Die Übungen zur Stimulation des Tiefensinnes sind genau die gleichen, wie sie auch bei dem einem unruhigen Kind zur Beruhigung angewandt werden.
- Drücken Sie Ihr Baby und geben Sie ihm sanfte klopfende oder stoßende Impulse auf beliebige Körperteile.

Besonders wichtig ist die Kräftigung der vorderen Körpermuskulatur. Bauch, Beine und Hüftmuskulatur müssen angeregt werden:
- Unterstützen Sie den Kopf und den Oberkörper Ihres Babys mit einem kleinen Kissen, sodass es in einer leichten Beugung liegt.

- Machen Sie dann mit Ihrem Kind Strampelspiele. Drücken Sie seine Beine an den Bauch. Zeigen Sic ihm ausgiebig seine Beine und Füße.
- Drücken und kneten Sie Beine und Füße, sodass es sie spürt und mit der Zeit selbst ergreifen möchte.
- Führen Sie seine Hände und Füße zusammen, sodass sich die Hand-Fuß-Koordination entwickelt.
- Nehmen Sie Hände und Füße zusammen und rollen Sie Ihr Baby hin und her, sodass die Seiten und der Rücken ebenfalls Druck und Stimulation bekommen.
- Fast alle Babys mögen ein leichtes Rütteln auf und ab über die Wirbelsäule und beantworten es oft mit Lachen.
- Halten Sie Ihr Kind beim Tragen fest in Ihren Armen und lassen Sie es den Druck spüren.

Zur Verbesserung des Haut- und Gleichgewichtssinnes aber benötigt das Kind zusätzlich Reibung und Verlagerung:
- Nutzen Sie alle Kontakte wie Schmusen, Füttern, Pflegen, um das Kind mit Drücken, Reiben, Klopfen und Hin- und Herrollen zu stimulieren. Wiegen und schaukeln Sie es.
- Legen Sie Ihr Baby sehr früh auf eine Decke auf den Fußboden und beteiligen Sie es am täglichen Leben. Die feste Auflage der Decke und das vorsichtige Mitschleifen über den Boden vermitteln Haut- und Gleichgewichtssinn eine gute Stimulation. Die wechselnden räumlichen Eindrücke, Geräusche und Aktivitäten in seiner Umgebung stimulieren auch seine Fernsinne, die zu lebhafteren Reaktionen des Kindes beitragen. Sie wissen nun, wie Sie Ihr ruhiges Baby ohne großen Aufwand im ganz normalen täglichen Umgang anregen können.

Hilfsmittel-Check

Inzwischen hat Ihr Baby schon viele Fortschritte gemacht. Es bleibt nicht mehr dort liegen, wo Sie es hingelegt haben, sondern es beginnt, sich fortzubewegen. Einen großen Entwicklungsschritt macht Ihr Kind, wenn es auf Augenhöhe mit am Familientisch sitzen kann. Darauf hat es schon lange gewartet.

Hochstuhl

Viele Eltern fragen sich, ab wann ihr Baby in den Hochstuhl darf. Der Handel bietet Hochstühle bereits mit der Empfehlung ab dem 6. Lebensmonat an. In dem Alter kann sich das Baby jedoch nur einen Moment im Sitzstütz alleine aufrecht halten, sein Rücken ist noch zu schwach. Die beste Voraussetzung für eine gute Haltung und einen sicheren Sitz ist das Krabbeln und das selbständige Hinsetzen auf dem Boden. Damit kräftigt das Kind die Rumpfmuskulatur und kann sich gut im Sitz des Hochstuhls halten. Es darf, sollte es mit dieser Entwicklung noch nicht so weit sein, ab dem 10. Lebensmonat zu den Mahlzeiten hineingesetzt werden. Legen Sie es nach dem Essen aber wieder zurück auf den Boden.

Leider gehen vom Hochstuhl, nach Rutsche und Schaukel, die meisten Sturzunfälle aus. Ganz wichtig ist deshalb der Sicherheitsstandard. Es gibt sehr viele verschiedene Hochstühle. Stiftung Warentest, Öko-Test, TÜV oder GS helfen Ihnen, die richtige Wahl zu treffen.

Wichtige Kriterien sind:
- Der Hochstuhl muss eine stabile Bauweise haben. Besonders wichtig ist seine Standfestigkeit, da das Kind, das in den Hoch-

stuhl darf, bereits allgemein sehr beweglich ist.
- Ein 5-Punkte-Gurt oder vorderer Haltebügel verhindern das mögliche Durchrutschen oder das Sich-heraus-Winden.
- Eine mittelweich gepolsterte, gut abwaschbare Sitzfläche ist zu empfehlen.
- Material und Ausstattung müssen Verletzungsmöglichkeiten ausschließen. So darf es keine scharfen Kanten z.B. durch hervorstehende Schrauben oder splitterndes Holz geben. Alles sollte abgeschliffen, glatt und rund sein.
- Der Hochstuhl muss leicht zu montieren sein und darf keine Klemmstellen für Eltern und Baby haben.
- Das Hineinsetzen und Herausholen sollte bequem sein.
- Praktisch ist eine Fußstütze, auf der das Kind seine Füße abstellen kann.
- Eine kleine Tischplatte mit erhöhtem Rand beugt dem ständigen Herunterfallen von Gegenständen vor. Häufig ist sie abnehmbar, sodass Sie Ihr Kind mit an den Familientisch setzen können.
- Damit der Hochstuhl jeweils an die zunehmende Größe des Kindes angepasst werden kann, ist ein »mitwachsender« Hochstuhl ideal. Sitzfläche und Fußstütze sind hier verstellbar, Haltegurt und Frontbügel sind abnehmbar. So bleibt der Stuhl sogar für weitere Jahre die Sitzgelegenheit des heranwachsenden Kindes.

Im Hochstuhl lernt Ihr Kind, dass sich die Familie zum Essen am Tisch versammelt. Es ist fasziniert, das Geschehen am Tisch zu beobachten, schaut sich Ihr Essverhalten ab und beginnt allmählich, es selbst auszuprobieren. Alles rund ums Essen wird eine interessante Beschäftigung. Sie können durch Ihr Vorleben dazu beitragen, dass Ihr Kind fast nebenbei ein ganz normales Verhalten am Tisch lernt. Spielzeug ist beim Essen tabu, denn es lenkt von diesem grundlegenden Lernen ab.

Wenn Sie die zunehmende Beweglichkeit Ihres Kindes in diesem Alter betrachten, dann birgt die Höhe des Stuhles eine ganze Menge Gefahren. Bleiben Sie deshalb immer in seiner Nähe und lassen Sie es nie allein dort oben sitzen. Es turnt und klettert gern herum und kann die Gefahr überhaupt noch nicht einschätzen. Es könnte sich am Tisch abstoßen und mit dem ganzen Stuhl umkippen oder kopfüber herausfallen. Bringen Sie Ihrem Kind bei, dass es sitzen bleiben muss, z. B. mit Tiefenstimulation durch leichten, langen Druck auf die Schultern. So wird Sitzen zur spielerischen Übung. Dazu sind viel Geduld und viele Wiederholungen nötig, aber es lohnt sich. Legen Sie Gegenstände, an denen sich Ihr Baby verletzen könnte oder die es herunterwerfen möchte, außerhalb seiner Reichweite.

Der Hochstuhl bedeutet für das Baby einen großen Schritt in seiner weiteren kognitiven Entwicklung. Es sieht nun die Welt aus der Perspektive der Erwachsenen. Es betrachtet deren Handlungen, Gestik, Mimik und Sprechbewegungen aus seinem neuen erweiterten Blickfeld. Die Hände können beidseitig frei agieren, da keine Hand mehr zum Abstützen benötigt wird. Das Gehirn vernetzt einen gigantischen Schub neuer Informationen. Jeder Tag bringt neue überraschende Fortschritte in der Reaktionsfähigkeit und der feinmotorischen Entwicklung.

Die Grundlage dafür, dass Ihr Kind in dieser neuen Position seine Fähigkeiten so gut und schnell entwickeln kann, liegt im Durchlaufen aller Vorstufen auf dem Boden. Auf dieser Basis kann das Gehirn nun, in der neuen aufrechten Ausgangsposition, Geschick und Fertigkeiten ausbauen.

Lauflernhilfen

Braucht ein gesundes Baby Lauflernhilfen? Oh nein! Ihr gesundes Baby wird alle Bewegungsvorbereitungen bis zum Loslaufen allein herausfinden und vorher die im Gehirn programmierten Vorstufen nacheinander durchlaufen und dafür lange üben.

Das gesunde Baby benötigt außer Zeit, Geduld und Raum nichts weiter, vor allen Dingen keine Hilfsmittel, die ihm, noch bevor es von allein stehen und gehen kann, zum Stehen und Fortbewegen verhelfen. Solche Geräte werden im Handel als bewegungsfördernd angeboten und sind in vielen Kinderhaushalten zu finden. Sie heißen »Gehfrei«, »Lauflernhilfe« oder »Baby-Walker«.

Häufig werden Babys bereits ab dem 6. Lebensmonat in dem Gerät geparkt. Dort sind sie scheinbar zufrieden, weil sie in aufrechter Position sein und sich fortbewegen können. Die Nachteile, die ihnen dadurch für eine gute körperliche Entwicklung entstehen, sind beträchtlich.

Die Vorarbeit auf dem Boden, die das Baby bis zum Hinstellen und Loslaufen benötigt, fehlt. In dem Gerät bleiben die Begrenzung für den Körper und der Widerstand zum Drücken, Reiben und Verlagern aus. Beides benötigt es aber für die Entwicklung seines Körpergefühls und den Muskelaufbau. Außerdem hat Ihr Kind darin nicht die Möglichkeit, sich den komplizierten Weg vom Liegen zum Stehen zu erarbeiten. Die spätere Abfang- und Abstützbereitschaft beim Taumeln und Hinfallen können nicht geübt werden. Die Arme und der Schultergürtel bleiben schlecht integriert und schwach.

Das gerade Stehen und Gehen wird von den Sensoren der ganzen Fußsohle aus, von der Ferse bis zur Spitze, eingeleitet. Auf sie bauen sich das Gleichgewicht und die gesamte Spannkraft für eine gute Körperhaltung auf.

Mit dem Lauflerngerät wird das Baby passiv in die Aufrichtung gebracht und hängt mit fehlender Körperspannung im Sitz des Gerätes. Sein Körpergewicht wird nicht von den ganzen Fußsohlen übernommen, sondern es steht auf den Zehenspitzen und stößt sich mit ihnen ab. Diese Position wird vom Gehirn vernetzt. Die Folge sind häufig Spitzfüße, Muskeln und Sehnen bleiben dabei verkürzt. Eine spätere Gangvariante könnte mangelhaftes Abrollen bis hin zum Zehenspitzengang (Seite 148) sein. Hinzu kommen mangelndes Gleichgewicht mit Unsicherheiten beim Laufen und häufigem Stolpern und Hinfallen.

Lauflerngeräte fördern nicht, sondern verzögern sogar das freie Gehen. Das Baby gewöhnt sich an die Unterstützung und ist weit entfernt vom selbständigen physiologischen Erlernen des Bewegungsablaufes. Es wird sich unvollkommene Bewegungsabläufe angewöhnen. Langwierige Therapien müssen die fehlerhaften Bewegungsmuster abbauen, die fehlenden Vorstufen nachholen und physiologische Bewegungsmuster anbahnen.

Die Geräte verhindern nicht nur die gute Bewegungsentwicklung des Kindes, sondern sie sind auch richtiggehend gefährlich. Auf den Rollen kann ein Tempo bis zu 10 km/Std erreicht werden. Das Kind rollt ungebremst vor Tischkanten, Ecken und vor die Wand. Schleudertraumen, Knochenbrüche und sogar Kopfverletzungen durch schwere Stürze sind keine Seltenheit. Die Kinder sind viel zu klein, um sich aufzurichten, und erreichen dennoch hochliegende Dinge. Ein Moment der Unachtsamkeit reicht aus und das Kind reißt irgendetwas auf sich herunter.

Weil Lauflerngeräte für die gesamte Entwicklung des Kindes schädlich sind und zu lebensgefährlichen Verletzungen und Todesfällen führen können, sind sie in Kanada seit 2004 gesetzlich verboten. Auch in den skandinavischen Ländern wird von diesen Geräten abgeraten. Obwohl in Deutschland jedes Jahr bis zu 6000 Unfälle verzeichnet werden, wird hier das Angebot weiter aufrechterhalten. Auch Stiftung Warentest rät von ihrem Gebrauch ab und der Berufsverband der Kinder und Jugendärzte fordert ein Verbot. Tun Sie es den Kanadiern und Skandinaviern gleich und verzichten Sie auf jeden Fall auf diesen Kauf.

Babyhopser

Ähnlich wie mit den Lauflerngeräten ist es mit dem Babyhopser, der mit einer Haltevorrichtung oben am Türrahmen befestigt wird. Auch er wird ab dem 6. Lebensmonat empfohlen. Der Sitz ist mit einer Feder verbunden. Sie ermöglicht dem Baby das Auf- und Abhüpfen. Andere Bewegungen kann es damit nicht machen und ist somit sehr eingeschränkt.

Bei der viel zu frühen Aufrichtung sinkt Ihr Baby bald in sich zusammen. Die Stöße auf die muskulär noch ungesicherte Wirbelsäule, insbesondere auf die Halswirbelsäule, können Schäden verursachen. Außerdem kommt es zu einer hohen Belastung der

Sicherheit in der Wohnung

Sobald sich Ihr Baby in der Wohnung fortbewegen kann, überprüfen Sie immer wieder alle Räume auf mögliche Gefahren. Sichern Sie alles, von dem Sie annehmen, dass es für Ihr Baby gefährlich sein könnte:

- Sichern Sie unbedingt alle Steckdosen, auch die unter der Couch oder höher liegende, mit Steckdosensicherungen.
- Räumen Sie herumliegende Gegenstände auf. Ihr Baby nimmt alles in den Mund.
- Entfernen Sie alle Kabel und herabhängenden Gegenstände, Tischdecken, Kordeln von Rollos und Gardinen.
- Sichern Sie Stehlampen und Zimmerpflanzen.
- Sichern Sie scharfe Ecken und Kanten mit Eckschutz.
- Sichern Sie Fenster- und Balkontürgriffe.
- Bringen Sie an Türen und Schubladen einen Klemmschutz an.
- Sichern Sie Treppen und den Herd mit Schutzgittern.
- Verschließen Sie schwere, scharfe und spitze Gegenstände im Schrank.
- Besorgen Sie sich einen Abfalleimer mit verschließbarem Deckel.
- Bewahren Sie Kosmetika und Reinigungsmittel im verschlossenen Schrank auf.
- Senken Sie die Matratze des Kinderbettes auf die unterste Stufe, sobald Ihr Kind auf die Knie kommt.
- Überprüfen Sie oft die Orte, an denen Ihr Kind häufig allein ist, auf schlechte Befestigung oder lockere Schrauben, z. B. Kinderbett, Krabbelstall, Türgitter.

Hüftgelenke, da die Hüftmuskulatur den Gelenken noch nicht genügend Halt gibt. Da das Hopsen nur mit den Fußspitzen geht, ist die Gefahr des Spitzfußes besonders groß. Meisten wird dabei an dem unreifen Fuß auch noch der Fußgreifreflex (Seite 26) ausgelöst, wodurch sich sein Verschwinden verzögert und das Baby später lange mit eingekrallten Zehen stehen wird.

Beide vorweg genommenen Aufrichtungen, im Lauflerngerät genauso wie im Babyhopser, unterbrechen und stören die chronologischen physiologischen Entwicklungsabläufe. Sie haben einen negativen Einfluss auf die Entwicklung des Kindes. Verzichten Sie deshalb besser auf ihre Benutzung. Warten Sie weiterhin seine natürliche Entwicklung ohne Hilfsmittel ab.

Laufgitter

Ihr heranwachsendes Baby wird immer beweglicher und temperamentvoller. Es muss unablässig beaufsichtigt werden. Es gibt für Sie jedoch Situationen, in denen Sie Ihre Aufmerksamkeit anderen Dingen zuwenden müssen, und auch Momente einer wohlverdienten Pause. Dabei muss Ihr Baby sicher verwahrt werden. Früher hieß es häufig, dem Baby werde in einem Laufgitter die Freiheit entzogen, heute dagegen schätzen es viele Eltern als ideales Hilfsmittel, um das Kind zu schützen. Es sollte allerdings nur als kurzfristiger Aufenthaltsort dienen und nicht zur dauerhaften Abgrenzung. Wird das Baby früh genug damit vertraut gemacht, will es sogar öfter mal in seinem eigenen kleinen Reich sein, das mit seinen Lieblingsgegenständen ausgestattet ist.

Viele Laufgitter haben Rollen. Dadurch sind sie beweglich und das Kind kann in Ihrer Nähe sein. Laufgitter gibt es in unterschiedlichen Größen, wählen Sie eines entsprechend Ihrer Wohnungsgröße. Entscheidend ist, wie bei allen Kinder-Hilfsmitteln, die Bewertung von Stiftung Warentest, TÜV oder GS. Eltern geben Laufgitter auch gerne untereinander weiter, wenn ihr Baby es nicht mehr braucht.

Anregungen und Spiele

Vom 5. bis zum 7. Lebensmonat wird Ihr Baby immer beweglicher und unternehmungslustiger. Draußen ist seine Neugier kaum zu bremsen. Es schaut hinter allem her. Damit es sich nicht verdrehen und sein Köpfchen verrenken muss, nehmen Sie ab jetzt den Sportwagen oder drehen Sie den Aufsatz des Kombi-Kinderwagens und lassen es nach vorne schauen.

Zu Hause wird es bald rollend oder kriechend überall unterwegs sein. Gehen Sie deshalb immer mal wieder durch alle Räume und untersuchen Sie sie auf Gefahren. Prüfen Sie, ob Ihre Sicherheitsmaßnahmen alle in Ordnung sind.

Auf dem Wickeltisch gelingt gerade noch das Wickeln. Für das Miteinander-Spielen und -Unterhalten wird der Platz zu klein. Ihr Baby möchte schnellstens wieder auf den Boden zurück. Sollte das Wickeln auf dem Wickeltisch zu unsicher werden, verlegen Sie es am besten auch gleich auf den Boden.

Ihr Baby hat seine ersten Lebensmonate schon auf der Decke dort unten verbracht. Jetzt hat sie jedoch fast ausgedient, denn Ihr Baby ist überall, nur nicht mehr auf der Decke. Es liebt sogar richtig harten Untergrund. So werden Sie sich manchmal wundern, dass es sich immer wieder auf die Küchenfliesen rollt, anstatt auf dem weichen Teppich zu bleiben. Viele Eltern erzählen, dass sich ihr Kind allerdings gern auf die gewohnte Decke zurückzieht und dort spielt oder einfach nur liegt.

Der Boden bleibt der beste Ort, von dem aus die Entwicklung des Babys vielfältig weitergeht. Hier sind Sie mit ihm ständig in intensivem Kontakt, der gerade jetzt besonders wichtig ist. Denn es möchte überall dort sein, wo auch Sie sind.

Spielzeug aus dem Haushalt

Ihr Baby möchte die Dinge, mit denen Sie hantieren, auch haben. Und damit eröffnet sich Ihnen der größte Spielzeugladen, den es gibt, nämlich der Haushalt. Ihr Baby differenziert noch nicht zwischen so genanntem »richtigen Spielzeug« oder alltäglichen Gegenständen. Im Gegenteil, das »richtige« Spielzeug ist immer das gleiche und wird langweilig. Die wechselnden Dinge des Alltags, mit denen auch die Mama hantiert, sind viel interessanter. Diese Dinge unablässig zu beobachten und auch berühren zu dürfen, regt Ihr Kind mit der Zeit sogar an, das Handhaben zu imitieren. Die Hände wollen und können immer mehr. Sie können zugreifen und wieder loslassen. Es beginnt ein lebendiges vielfältiges Spielen und Lernen.

- Geben Sie Ihrem Kind Ihre praktischen Dinge herunter. Mit allem, was nicht scharf oder spitz ist, kann es spielen. Mit Plastikschüsseln und -dosen in jeder Form und Größe spielen Babys gern. Sie drehen und wenden sie mit Händen und Füßen.
- Füllen Sie Flaschen mit etwas Wasser oder Reis. Sammeln Sie Deckel. Geben Sie Ih-

rem Baby eine ausgediente Fernbedienung (ohne Batterie!) oder einen alten Telefonhörer, Tücher mit Schildern für die Waschanleitung, gewaschene Turnschuhe und noch viel mehr aus dem grenzenlosen Angebot des täglichen Lebens.

- Beschäftigen Sie sich jetzt ausgiebig mit den Fingern und Händen Ihres Babys. Drücken und massieren Sie sie dick mit Creme. Manche Mütter nehmen Schlagsahne, denn nach wie vor nimmt Ihr Kind noch vieles in den Mund.
- Sagen Sie Ihrem Kind beim Spielen mit den Händen Fingerreime, wobei Sie den jeweiligen Finger drücken, wackeln, klopfen oder ziehen. Es gibt Bücher und Hefte mit Fingerspielen und auch im Internet finden Sie Anregungen.
- Drücken Sie die kleine Faust zusammen und öffnen Sie sie wieder. Beziehen Sie auch die Arme gleich mit ein. Krabbeln Sie mit den Fingern die Arme hoch über die Schultern bis zu den Ohren. Drücken, massieren und klopfen Sie sie auch.
- Zeigen Sie Ihrem Baby Ihre eigenen Hände und machen Sie selbst Klatsch- und Fingerspiele.
- Lassen Sie es verschiedene Materialien fühlen, wie Weiches, Glattes, Raues, Warmes oder Kaltes.
- Geben Sie Ihrem Kind beim Wickeln erst einmal alles in die Hand. Wenn Sie es dann nehmen müssen und es hält noch fest, ziehen Sie so daran, als müssten Sie sich tüchtig anstrengen. Es freut sich über Ihr Lob und Ihre Bewunderung (»Du bist aber stark«)!
- Beim »Guck-Guck-Spiel« entdeckt Ihr Baby, dass es das Tuch schon ganz allein mit seinen Händen vom Gesicht wegziehen kann. Mit diesem Spielchen möchte es gar nicht mehr aufhören und lacht und juchzt.

Sitzen will geübt werden

Sie haben jetzt viele Möglichkeiten, mit Ihrem Kind auf dem Boden zu spielen, auch schon einige Momente im Sitzen. Ihr Baby soll kurz erfahren, wie sich diese Position anfühlt. Legen Sie es danach wieder hin, solange es sich noch nicht von allein hinsetzen kann.

- Damit Ihr Baby lernt, sich mit den Händen beim Sitzen abzustützen, setzen Sie es, mit dem Rücken zu sich, zwischen Ihre gegrätschten Beine. Mit sechs Monaten lernt es den Sitzstütz nach vorn. Lassen Sie es den Boden vor sich mit den Handflächen fühlen. Drücken und reiben Sie seine Handflächen über die Unterlage. Verlagern Sie es vorsichtig zu den Seiten. Dabei wird es reflektorisch die Hand aufsetzen und bereits das seitliche Abstützen anbahnen.
- Drehen Sie den Oberkörper Ihres Babys über Ihren Oberschenkel, wobei es in den Seitsitz kommt. Lassen Sie es einen Moment in der Seitsitzposition über Ihrem Bein und ziehen Sie es danach vom Becken aus zurück auf den Popo. Wechseln Sie auch die Seite. Sie üben bereits den Übergang vom Sitzen zum Krabbeln und zurück zum Sitzen. Beides geht nur mit der Rotation über die Seitbewegung.
- Im Sitz vor Ihnen erweitert Ihr Kind die Aktionen mit seinen Händen. Lassen Sie es auf eine umgedrehte Schüssel trommeln. Es verschafft sich mit dem Klopfen die Wahrnehmung seiner Hände und freut sich natürlich, dass es so ein lautes Geräusch machen kann. Sie werden beobachten, dass Ihr Baby erst einmal alles beklopft, sei es mit den Füßen oder den Händen. All diese Verhaltensmuster dienen der Stimulation des Tiefensinns.
- Legen Sie Gegenstände in die Schüssel hinein. Ihr Baby wird sie herausholen. Zei-

gen Sie ihm langsam und wiederholt, wie Sie die Dinge wieder hineinlegen. So bahnen Sie mit dem Aus- und wieder Einräumen bereits das Zuordnen an und es lernt Begrenzungen kennen. Dann wird es später vielleicht kein Problem sein, Ihr Kind zum Aufräumen seiner Spielsachen in eine Kiste oder Schublade zu bewegen.

Das richtige Spielzeug ist wichtig

Ihr Baby beginnt jetzt, Gegenstände festzuhalten, von Hand zu Hand zu geben und zu untersuchen. Deshalb sollte Sie ihm Gegenstände geben, die es gut in der Hand halten kann:

- Basteln Sie verschieden schwere Säckchen gefüllt mit Reis, Bohnen oder Erbsen. Sie dürfen ruhig etwas Gewicht haben. Achten Sie darauf, dass diese fest zugebunden sind! Das Zugreifen und Bewegen mit Kraft geben Ihrem Kind über seinen Tiefensinn ein Gefühl für seine Hände und Arme.
- Das Knistern von Papier und das Umblättern werden jetzt interessant. Nehmen Sie Ihr Baby öfter auf den Schoß oder in Ihren Schneidersitz und zeigen Sie ihm ein Heft, einen Katalog oder ein Kinderbuch, in dem es schon Farben ansehen kann. Versuchen Sie, gemeinsam umzublättern. Das macht Spaß. Wenn Ihr Kind feststellt, dass es das Knistern von Papier mit den Händen selbst verursachen kann, ist es begeistert. Bei solchen Beschäftigungen kommt Ihr Kind auch sehr gut zur Ruhe. Bücher ansehen und sich später vorlesen lassen, ist die beste Möglichkeit zu einem intensiven Kontakt und der Start zur Freude am Lesen.

Einige sehr beliebte Spiele sind für das Erlernen des Greifens und Hantierens mit Ge-

genständen in diesem Alter allerdings ungünstig:

- Das Wegrollen und Werfen eines Balles ist zwar sehr lustig für Ihr Baby, aber es hat Tücken. Der Ball ist in diesem Alter noch kein guter Spielpartner, weil er nicht bleibt, sondern davon rollt. Das animiert das Baby hinterherzukriechen, aber sobald es ihn erreicht hat, ist er schon wieder weg. Die gesamte Aktivität geht nicht hin zum Kind, sondern weg von ihm und es wird immer hektischer. Das Runde hat keine Angriffsfläche, sodass es nicht zugreifen und festhalten üben kann.
- Das Ballwerfen führt bei vielen Kindern zur Freude am Wegwerfen. Und so wundern sich viele Eltern, dass Ihr Baby beginnt, alles Mögliche durch die Gegend zu werfen.
- Erst wenn sich Ihr Baby allein hinsetzen kann, sind Ballspiele, aber auch nur zu zweit, sinnvoll. Rollen oder geben Sie den Ball zwischen sich hin und her. Danach räumen Sie ihn besser weg. Beim ziellosen Herumwerfen in der Wohnung ist Schaden vorprogrammiert. Trotzdem bleibt der Ball ein wichtiger Lern- und Spielgegenstand. Später, wenn das Kind größer ist, sind Bälle ideal für draußen. Dort darf Ihr Kind den Ball nach Herzenslust rollen und werfen, ihm hinterherlaufen und ihn schießen und wird vielleicht ein guter Fußballspieler werden.
- Wegwerfen und Umwerfen werden auch gern mit Türmen aus Bauklötzen gespielt. In diesem Alter kann Ihr Baby jedoch noch keine Gegenstände aufeinandersetzen. Also wird es Ihren liebevoll aufgebauten Turm mit größter Freude wieder und wie-

❯❯ Ihr Baby hält Gegenstände fest und untersucht sie mit den Händen und mit dem Mund.

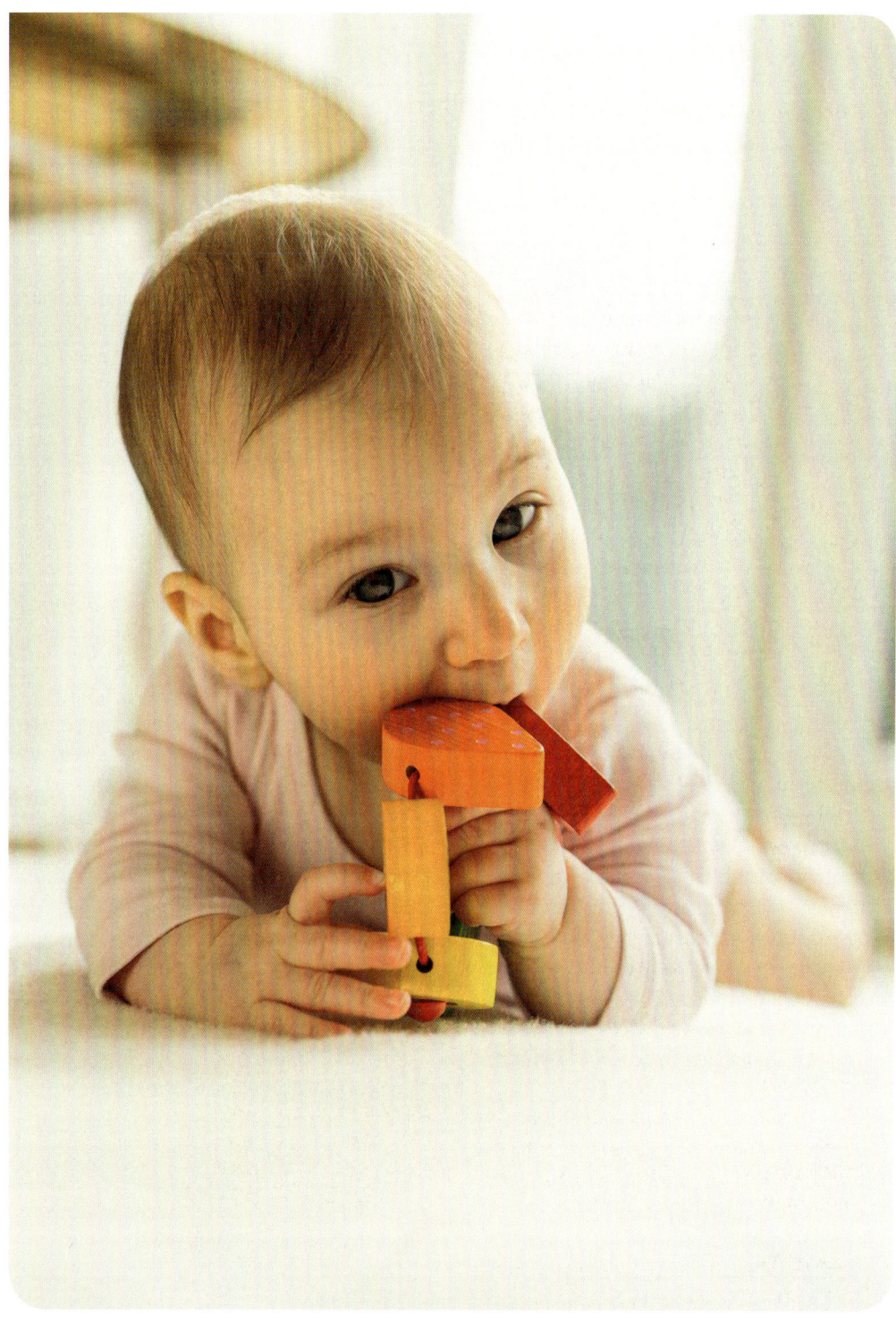

der umwerfen und zerstören. Auch dabei, so wie beim ziellosen Herumwerfen
des Balles, lernt das Kind, ungezielt und
impulsiv zu agieren. Die Fähigkeit zum
Turmbauen entwickelt sich frühestens ab
dem 1. Lebensjahr mit viel Konzentration
und Feinmotorik. Ihr Kind beginnt damit,
dass es zunächst zwei Klötzchen aufeinan-
dersetzt. Bis zum 2. Lebensjahr steht dann
nach und nach der ganze Tur, ohne umzufallen.

- Geben Sie Ihrem Baby Bauklötze, damit es
  sie halten lernt. Es verfeinert seine Feinmotorik, indem es sie dreht und wendet.
  Es übt Zielsicherheit, indem es sie gegeneinander klopft. Sie werden hin- und her-
  geschoben und irgendwann bestimmt
  auch in eine Schüssel eingeräumt.

Spiele für den Boden

Auf dem Boden ergeben sich ständig neue
Spiele und Möglichkeiten zur gemeinsamen
Beschäftigung. Warten Sie einfach ab, was
Ihr Baby tut und begleiten Sie es spielerisch:

- Die Bauchlage wird immer stabiler. Ihr
  Baby stützt sich auf die Unterarme und
  verlagert sein Gewicht. Es liegt seitlich abgestützt mal auf dem einen, mal auf dem
  anderen Unterarm. Es bewegt sich im
  Kreis um sich selbst und holt sich mit dem
  sogenannten »Kreiskriechen« Dinge heran.
  Legen Sie ihm deshalb auch Gegenstände
  an seine Seiten. Wie ein kleiner Kreisel
  wird es sich um sich selbst drehen, um sie
  zu erreichen.
- Stabilisieren Sie seine Seitenlagen, auf denen es sich immer öfter ausruht. Legen Sie
  sich dazu und schmusen Sie miteinander,
  Nase an Nase, Stirn an Stirn.
- Ihr Baby kommt zur Ruhe und zu sich,
  wenn Sie es, auf dem Rücken liegend, mit
  Ihren Beinen eng umschließen. In der Be-

Achtung beim »Hoppe-Reiter-Spiel«

Wenn am Ende der Reiter »plumps«
macht, drücken Sie Ihr Baby besser
fest an sich, anstatt es rückwärts fallen zu lassen und am Ende aufzufangen. Das Fallenlassen führt oft
dazu, dass sich Babys, sobald sie allein sitzen oder sich hinstellen können, einfach nach hinten fallen lassen.
Genauso geschieht es auch bei Luft-
fang-Spielen. Kinder lassen sich arg-
los aus größeren Höhen fallen, da sie
gelernt haben, dass sie aufgefangen
werden.

grenzung spürt es sich selbst und nimmt
Ihre Nähe besonders deutlich wahr. So
können Sie sein Gebrabbel imitieren und
ihm neue Geräusche vormachen, seinen
Körper streicheln, massieren, klopfen und
drücken, Hände und Füße zeigen und miteinander spielen lassen. Kein Spielzeug
kann diesen tiefen Kontakt ersetzen.

- Sitzen Sie angelehnt und legen Sie Ihr
  Baby auf Ihre Beine. Schaukeln und rütteln
  Sie es sanft auf den Knien hin und her. Damit möchte es gar nicht mehr aufhören. Es
  wird Ihnen nichts weiter übrig bleiben, als
  das »Hoppe-Reiter-Spiel« zu beginnen. Dabei werden Tiefen- und Gleichgewichtssinn
  intensiv stimuliert.
- Ihr Baby liebt es, wenn Sie mit ihm auf
  dem Arm herumtanzen, rhythmisch nach
  Musik, wenn Sie es durch die Wohnung
  tragen und alle möglichen Dinge berühren
  und untersuchen lassen, wenn es aus dem
  Fenster schauen und alles beobachten
  darf, was sich draußen bewegt. Jede neue
  Erfahrung wird uneingeschränkt über alle

Sinne an das Gehirn weitergeleitet und für immer gespeichert.

Auch Ihr Baby braucht Pausen

Die Aufnahmefähigkeit Ihres Babys hat inzwischen so immens zugenommen, dass sein kleines Gehirn immer wieder Pausen braucht. So liegt Ihr Baby manchmal einen Moment ganz abwesend, so als ob es träumte, oder es schläft einfach ein. In diesen Momenten versorgt sich sein Gehirn besonders konzentriert mit Sauerstoff, um die neuen Eindrücke zu verschalten und zu ordnen.

- Sie werden sehen, dass sich Ihr Baby zeitweise ganz allein mit sich beschäftigt. Es schaut umher, beobachtet Sie nur, spielt mit den Händen und Füßen. Lassen Sie es und respektieren Sie sein Bedürfnis nach kleinen Auszeiten. Geben Sie ihm Raum für Eigeninitiative und Selbsterfahrung.
- Wenn Ihr Kind zwischendurch im Bett wach wird und Sie hören es vor sich hin brabbeln, an den Fingern lutschen oder am Bett herumklopfen, dann warten Sie ab. Oft schläft es wieder ein. Selbst wenn es sich morgens vor der ersten Mahlzeit noch nicht sofort meldet, halten Sie sich noch etwas zurück und warten Sie ein wenig ab.

Intensiver Kontakt, aber ebenso das Gefühl für Zurückhaltung sind die beste Mischung für eine gute Persönlichkeitsentwicklung Ihres Kindes.

Setzen Sie Grenzen

Die Neugier und der Forscherdrang Ihres Babys lassen keine Grenzen zu. Aber zu seinem Unwillen und zu seiner Empörung sind Grenzen genauso wichtig wie alles Neue und Interessante, das ihm gefällt. Es wird lernen müssen, dass nicht alle Wünsche erfüllt werden können, dass es manchmal ein bisschen Geduld aufbringen und warten muss, dass es nicht alles anfassen und mit allem hantieren darf. Eine ganze Menge Einschränkungen in einer Welt, die so faszinierend ist und zu allem einlädt!

Inzwischen versteht Ihr Kind seinen Namen und reagiert auf ihn. Es ist gut, wenn Sie Ihr Baby früh mit den Worten »Stopp«, »Halt«, »Komm« und »Lass das schön sein« auf Gefahren aufmerksam machen und es von dort wegholen.

Allein die Worte reichen in diesem Alter allerdings noch nicht ganz aus. Sie wirken nur auf einen Fernsinn, nämlich auf das Hören. Das Baby benötigt intensivere Hinweise. Deshalb nehmen Sie zur Verstärkung Ihrer Anordnung die Nahsinne dazu. Ergreifen Sie gleichzeitig mit den Worten seine Hand und wenden Sie das Kind ab. Damit hört und spürt es gleichzeitig, was es tun soll. So erreichen Sie viel mehr, als wenn Sie es mit einem beiläufigen »Nein« aus der Distanz von etwas abhalten wollen.

Im Moment, in dem Sie wegsehen, wird es sich natürlich wieder an das Verbotene heranpirschen. Seien Sie dann sofort wieder zur Stelle mit den gleichen Worten und der gleichen Berührung. Ihr Baby lernt durch Wiederholungen. Mit viel Geduld wird Ihr Kind Ihre Aufforderungen mit der Zeit als verlässlich und glaubhaft verstehen.

Ihr Baby hört und fühlt Sie und wird Sie als Bezugsperson respektieren, die es leitet und richtige Entscheidungen trifft. Es wird bald bei Verboten, die Sie ihm aus einiger Entfernung zurufen, zu Ihnen hinschauen und Dinge wirklich lassen.

U5-Check: 6.–7. Lebensmonat

Zwischen der U4 und der jetzt anstehenden U5 liegen mindestens drei Monate der weiteren Entwicklung und Reifung Ihres Babys.

Sie als Eltern sind, wie jedes Mal, gespannt, was bei dieser Untersuchung auf Sie zukommt und wie Ihr Kind mitmacht. In den allermeisten Fällen zeigt das Baby keine Auf-

❤ Mit dem gelben Heft können Sie die Entwicklung Ihres Babys sehr gut beobachten.

KINDER-UNTERSUCHUNGSHEFT
GEMEINSAMER BUNDESAUSSCHUSS

Name: _____

Vorname: _____

Geburtstag: _____

Straße: _____

Wohnort: _____

Bringen Sie Ihr Kind zur Untersuchung:

U2 3. – 10. Lebenstag	vom:	bis:	
U3 4. – 5. Lebenswoche	vom:	bis:	
U4 3. – 4. Lebensmonat	vom:	bis:	
U5 6. – 7. Lebensmonat	vom:	bis:	
U6 10. – 12. Lebensmonat	vom:	bis:	
U7 21. – 24. Lebensmonat	vom:	bis:	
U7a 34. – 36. Lebensmonat	vom:	bis:	
U8 46. – 48. Lebensmonat	vom:	bis:	
U9 60. – 64. Lebensmonat	vom:	bis:	

Diese Untersuchungstermine sollten Sie im Interesse Ihres Kindes bitte genau einhalten.

Wichtige Hinweise auf der folgenden Seite!

Beschlussdatum: Juni 2008

Herausgeber: Gemeinsamer Bundesausschuss,
Postfach 120606, 10596 Berlin, www.g-ba.de

fälligkeiten und die Eltern bekommen die Bestätigung einer guten, regelgerechten Entwicklung.

Überprüfung der motorischen Entwicklung

Bei normaler Muskelspannung nimmt Ihr Kind beim Hochziehen zum Sitzen den Kopf gut mit und stützt sich mit noch leicht rundem Rücken nach vorn ab. Auf dem Bauch hält es sich mit den Händen sicher auf den Unterarmen und bahnt den Handstütz an. Es kann den Kopf in jeder Körperlage sicher halten und drehen. Es spielt mit den Füßen, bleibt auf den Seiten und bahnt das Rollen auf den Bauch an. Beim gehaltenen Hinstellen federt es und übernimmt kurz das Gewicht.

Wenn alle anderen Untersuchungspunkte regelgerecht sind, können Sie beruhigt sein.

Wenn Ihr Kinderarzt bei der letzten Vorsorgeuntersuchung Auffälligkeiten festgestellt hat und im Untersuchungsheft ein oder mehrere Kästchen angekreuzt hat, so wird er darauf jetzt sein besonderes Augenmerk legen. Bei einer Entwicklungsverzögerung kann es sein, dass Ihr Baby jetzt alle Anforderungen der vorausgegangenen U4 erfüllt. Das ist beruhigend und Sie können damit rechnen, dass Ihr Kind die physiologischen Vorstufen der motorischen Entwicklung, wenn auch verzögert, durchlaufen wird.

Sollte dem Kinderarzt jetzt bei der U5 etwas bezüglich der Motorik und des Nervensystems auffallen, wird er ein oder mehrere Kästchen ankreuzen, das weitere Vorgehen mit Ihnen besprechen und eine Therapie bei speziell ausgebildeten Kinder-Physiotherapeuten empfehlen. Vielleicht zeigt Ihr Baby einige der folgenden Auffälligkeiten:

Hypotonie:
- Das Baby liegt mit wenig Spannung auf dem Untersuchungstisch.
- Es bewegt die Arme kaum, die Beine liegen in Froschhaltung.
- Beim Hochziehen zum Sitzen hilft es nicht mit. Der Schulterzugreflex ist schwach oder fehlt.
- Der Kopf wird kaum oder nur mit Anstrengung einen Moment mitgenommen, meist zur Seite gekippt.
- Den Lageveränderungen setzt es wenig Widerstand entgegen. Das Auslösen der Muskeleigenreflexe ist schwach oder fehlt.

Hypertonie:
- Das Baby liegt angespannt in stark ausgeprägter Streck- oder Beugehaltung auf dem Untersuchungstisch.
- Im Sitzen hat es die Tendenz zur Überstreckung.
- Wird es aufgestellt, so zeigt es eine steife Streckung der Beine und überkreuzt sie eventuell dabei.
- Die Muskeleigenreflexe können gesteigert sein und es kann zu anhaltenden Zuckungen (Kloni) kommen.

Bewegungsarmut kann durch den Hypotonus bedingt sein. Die Bewegungsarmut einzelner Extremitäten könnte aber auch auf eine teilweise motorische Störung hinweisen. Teilen Sie dem Arzt mit, wenn Ihnen im Alltag fehlende oder vernachlässigte Bewegungen aufgefallen sind.

Bewegungsunruhe könnte mit der Hypertonie einhergehen.
- Das Baby rudert mit seinen Extremitäten und es kann zu anhaltendem Muskelzittern (Tremor) kommen.

- Die Muskelspannung (Tonus) wechselt zwischen sehr starker Anspannung und Erschlaffung. Auffällig ist die Schreckhaftigkeit.

Konstante Asymmetrie:
- Das Baby hat eine verkürzte Seite und kann sie nicht aktiv ausgleichen.
- Der Körper nimmt durch die verstärkte Muskelspannung (Tonus) einer Seite eine C-Form ein.
- Strampeln und Armbewegungen sind asymmetrisch.
- Die Fechterposition (ATNR) (Seite 26) könnte noch vorhanden sein.

Kopfkontrolle: Bei den Verlagerungen der Körperhaltung fehlt die Fähigkeit, den Kopf in der neuen Position sicher zu halten.

Abstützen: Bei der Untersuchung der Stützbereitschaft aus der Bauchlage kann sich das Baby nicht mit geöffneten Händen und aufgerichtetem Kopf von der Unterlage hochdrücken.

Gezieltes Greifen:
- Das Baby greift nicht nach angebotenen Gegenständen.
- Gezieltes Zugreifen mit der ganzen Hand links und rechts fehlt.

Wenn ernsthafte Erkrankungen ausgeschlossen wurden, holen die meisten Babys im Laufe der Zeit mit Begleitung durch eine Kinder-Physiotherapeutin die Entwicklungsverzögerungen sehr gut auf. In die Therapie werden die Eltern eingebunden. Sie lernen Übungen und ein gutes Handling und können so zu Hause helfen, die Defizite zu regulieren und die Bewegungen anzubahnen.

8.–12. Lebensmonat

Ihr Baby wird jetzt richtig mobil: Es beginnt zu krabbeln, setzt sich alleine hin und zieht sich an Gegenständen hoch. Bald kann es alleine laufen.

In den nächsten vier Monaten, zwischen dem 8. und 12. Lebensmonat, entwickeln sich gesunde Babys in sehr unterschiedlicher Geschwindigkeit. Wenn Ihr Baby alle Vorstufen chronologisch durchläuft, ist es unwichtig, wann es den nächsten Schritt macht. Ein Baby krabbelt vielleicht schon ab dem 8. Monat und läuft mit zwölf Monaten. Ein anderes rollt und robbt länger, krabbelt erst ab dem 12. Monat und läuft vielleicht erst mit 20 Monaten. Beide sind gesund und entwickeln sich regelgerecht. Das etwas langsamere Baby hat seine Gründe für eine längere Vorbereitung am Boden. Es könnte sich um einen hypotonen Grundtonus der Muskulatur handeln, der einfach diese Zeit benötigt. Der kindliche Organismus weiß genau, wie lange er braucht, um gute Bewegungen zu speichern. Übrigens konzentriert sich die Energie der etwas langsameren Babys oft auf andere Fähigkeiten, mit denen sie den motorischen Frühentwicklern dann voraus sind, z. B. mit der Feinmotorik, der Sprache oder dem Reaktionsvermögen. Es gibt also keinen Grund zur Sorge.

Babys Entwicklung

Gern werden gleichaltrige Kinder miteinander verglichen. Manchmal besteht sogar ein Wettbewerb unter Müttern, welches Kind am schnellsten und besten in seiner Entwicklung ist. Da wird verglichen und bewertet. Wer jedoch die Entwicklungsgrundlagen kennt, wird sich an diesem Konkurrenzkampf nicht beteiligen.

Den Augen entgeht nichts

Die Sehfähigkeit Ihres Kindes macht große Fortschritte. Die sechs Augenmuskeln sorgen dafür, dass es in allen Ebenen Gegenstände verfolgen kann. Die Sehschärfe wird bis zum 3. Lebensjahr noch zunehmen, aber schon mit zwölf Monaten sieht es fast so gut wie ein Erwachsener. Für das Untersuchen von Gegenständen waren bisher Hände und Mund zuständig. Jetzt sind es die Augen, die alles erforschen und Ihr Baby auf Entdeckungstour locken. Die Umgebung wird immer reizvoller.

»Mama«, »Papa«. Je mehr Sie mit ihm sprechen und je mehr es aus seiner Umgebung hört, umso mehr wird es seine Sprachversuche erweitern.

Auf dem Weg zum Krabbeln

Ihr Baby entdeckt in diesem Alter unterschiedliche Möglichkeiten, um vorwärtszukommen. Vielleicht zieht es seinen Körper mit beiden Armen gleichzeitig vorwärts. Oder es zieht mit einem Ellenbogen und stößt sich gleichzeitig mit dem gegenüberliegenden Fuß ab. Dieses unkoordinierte Kriechen behält es manchmal bis zum Krabbeln bei. Das ist unbedenklich, denn mit dem Beginn des Krabbelns wird es Arme und Beine koordiniert einsetzen.

Manche Babys kommen sofort mit dem Robben, wie ein kleines Reptil, vorwärts. Sie beugen und strecken abwechselnd Ellenbogen und Knie diagonal, wobei sie den Körper leicht hin- und herdrehen. Meistens entwickeln sich diese unkoordinierten Varianten ebenfalls zum koordinierten Robben weiter und die Babys sind mit der Zeit wieselflink unterwegs.

Bald drückt Ihr Kind den Oberkörper mit gestreckten Armen und offenen Händen vom Boden ab. Es lernt, die Hände einzeln anzuheben und zu den Seiten zu tapsen. Bevor es vorwärts geht, wandert es zunächst im Kreis um den Körper herum. Das sogenannte »Kreiskrabbeln« dient als Vorbereitung für die Hände zum Vorwärtskrabbeln. Manchmal probiert Ihr Baby auch schon kurz, dabei die Knie unter den Körper zu ziehen. Erst wenn seine Koordination und Körperkontrolle gut aufeinander abgestimmt sind, hält es sich immer länger stabil auf Händen und Knien. Es beginnt sogar, darauf vor- und zu-

Wie magnetisch fühlt es sich zu Gleichaltrigen hingezogen. Die Babys robben oder krabbeln aufeinander zu, betrachten sich lange und berühren sich vorsichtig bis heftig. Gegenüber fremden Erwachsenen zögert Ihr Kind noch. Es sind nicht die vertrauten Gesichter der Eltern, sie sind fremd und könnten bedrohlich sein. Jetzt beginnt das »Fremdeln«. Besuchern hilft Ihr Hinweis, etwas Abstand zu halten und Ihrem Baby Zeit zu lassen, sich mit ihnen über die Distanz vertraut zu machen.

Ihr Baby hört hin

Die Reaktionen Ihres Babys auf Gehörtes verstärken sich. Am liebsten mag es nach wie vor Stimmen. Es wendet den Kopf sofort dem Sprechenden oder Singenden zu. Es imitiert immer mehr neue Laute und probiert einfache Silben ohne Unterlass aus. Die Mundmuskulatur wird immer ausgeprägter. Blasen machen und Sprudeln mit Speichel ist das neue Spiel. Ihr Kind brabbelt ständig, mal laut mal leise, allmählich auch gezielt, rückzuschaukeln. Unermüdlich und überall drückt es sich hoch und »rockt« vor sich hin. Keine Anstrengung ist ihm zu viel, um damit das Vorwärtskrabbeln gründlich vorzubereiten.

Nach einigen Tagen oder auch Wochen traut sich Ihr Baby, eine Hand und das gegenüberliegende Knie vorzusetzen, anfangs noch unsicher tastend und wackelig. Dass es dabei noch öfter auf den Bauch oder auf sein Kinn plumpst, regt seinen Übungseifer erst recht an. Unermüdlich stemmt es sich wieder hoch und versucht weitere Krabbelschritte. Es geht immer besser, rechts und links im Wechsel, und immer schneller. Ab jetzt sind Rollen, Robben und Rocken Vergangenheit. Jetzt erst ist es soweit. Der Rücken ist kräftig und gerade, die Schultern sind gut aufgerichtet. Ihre Begeisterung und Ihr Lob bestärken Ihr Kind, nicht mehr mit dem

Krabbeln aufhören zu wollen. Es ist begeistert von seinem neuen Können und mächtig stolz. Und es krabbelt überall hin hinter Ihnen her.

Ihr Baby setzt sich hin

Ein weiterer großer Entwicklungsschritt schließt sich direkt an, nämlich das selbständige Hinsetzen. Dabei dreht sich Ihr Baby vom Krabbeln um und setzt sich auf seinen Popo. Dafür musste es in der langen Zeit am Boden, mit den vielen chronologischen Vorstufen, sein Körpergefühl und sein Gleichgewicht zunächst gut ausprägen. Nur noch selten ist es so unterwegs. Bei Unsicherheit kann sich Ihr Kind sogar schon stabil halten und stützt sich mit den Händen nach vorn, zu den Seiten oder nach hinten ab. Es perfektioniert die Übergänge vom Sitzen zum Krabbeln und vom Krabbeln zurück zum Sitzen. Dabei dreht es sich über die Halbdrehung mal über die rechte, mal über die linke Seite. Es krabbelt zu interessanten Dingen, nimmt sie, setzt sich hin und untersucht sie.

❥ Ihr Baby stemmt sich auf die Hände hoch.

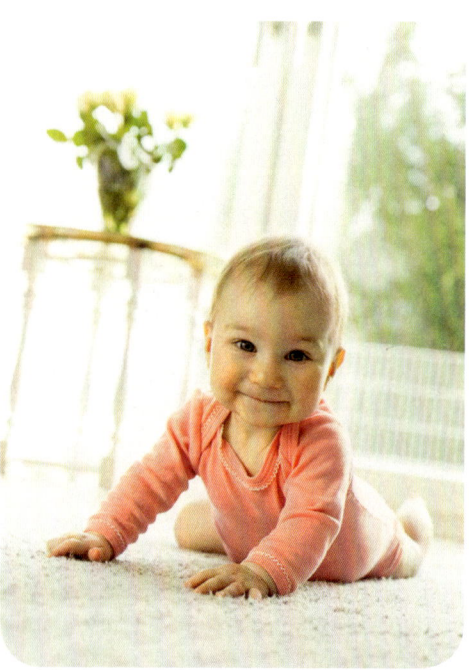

❥ Es setzt eine Hand und das gegenüberliegende Knie nach vorne.

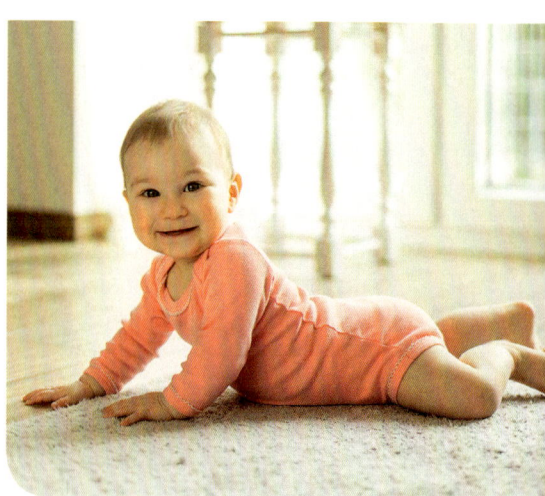

Babys Finger sind sehr geschickt

Die grobmotorischen Vorstufen haben das Gehirn außerdem so weit ausgebildet, dass Ihr Baby nun fähig ist, filigrane, abgestufte und kraftdosierte Handlungen zu beginnen. Beide Hände können frei hantieren. Seine Fingerfertigkeit begeistert und fasziniert Ihr Baby. Dabei reicht ihm meistens schon ein gut greifbarer Gegenstand, mit dem es sich ausführlich beschäftigt.

Ihr Baby findet Dinge interessant, die wir Erwachsenen gar nicht wahrnehmen. An einem Tuch sucht es gezielt den Zipfel oder die kleine Waschanleitung. Kleinste Fussel, Krümel oder Staubflocken erregen seine Aufmerksamkeit, als wüsste es ganz genau, dass es so seinen Daumen und Zeigefinger trainieren kann. Zunächst führt Ihr Baby sie noch gestreckt aufeinander zu und greift

wie mit einer Pinzette zu. Deshalb wird dieser Griff auch »Pinzettengriff« genannt.

Mit der Zeit werden Daumen und Zeigefinger immer geschickter. Ihr Baby führt sie bald gebeugt mit den Fingerspitzen zusammen und kann, wie mit einer Kneifzange, feinste Dinge von flachem Untergrund aufpicken. Diese Fähigkeit wird »Zangengriff« genannt.

All das, womit Sie hantieren, will es nun auch haben. Während der ganzen Zeit am Boden wollte Ihr Baby wahrscheinlich gerne Knöpfe drücken, an Verschlüssen drehen und Dinge ausräumen, aber das konnte es noch nicht. Jetzt wird es das nachholen.

Ihr Kind möchte auch gern mit am Tisch sitzen und mit den Händen essen. Es liebt es,

❧ Mit kräftig aufgestützten Armen kann Ihr Baby die Knie heranziehen.

❧ Es setzt die Hand und das Knie diagonal vor und … krabbelt los!

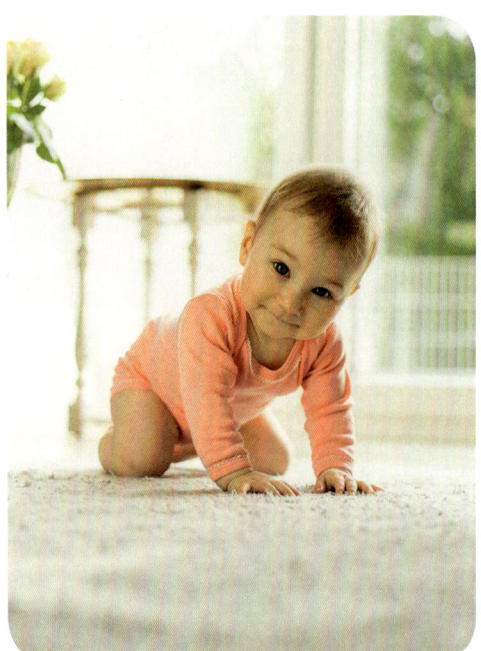

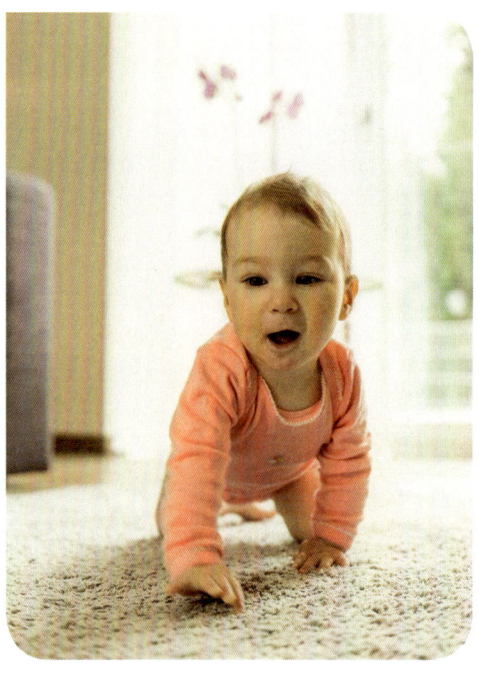

kleine Happen vom Teller zu nehmen und allein in den Mund zu stopfen. Dabei möchte es auch die Konsistenz durch Zerquetschen und Matschen zwischen den Fingern erforschen. Sie als Eltern müssen jetzt wieder einiges aushalten. Aber all das gehört zu seinem Erfahrungsschatz. Machen Sie mit Ihrem Baby an einem anderen Platz ausgedehnte Matschspiele für seine Hände, dann spielt es vielleicht weniger mit dem Essen.

Das geschickte Zugreifen animiert Ihr Kind auch, geschicktes Loslassen zu üben. Das tut es, indem es Dinge von oben hinunterfallen lässt, und Sie sollen die Sachen ständig wieder aufheben und ihm zurückgeben, damit es sie aufs Neue fallen lassen kann. Schwungvolles Werfen wird auch ausprobiert. Sie werden beurteilen können, wann es jeweils genug ist, und Ihrem Kind sanft und bestimmt Grenzen aufzeigen.

❤ Ihr Kind krabbelt gezielt auf Gegenstände zu.

Es geht aufwärts – im wahrsten Sinne des Wortes

Die Phase des Hochziehens beginnt etwa ab dem 10. Monat, manchmal früher, manchmal später. Manche Babys krabbeln direkt zu Gegenständen hin und ziehen sich auf die Knie. Andere Babys verharren viel länger in der horizontalen Krabbelphase. Das ist ebenso gut. Damit reifen Gleichgewicht, Gelenkkoordination und Muskulatur endgültig, und Ihr Baby kann sich sicher und stabil aufrichten. Seine körpereigene Intelligenz zeigt Ihrem Kind ganz genau, wann es sich den nächsten Schritt zutrauen kann, denn es folgt seinem eigenen Entwicklungsprogramm.

Jetzt oder etwas später möchte Ihr Baby hoch in die Senkrechte. Damit hat es reichlich zu tun. Es ist bewundernswert, mit wel-

❤ Dann stellt es einen Fuß vor und steht im Ein-Knie-Stand.

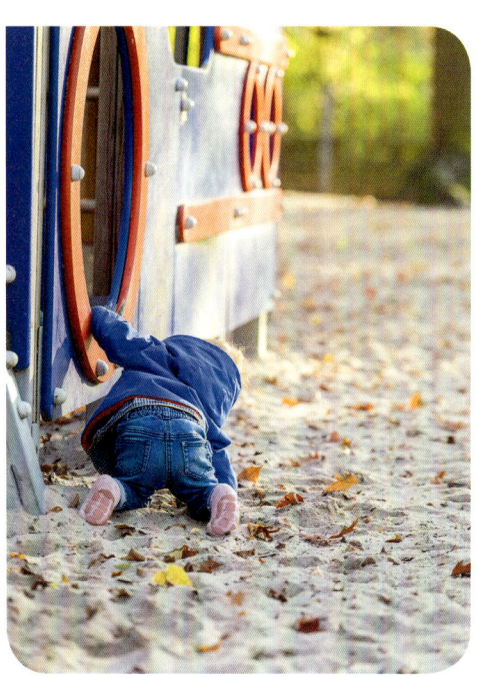

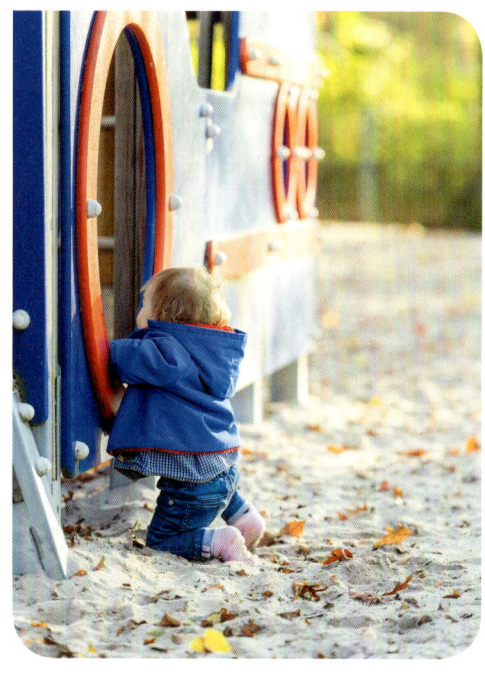

chem Ideenreichtum Ihr Kind versucht, seinen kleinen Körper zu ordnen. Es bringt Arme und Hände, Beine und Füße in alle möglichen Positionen, um sich aufzurichten. Es entdeckt ganz alleine Hilfen, die sich ihm zum Hochziehen anbieten könnten: Couch, Tisch, Stuhl und was sonst noch alles höher ist als Ihr Baby, laden es dazu ein, nach oben zu kommen. Sie dürfen es ab jetzt keinen Moment mehr aus den Augen lassen. Achten Sie auf Gefahren, aber erlauben Sie Ihrem Kind auch seine beharrlichen Bemühungen, selbst auf die Füße zu kommen. Greifen Sie erst ein, wenn seine Lage zu riskant wird.

Es ist beeindruckend, sein geschicktes Vorgehen zu beobachten: Erst richtet Ihr Baby seinen Oberkörper auf den Knien auf. Von hier aus kommt es leicht zurück zum Krabbeln, um sich an einem anderen Gegenstand wieder auf die Knie hochzuziehen. Mit dem

❤ Es ist geschafft: Ihr Kind kann stehen!

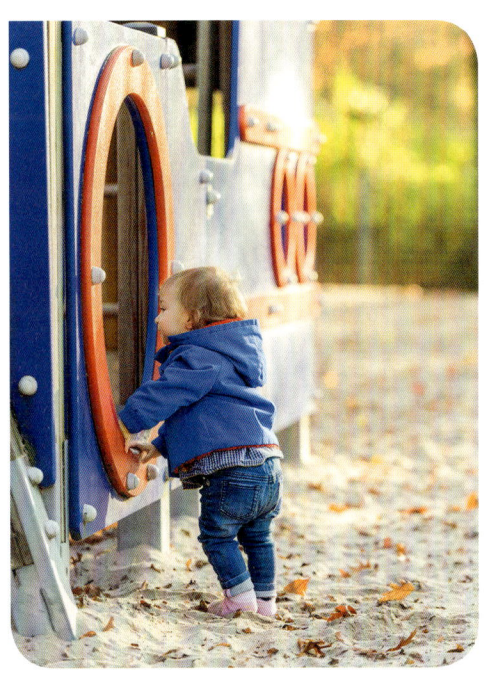

Kniestand werden die Hüft- und Gesäßmuskeln endgültig gekräftigt. Sie sichern die stabile Aufrichtung des Körpers.

Irgendwann setzt es dann einen Fuß vor und steht auf einem Knie und einem Fuß. Es balanciert den »Ein-Knie-Stand« aus und trainiert dabei seinen Gleichgewichtssinn. Das macht es für einige Zeit mal mit dem rechten, mal mit dem linken Fuß. Schließlich drückt es sich mit einem Fuß hoch. Gleichzeitig, meistens stöhnend und ächzend, hilft es sich dabei mit den Händen und zieht sich an einem Gegenstand wie Tisch oder Couch hoch. Ihr Baby leistet Unermessliches. Sein Entwicklungsprogramm fordert es auf, jede Anstrengung in Kauf zu nehmen. Und es wird belohnt mit dem Stehenkönnen und dem Lob und der Freude von Mama und Papa.

Das Herunterkommen besteht anfangs aus einem Zurückplumpsen auf den Popo, aber nach kurzer Zeit setzt Ihr Baby ein Bein zurück und kommt über den Ein-Knie-Stand wieder herunter auf die Knie. Es benutzt die gleiche Gelenkstellung wie beim Hochkommen. Hinstellen und Heruntergehen ist seine neue Beschäftigung. Das Herunterkommen wird immer sicherer und schon krabbelt Ihr Baby zum nächsten Ziel, an dem es sich hochziehen kann.

Sein Bewegungsprogramm hat indes noch einige andere Möglichkeiten zur Aufrichtung parat. Aus der Krabbelposition heraus, ohne sich an etwas festhalten zu müssen, kann sich Ihr Kind plötzlich freihändig auf die Knie aufrichten. Es steht auf den Unterschenkeln, die ihm zunächst noch eine größere Auflagefläche bieten, als seine kleinen Füße. Eine schlaue Idee, den Körper erst einmal auf einer kräftigeren Basis frei aufzustellen. Ihr Kind übt die Stützbereitschaft

Die Bedeutung von Hören und Sehen für die Motorik

Hören und Sehen, die beiden großen Fernsinne, bringen uns in Bewegung. Sie machen uns auf Objekte aufmerksam, mit denen wir eine Verbindung aufnehmen wollen.

Hören und Sehen geben dem Gehirn den Impuls, eine Bewegung in Richtung von Dingen einzuleiten, die uns interessieren. Wir bewegen unsere Augen, unseren Kopf und unseren ganzen Körper zu dem hin, was wir hören oder sehen.

So stehen, neben den Bewegungen, mit denen Ihr Baby auf die Stimulation der Nahsinne reagiert, auch die Wahrnehmung entfernter Dinge durch die Augen und die Ohren in direktem Zusammenhang mit der Motorik.

Das Hören

Das Hören bestimmter Geräusche lösen bei einem Ungeborenen bereits vor der Geburt Bewegungen aus. Eltern berichten, dass ihr Baby, sobald es abends die Stimme des Papas hört, kräftig anfängt zu strampeln. Oder dass es sich bei bestimmter Musik anders und kräftiger bewegt als sonst.

Bereits in der ersten Lebenswoche nach der Geburt ist das Hören voll ausgeprägt und das Baby reagiert sehr bald mit kleinen Bewegungen des Kopfes in die Richtung, aus der die Stimme der Mutter kam. Bald imitiert es mit Mundbewegungen die Laute, die es von der Mutter hört. Später dreht es den ganzen Körper neugierig in die Richtung, aus der Geräusche kommen, und mit zunehmender Bewegungsfähigkeit wird es hinkriechen, -krabbeln oder -laufen.

Ihr Baby bringt auch Gegenstände über das Hören in Bewegung. Jeder Gegenstand, der es ein Geräusch erahnen lässt, wird bewegt, geschüttelt oder gerasselt. Ihr Kind erzeugt Geräusche mit klopfenden Bewegungen der Hände und Füße. Das Hören von Musik regt es an, rhythmische Bewegungen mit dem ganzen Körper zu machen und später auch zu tanzen. Mit spielerischen Bewegungsliedern koordiniert es Gehörtes mit Bewegungen und schwingt die Arme im Takt der Musik.

Das Hören und seine motorischen Reaktionen darauf sind von größter Bedeutung für die Koordinationsfähigkeit und Geschicklichkeit des Kindes. Die feinmotorische Vollendung dieser Fähigkeiten finden wir später, wenn es gehörte Texte mit Schreibbewegungen zu Papier bringen kann z. B. bei einem Diktat.

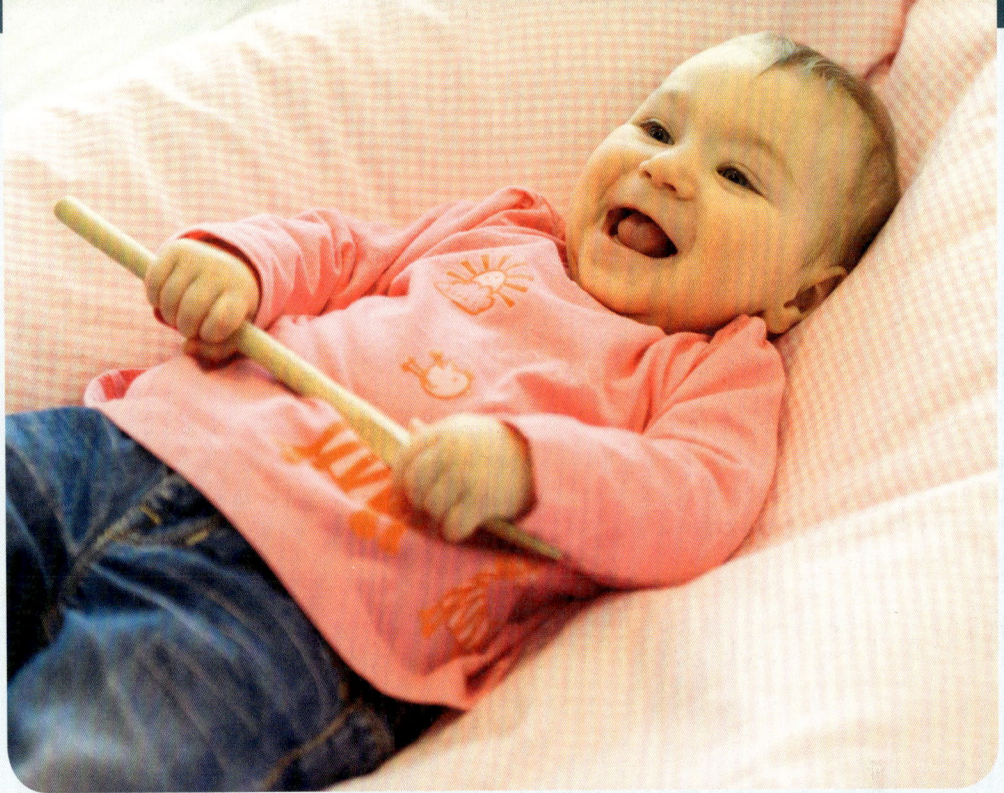

Das Sehen

Das Sehen hat eine noch größere Auswirkung auf die motorische Entwicklung als das Hören. Ihr Baby lernt durch das Abgucken von Bewegungsabläufen und Handlungen, seine Motorik zu erweitern und zu verfeinern.

Auch hier fängt alles zunächst im Kleinen an. Die ersten Bewegungen, die Ihr Baby durch das Hinsehen macht, sind ebenfalls Bewegungen des Mundes. Es sieht die Mundbewegungen der Mutter und imitiert sie. Es zappelt vor Freude mit Armen und Beinen, wenn es die Mama sieht. Bald schaut es seinen Händen hinterher. Je mehr es seine Sehfähigkeit in die Weite entwickelt, desto mehr wird es sich auch dorthin bewegen wollen.

Mithilfe des Sehens schätzt ihr Baby Entfernungen ein und plant daraufhin die Bewegung. Wichtig ist, dass Sie ihm, entsprechend seiner zunehmenden Sehfähigkeit, auch früh die Möglichkeit geben, sich zu dem Gesehenen hinbewegen zu können. Mit Rollen, Kriechen und Krabbeln will es erreichen, was es sieht. Dafür bietet der Fußboden als Lebensort die allerbeste Voraussetzung. Beim engen Tragen am Körper dagegen hat Ihr Kind nur die Möglichkeit, den Kopf zu wenden, aber sein Körper kann sich dem Gesehenen nicht nähern.

Die feinmotorische Vollendung des Sehens ist, wenn Ihr Kind später einen Text, den es entfernt an der Tafel liest, mit Schreibbewegungen auf ein Blatt Papier übertragen kann.

Die Nahsinne mit ihrer Stimulation über die Haut, die Gelenke und den Gleichgewichtssinn und das Hören und Sehen, mit ihrer Stimulation aus der Umwelt, ermöglichen uns im Zusammenspiel einen aktiven harmonischen Umgang mit unserem Körper und unseren Bewegungen.

mit den Händen, wenn es das Gleichgewicht verliert und vornüberkippt. Auch das ist eine gute Vorübung für das spätere Abstützen beim Hinfallen.

Manche Babys gehen sogar zunächst auf den Knien los. Schritt für Schritt mit schwingenden Ärmchen und drehendem Oberkörper ist das die Generalprobe für das spätere Gehen. Für kurze Pausen hocken sie sich auf die Fersen, um danach weiter zu marschieren. Ein besseres Training für Oberschenkel-, Hüft- und Gesäßmuskulatur gibt es nicht.

Der Bärenstand

Aus der Krabbelposition ergibt sich auch der Bärenstand. Wie ein kleiner Bär balanciert Ihr Kind seinen Körper nur noch auf Händen und Füßen. Auf so kleinen Stützen ist Wackeln und Umfallen unvermeidlich. Anfängliches Misslingen motiviert Ihr Baby erst recht und hindert es nicht daran, sich immer und immer wieder aufzurappeln, um die heikle Position erneut in Angriff zu nehmen. Alles hilft, sogar das kurze Abstützen mit dem Kopf.

Damit Sie ein Gefühl dafür bekommen, was Ihr kleines Kind da alles leistet, probieren Sie seine Bewegungen doch selbst einmal aus: Krabbeln, Aufstehen und Niederknien, auf den Knien gehen und dann auch noch auf Händen und Füßen, und das fast ohne Pause. Sie würden Ihren Fitnesstrainer verwünschen, wenn er Sie so durch die Gegend scheuchte. Man vergleicht das Tagespensum an Bewegungen eines Babys mit dem eines Hochleistungssportlers.

All diese vielfältigen dem Laufen vorangehenden Bewegungsabläufe dienen nur einem einzigen Zweck, nämlich dem Gehirn und seinen Zellen Reize zu geben, damit sich Synapsen bilden. Durch die Bewegung geben die Nahsinne dem Gehirn so viele Vernetzungsimpulse, dass sich Ihr Baby bald auf seinen beiden kleinen Füßen gerade und mit gutem Gleichgewicht halten kann. Es entwickelt ein Raumgefühl, kann sich in alle Richtungen sicher bewegen und so seine Wahrnehmungen und Fähigkeiten in allen Bereichen erweitern.

Krabbeln geht am besten

Das Krabbeln hat Ihr Baby inzwischen automatisiert und es ist im Moment seine sicherste und schnellste Fortbewegungsweise. Ihr Baby hat seinen Körper so gut im Griff, dass es neue Dimensionen ausprobiert. Es krabbelt unter Stühle und noch flachere Gegenstände, duckt sich ganz tief und schafft es, vorwärts oder rückwärts wieder hervorzukommen. Sein Erkundungsdrang ist grenzenlos. Kleine Kanten und Stufen locken.

❧ Aus dem Bärenstand drückt Ihr Kind sich hoch in den Stand.

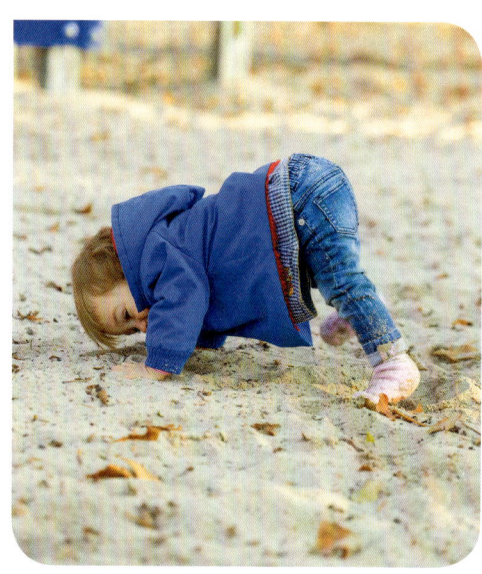

Lange bevor es auf geradem Boden vorwärts gehen kann, möchte es auf allen Vieren schon hoch hinaus. In einer Mischung aus Krabbelposition und Bärenstand tastet es sich mit den Händen auf die Höhe und holt nacheinander seine Knie hinterher.

Ihr Baby hängt sich gern an Ihr Hosenbein und versucht, mit Ihnen vorwärts zu tapsen. Es versucht auch, an Ihrer Hand vorwärts zu kommen. Damit muss es aber noch warten. Beim Gehen mit Hilfe wird sein Gleichgewichtssinn zu wenig gefordert und entwickelt. Außerdem ist es beim Herumführen an den Händen komplett abhängig von der haltenden Person. Lässt sie es los, fällt es hin. Es kann ja noch nicht einmal allein stehen. Wie soll es also dann schon laufen können? Wenn sich Ihr Baby an Ihrem Bein hochgezogen hat, gehen Sie am besten mit ihm wieder hinunter in die Hocke, damit es in seine sichere Krabbelposition zurückkommt.

Ihr Baby geht seitwärts

Je öfter Ihr Kind sich zum Stehen an Gegenständen hochzieht, umso mehr möchte es auch weiterkommen. Loslassen geht noch nicht, es landet auf dem Popo oder stützt sich schon geschickt auf die Hände ab. Seitwärts gehen, mit Festhalten, ist eine Alternative. Hand neben Hand und Fuß neben Fuß werden nacheinander zur Seite bewegt. Ihr Baby wandert hin und her und überwindet Zwischenräume, indem es sich mit langen Ärmchen von einem Halt zum anderen hinüberhangelt. Es entdeckt, dass nur eine Hand reicht, um sich herunterzubeugen. So kann es etwas fallen lassen und das allein wieder aufheben. Mal mit der rechten, mal mit der linken Hand trainiert es im Wechsel das Hinunterneigen zu beiden Seiten. Allmählich steht es lässig, nur noch mit dem

Becken an den Halt gestützt, um frei mit beiden Hände zu spielen.

Ihr Kind spürt genau, wann es Halt abbauen kann. Die Wand, an der es keine Kante umgreifen kann, reicht inzwischen aus. Mit den flachen Händen stützt es sich ab und wandert seitwärts um den Raum herum. Bald geht es sogar vorwärts und berührt nur noch mit einer Hand oder ein paar Fingern die Wand.

Ihr Baby steht frei auf den eigenen Füßen

Und dann lockt der Versuch doch, einen winzigen Moment loszulassen. Ihr Kind wackelt und hält sich schnell wieder fest. Immer öfter und überall probiert es das. Von der Wand löst es die Hände und findet noch einen tollen Trick heraus: Es lehnt sich mit dem Rücken gegen die Wand und löst sich leicht nach vorn. So pendelt es vor und zurück und die Momente, in denen es getrennt von der Wand stehen kann, werden immer länger. Ungezählte Male ist es völlig konzentriert und versunken in sein Stehgefühl auf den Fußsohlen von den Zehen bis zur Ferse. Es balanciert seine gesamte Körperlänge von etwa 75 bis 80 cm auf den kleinen Füßen, die etwa 10 bis 12 cm messen.

So eine statische Höchstleistung ist nur durch das lange vorbereitete Zusammenspiel der Nahsinne und des Gehirns möglich. Erst jetzt spielen Gelenkstellung und Muskelkraft im Einklang zusammen. Ihr Kind steht einen Augenblick frei, wenn auch der Gleichgewichtsinn noch dazulernen muss. Damit ist es am Anfang des aufrechten Vorwärtsgehens angekommen, den es in den nächsten Monaten noch an Sicherheit, Geschicklichkeit und Schnelligkeit verfeinern wird.

Hilfsmittel-Check

Für Kinder, die sich an Gegenständen hochziehen können, erste Stehversuche machen und zu laufen beginnen, hat der Handel viele sogenannte Hilfen im Angebot.

Baby-Rollator

Der »Baby-Rollator« oder »Lauflernwagen« ist vom Hersteller ab dem 1. Lebensjahr empfohlen. Es handelt sich dabei um eine bunte kleine Schubkarre aus farbigem Plastik mit einem runden Bügel zum Schieben. Die Karre ist ausgestattet mit vielen farbigen Klappen zum Öffnen und Schließen, blinkenden bunten Lichtern, Tiergeräuschen und Musik. Laut Hersteller sollen die Geräte die Freude am Stehen anregen und das Gehen fördern. Das Kind kann sich an allen Seiten und am Bügel daran hochziehen. Ohne Bremsen, mit leicht gängigen Rädern rollt das Gerät aber bereits beim Hochziehen und während des Spielens an den bunten Dingen hin und her.

Eine schlichtere Ausführung ist ein rechteckiger Kasten mit vier Rädern und einer Schiebestange in Brusthöhe. Beim Schieben bekommt die Karre Tempo und fährt mit Schwung gegen alle Hindernisse. Verschrammte Möbel und Wände sind die Folge.

Der Baby-Rollator ist ein bedenklich instabiles Aufrichte- und Fortbewegungsmittel. Dass der Hersteller einen deutlichen Warnhinweis geben muss, deutet darauf hin, dass es sich hierbei tatsächlich um einen gefährlichen Gegenstand handelt. Ihr Kind darf auf keinen Fall mit dem Gerät allein unterwegs sein. Es ist absolut sturzgefährdet.

Wahrscheinlich orientierte man sich bei der Entwicklung des Baby-Rollators an der Gehunsicherheit alter Menschen, deren Gleichgewicht und Körperkraft im Laufe der Jahre abgenommen haben und für die eine solche Gehhilfe nun ein wahrer Segen ist.

Ihr gesundes Baby aber baut Steh- und Gehsicherheit mit seinen Sinnessystemen gerade erst auf und benötigt, außer Zeit, überhaupt keine Förderung oder Beschleunigung. Solche Geräte verzögern das freie Gehen sogar um Wochen und Monate, da sich das Baby an solche Hilfen gewöhnt und darauf verlässt. Sein unermüdliches Hinfallen mit Abstützen und wieder Aufrappeln, bis es endlich allein stehen kann, verspätet sich oder bleibt aus. Das Kind ist weit davon entfernt, allein loszulaufen.

Beim dauerhaften Benutzen eines Baby-Rollators schaltet das kindliche Gleichgewichtssystem zurück und gibt seine Funktion an die Stützen ab. Der Körper nimmt eine gebeugte Haltung ein und entwickelt keine Rumpfstabilität, denn das Körpergewicht wird ebenfalls mehr auf das Gerät verlagert als auf die Füße. Wie bei allen Lauflerngeräten besteht die Gefahr, dass sich Fußfehlstellungen und Spitzfüße ausprägen. Die gesamte physiologische Aufrichtung kommt durcheinander und wird verfälscht an das Gehirn vermittelt. In dieser sensiblen Entwicklungsphase prägen sich die falschen Bewegungen ein. Langwierige physiotherapeutische Behandlungen werden notwendig, um ordentliche Bewegungsmuster wieder herzustellen.

Übrigens wird Ihr Baby sowieso hin und wieder ganz allein etwas entdecken, das es durch die Gegend schieben kann. Es schiebt einen Stuhl oder eine Kiste mit Kraft ein paar Meter vor sich her. Das ist aber anstrengend und unbequem, sodass Ihr Kind sich bald lieber wieder mit seinen freien Stehversuchen beschäftigt.

Bobby Car

Das Bobby Car ist fast in jedem Kinderhaushalt zu finden und zählt ebenfalls zu den Geräten, die ab dem 1. Lebensjahr das Vorwärtskommen und Laufen fördern sollen. Als so genanntes »Rutschfahrzeug« ist es seit 1972 im Handel. Das klassische Modell ist 60 cm lang und 40 cm hoch und aus rotem Plastik gegossen.

Der Sitz hat einen tief gelegten Schwerpunkt und schützt so vor dem Umkippen. Selbst das heranwachsende Kind hat durch eine Kniemulde noch genügend Platz für seine Beine. Auf den Gehwegen hört man schon von Weiten, wenn ein Kind mit Bobby Car im Anmarsch ist, denn mit seinen Plastikrädern macht es einen beachtlichen Lärm. Die Plastikräder können durch sogenannte Flüsterräder ersetzt werden. Sie sind aus einem Gummigemisch und werden mit Montagewerkzeug und -anleitung angeboten.

Auch aus Kindergärten und Kitas sind Bobby Cars nicht wegzudenken. Kinder beschäftigen sich sehr gern damit. Lassen Sie Ihr Baby geduldig seine Handhabung Schritt für Schritt selbst erkunden. Allein das Auf- und Absteigen ist ein intensives Koordinationstraining. Beobachten Sie seine kreativen Versuche und greifen Sie erst ein, wenn es überhaupt nicht weitergeht.

Lange bevor Ihr Baby losschieben kann, beschäftigt es sich mit Aufsteigen. Und für das Absteigen findet es mit der Zeit des Ausprobierens und Übens und mit Ihrer zurückhaltenden Hilfe auch den richtigen Weg. Wenn Sie die vielen Bewegungsschritte des Auf-

und Absteigens genau betrachten, merken Sie, welche enorme Leistung Ihr Baby vollbringt.

Leider gibt es auch beim Bobby Car Nachteile. Durch Paddeln und kraftvolles Abstoßen mit den Füßen nach hinten erreicht Ihr Kind oft ein flottes Tempo. Aber dieser Bewegungsablauf ist für die Hüftgelenke auf Dauer ungünstig, denn die Gelenke werden jedes Mal in eine Innendrehung gezogen. Das Kind schleift mit den inneren Fußspitzen über den Boden, wofür der Hersteller sogar bereits Bobby-Car-Schuhe als Schuhspitzenschoner anbietet. Die Beinbewegung geht überwiegend nach hinten und verhindert eine gute koordinierte Bewegung der Füße nach vorn.

Als gute Übung zum Lenken ist ein Bobby Car mit einer Schiebestange sinnvoll. Damit übt das Kind Raumorientierung. Aber um den ganzkörperlichen Einsatz einschließlich der Füße zu trainieren, ist sehr bald das Dreirad zu empfehlen. Dabei stehen die Füße auf Pedalen vor dem Kind. Nach einiger Zeit mit der Schiebestange wird es das wechselseitige Treten übernehmen.

Anregungen und Spiele

Wenn Ihr Baby krabbeln kann, gibt es unendlich viele neue Möglichkeiten, miteinander zu spielen. Das ist auch für Sie eine neue Herausforderung, denn wann haben Sie sich zuletzt auf allen vieren schnell durch die Wohnung bewegt? Jetzt können Sie das trainieren, denn das liebste Spiel Ihres Babys wird nun »Fang mich doch!«. Verglichen mit der Gewandtheit und Schnelligkeit Ihres Babys müssen Sie sich ganz schön anstrengen und kommen sicher schneller aus der Puste als Ihr Kind. Mit Lachen und Kreischen krabbelt es immer schneller davon und wartet darauf, dass Sie es einholen.

Richtiges Hinsetzen

Wenn Ihr Baby mit Ihnen Fangen spielt, ist es eine gute Gelegenheit, mit ihm das richtige Hinsetzen zu üben. Am besten beobachten Sie einmal ganz langsam, wie Sie sich selbst vom Krabbeln auf dem Boden hinsetzen. Sie werden sich bestimmt über eine Seite drehen und Ihre Beine vorn ablegen. Genau diesen Weg sollte Ihr Baby auch lernen.

Wenn Sie es eingeholt haben, ziehen Sie es über die Seitdrehung für einen Moment zum Sitzen auf den Popo, damit es von dort aus wieder loskrabbelt – und Sie hinterher.

Dieser seitliche Bewegungsübergang vom Krabbeln zum Sitzen und zurück zum Krabbeln ist sehr wichtig. Beim normalen Sitz hat das Baby seine Beine leicht gerundet vor sich liegen. Deshalb wird dieser Sitz gern als »O-Sitz« bezeichnet. Die Hüftgelenke befinden sich dabei in einer nach außen gedrehten Position. Ihr Baby sieht seine Füße, kann mit ihnen spielen und auf dem Boden herumklopfen und muss sein Gleichgewicht auf den Sitzknochen ausbalancieren. Dabei arbeitet es mit Bauch- und Rückenmuskulatur und entwickelt eine gute Rumpfspannung. Die Stützbereitschaft der Hände nach vorn, zu den Seiten und nach hinten wird gleichzeitig gefordert.

Falsches Hinsetzen

Leider nehmen viele Kinder auch gern eine andere Sitzposition ein, die sehr nachteilig ist. Wenn Ihnen als Eltern das bewusst ist, können Sie sie vermeiden.

Es ist der Zwischenfersensitz (Najaden-Sitz). Dabei vermeidet das Baby das Umdrehen des Körpers und das Hinsetzen auf den Popo. Es schiebt sich nur rückwärts hoch auf die Knie und hockt mit dem Popo zwischen den auseinandergeschobenen Fersen. Da die Beine dort hinten die Stellung eines »W« einnehmen, wird er auch gern »W-Sitz« genannt. Hüft- und Kniegelenke sind dabei nach innen gedreht, die Füße liegen auf dem Innenrand in Auswärtsdrehung. Die Last ruht nicht auf den Sitzknochen, sondern auf den rückwärts auseinandergeschobenen Knien und den Innenknöcheln. Es ist für alle Gelenke eine sehr ungünstige Position.

Auf dieser breiten Basis richtet das Kind seinen Körper ohne Spannkraft auf. Die Rumpfmuskulatur bekommt keinen Halteauftrag und bleibt schlaff. Die Füße befinden sich hinter dem Kind und die Wahrnehmung seiner Beine endet an den Knien. Diese Position verinnerlicht das Kind und es ist schwierig, den Sitz über die Seitdrehung nachzulernen. Eine Folge für die Gelenke können Knickfüße (Seite 150), X-Beine und Fehlstellung der Hüften sein.

Aber es führt auf jeden Fall zum Erfolg, wenn Sie das »W-Sitz«-Kind oft am Tag mit gutem Zureden und viel Geduld in den »O-Sitz« ziehen.

- Schieben Sie dabei jeweils einen Unterschenkel unter seinen Popo und ziehen Sie es über die Seitdrehung in den »O-Sitz«.
- Lassen Sie es im »O-Sitz« mit dem Rücken zu sich zwischen Ihren gegrätschten Beinen sitzen und lesen Sie ihm in dieser Position vor.
- Schaukeln Sie es im Schneidersitz hin und her, vor und zurück, damit es lernt, sich mit den Händen am Boden in alle Richtungen abzustützen.

- Setzen Sie sich in den Grätschsitz. Ihr Kind sitzt mit dem Rücken zu Ihnen mit den Beinen vor sich. Drehen Sie es mit dem Oberkörper über Ihren Oberschenkel bis auf seine Knie und ziehen Sie es vom Becken zurück auf den Popo. Wiederholen Sie das viele Male hintereinander zu einer Seite und danach zur anderen. Sagen Sie dabei immer wieder das Wort »O-Sitz«. Das Wort »O-Sitz« oder auch »Beine vor« in Verbindung mit der Bewegung bewirkt, dass das Kind sich später auf Zuruf selbst richtig hinsetzt.
- Spielen Sie im Sitzen gemeinsam mit Babys Füßen. Drücken und klopfen Sie seine Beine und legen Sie sie in den Schneidersitz. Bestimmt kommen Ihnen beim Spielen noch viele Ideen, wie Sie das Interesse Ihres Babys an seinen Füßen wecken können.
- Als erstes mobiles Fortbewegungsmittel ist für dieses Kind das Dreirad dem Bobby Car vorzuziehen. Beim Dreirad stellt das Kind seine Beine vor sich auf die Pedalen und lernt dort bald die Tretbewegung. Beim Rutschen mit dem Bobby Car stößt es sich mit beiden Beinen nach hinten ab und verstärkt so automatisch die Position des »W-Sitzes«.
- Wenn sich Ihr »O-Sitz-Baby« zum Spielen gelegentlich in den »W-Sitz« oder auf seine Fersen setzt, ist das völlig in Ordnung.

Regen Sie Ihr Baby an, sich von Anfang an über die Seitdrehung auf den Popo zu setzen. Dann hat es seine Beine unter Kontrolle und kann sie vielfältig bewegen, weil es sie spürt und wahrnimmt. Sitzt es vor einer Kiste, zieht es die Beine in den Schneidersitz oder legt sie um den Karton herum. Mit dem Sitzen auf dem Popo beugen Sie dem sehr ungünstigen »W-Sitz« bereits im Ansatz vor.

Hochziehen

Nichts kann Ihr Krabbelkind mehr davon abhalten, endlich irgendwie auf die Beine zu kommen. Anfangs kann es noch nicht gut stehen, denn das Hochkommen und die Fußbelastung klappen noch nicht so gut. Trotzdem ist der Antrieb so stark, dass Ihr Baby es immer wieder versucht.

Beliebter Übungsort ist meistens sein Gitterbett. Ihr Kind zieht sich an den Stäben hoch und versucht, kleine seitliche Schritte zu machen. Dann plumpst es weich zurück auf die Matratze. Sie haben den Lattenrost bestimmt schon längst nach unten verstellt.

Wenn Sie Ihr Krabbelkind kurzfristig mal in das Laufgitter setzen, um in Ruhe etwas zu erledigen, wird es dort bestimmt auch die Chance nutzen, sich am Gitter hochzuziehen. Sein Bewegungsradius wird sich auch hier bald vergrößern und es wandert seitwärts, genau wie im Bett, um das gesamte Gitter herum. Das Umkippen im Laufgitter ist nicht so riskant, weil es ebenfalls mit einer weichen Unterlage ausgestattet ist. Da macht ihm das Hinplumpsen nichts aus.

Manche Hochzieh-Versuche allerdings sind abenteuerlich. Ihr Baby krabbelt zur Couch oder zum Stuhl und zieht sich mit den Ellenbogen oder Händen daran hoch. Dabei zieht es die Beine über beide Fußrücken nach. Mit steifen Beinen steht es breit oder auf Fußspitzen und weiß weder vor noch zurück. Jetzt braucht es Ihre Unterstützung. Am besten Sie beobachten sich selbst einmal, wie Sie vom Stehen herunterkommen. Sie werden einen Fuß zurücksetzen und mit dem Standbein langsam einknicken.

Genau diese Bewegung der Beine üben Sie nun mit Ihrem Baby:

- Knien Sie hinter ihm und legen Sie eine Hand vorn um seine Brust herum, sodass es sich nicht mit dem Kinn an der Kante des Gegenstandes stößt.
- Verlagern Sie sein Gewicht auf ein Bein und beugen Sie das andere Bein etwas nach hinten.
- Stellen Sie es wieder zurück und wechseln Sie die Seiten.

So lernen die Beine, im Wechsel eine Rückwärtsposition einzunehmen. Meistens gelingt es sehr schnell, dass das Baby in den Ein-Knie-Stand geht und das Gewicht auf das Knie verlagert.

Beobachten Sie auch das Aufstehen einmal an sich selbst. Dann werden Sie sehen, dass die Position der Beine die gleiche ist wie beim Herunterkommen, nur dass jetzt das Gewicht auf den vorgesetzten Fuß verlagert wird. Genauso stemmt sich Ihr Baby sehr bald mit Kraft hoch. Die Hilfe der Arme beim Hochkommen dient fast nur noch dem Halten des Gleichgewichts.

Allmählich können Sie die Hochziehaktionen Ihres Babys entspannter betrachten. Es kommt geschickt über einen vorgesetzten Fuß hoch und einen zurückgesetzten wieder herunter. Es krabbelt zu allem Möglichen hin und zieht sich daran hoch. Sein Stand wird immer stabiler.

Zur Seite gehen

Manche Babys kommen perfekt rauf und runter und stehen sicher an Couch oder Stuhl. Nur trauen sie sich nicht, sich weiterzubewegen. Sie können Ihrem Kind wenn nötig kleine Hilfen geben, damit es beginnt, ein paar Schritte zu den Seiten zu machen. Am besten geeignet sind nebeneinander gestellte Stühle. Lassen Sie Ihr Baby an einem Stuhl stehen.

- Legen Sie Dinge etwas seitlich von Ihrem Baby auf den nächsten Stuhl, sodass es hinübergreift und einen kleinen Schritt zur Seite macht. Locken Sie es mal nach rechts, mal nach links. Sollte es bereits zu einer bevorzugten Seite hin tapsen können, so legen Sie das Spielzeug, zur Sicherung der Symmetrie, öfter zu der vernachlässigten Seite.
- Um seinen Mut vorsichtig mehr herauszufordern, stellen Sie die Stühle mit einem kleinen Abstand auf. Ihr Kind wird es mit der Zeit schaffen, den Zwischenraum mit langen Ärmchen und immer besser koordinierten Beinen zu überwinden. Und bald macht es sogar ein bis zwei kleine Schritte, ohne sich festzuhalten.

Durch das seitliche Gehen an Gegenständen und an der Wand bekommen die Füße kurzfristig eine verstärkte Außenstellung. Keine Sorge, die verschwindet, sobald Ihr Kind frei vorwärtsgehen kann.

Klettern

Bevor Ihr Baby frei im Raum vorwärtsgehen kann, schafft es schon ganz oft, auf alle möglichen Höhen draufzuklettern. Ihnen stockt der Atem, wenn Sie sich eines Tages zu Ihrem Kind umdrehen und es hockt auf dem Sessel oder dem Stuhl, an dem Sie es gerade noch stehend gesehen haben. Waghalsig versucht es auch noch, sich dort oben zum Sitzen umzudrehen. Es jongliert mit seinem Körper auf kleiner Fläche hoch über dem Boden und ist sich nicht bewusst, dass es hinunterfallen könnte.

⏵⏵ Herunterklettern sollte Ihr Kind immer rückwärts mit den Beinen zuerst.

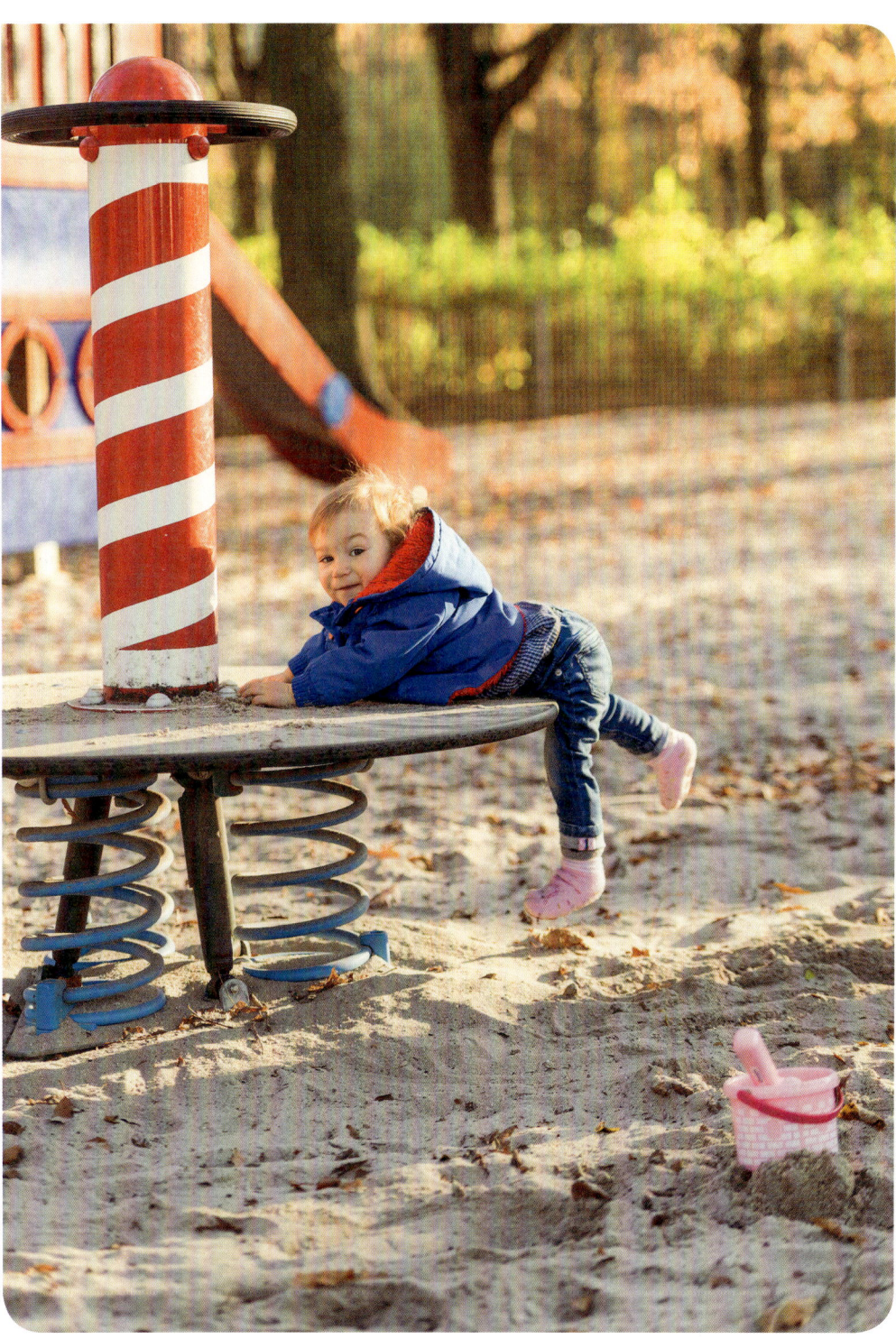

Ab jetzt gibt es für Sie kein Zögern: Ihr Baby muss schleunigst lernen, wie es aus Höhen sicher wieder hinunterkommt.

- Drehen Sie es dort oben um, damit es rückwärts, mit den Füßen zuerst, auf den Boden kommt. Lassen Sie, auch bei Protest, keinen anderen Versuch zu.
- Begleiten Sie die Übung immer mit den Worten »Umdrehen!« oder »Rückwärts!«, damit es bald auf Zuruf weiß, wie es von jeder neu erklommenen Höhe wieder herunterkommen kann.

Das ist eine der wichtigsten Übungen, die Sie so oft wiederholen sollten, bis Sie wissen, dass Ihr Baby den sicheren Rückweg von allen Höhen verinnerlicht hat.

Dann wird es auch kein Problem, wenn Ihr Baby plötzlich Treppenstufen hochkrabbelt.

Es wird bestimmt nicht dort oben sitzen und hilflos warten, bis Sie es abholen, sondern sich, auf Ihren Zuruf »Rückwärts!« umdrehen und Knie für Knie nach hinten auf die Stufen absetzen, bis es wieder unten angekommen ist.

So kommt es auch durch die Schlupfsprosse aus seinem Bett und lässt sich vom Elternbett herunter.

Couch, Sessel und Stühle sind keine Gefahr mehr. Es wird rückwärts herunterrutschen und damit seine Geschicklichkeit auf den Boden zu kommen, fördern.

Diese Fähigkeit wird sich auch später auf dem Spielplatz bewähren. Sie werden erstaunt sein, was Ihr Kind sich auf dem Klettergerüst alles zutraut. Es wagt sich ziemlich

❤ Langsam schiebt es seinen Fuß auf den Boden.

❤ Und das andere Bein kommt hinterher.

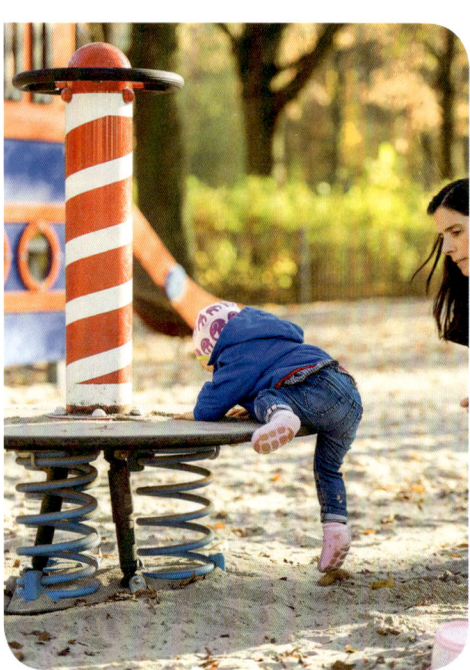

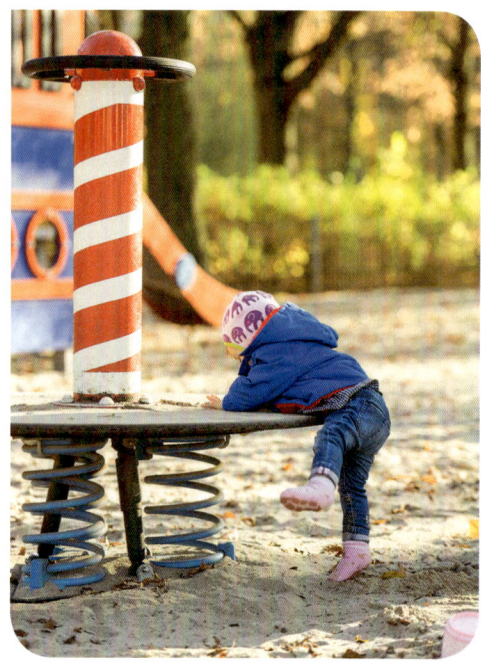

hoch, weil es genau weiß, wie es wieder hinunterkommt.

Für das Gehirn Ihres Babys ist all dies es ein Training, den Körper rundum zu erfassen. Die Aktivitäten nach hinten haben bei uns Erwachsenen bereits ziemlich nachgelassen. Wir machen gerade noch den Schulterblick, um uns nach hinten zu orientieren. Ihr Baby jedoch setzt seinen ganzen Körper ein. Gehen Sie doch im Park mal eine Weile rückwärts. Es vernetzt auch bei Ihnen sofort wieder viele Zellkomplexe für eine ganzkörperliche Wahrnehmung.

Freies Stehen

Wie Sie aus der Beschreibung der Entwicklungsschritte bereits wissen, entdecken manche Babys freies Stehen zunächst auf den Knien und laufen darauf sogar los.

⬇ So kommt es sicher auf die Füße zurück.

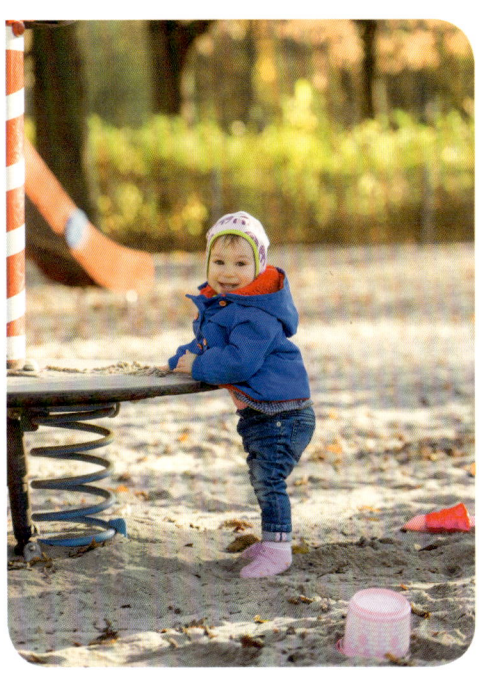

- Erlauben Sie Ihrem Kind das, solange es das braucht. Ziehen Sie es aus dem Knie-Gang nicht hoch und nehmen Sie es nicht an die Hände. Es kann sein, dass sein Gleichgewicht diese größere Basis noch benötigt.
- Beschäftigen Sie Ihr Baby allerdings weiterhin oft mit seinen Füßen, da sie beim Gehen auf den Knien nicht wahrgenommen werden. Setzt es sich vom Kniestand aus gern in den »W-Sitz«, ziehen Sie es dann über die Seitdrehung in den »O-Sitz« (Seite 130).

Von Bärenstand zum Bärengang

Ihr Kind bereitet auch auf andere Weise das freie Stehen vor. Es müht sich ab, den Körper auf die Hände und Füße hochzudrücken. Der »Bärenstand« wird ausprobiert. Er ist die Vorbereitung darauf, sich bald frei im Raum aufzurichten. Es ist rührend zu sehen, mit welcher Hingabe sich Ihr Baby immer wieder sammelt und aufrappelt, um es endlich zu schaffen. Außer es mit Bewunderung und Lob zu bestärken, brauchen Sie ihm nicht zu helfen. Ihr Kind empfindet Versuch und Irrtum als ganz normal. Dabei vervollständigen sich Zellkomplexe im Gehirn, die später den kompletten Bewegungsablauf organisieren.

Ihr Baby erwartet auch keine Hilfe und entdeckt selbst, mit welchem Vorgehen es seine Ziele erreicht. Die selbst erarbeitete Problemlösung erweitert sein Können und stärkt sein Selbstbewusstsein.

Sobald es im Bärenstand sicher und stabil steht, läuft Ihr Kind auf allen vieren los. Mit der Stützarbeit der Hände spürt es mit der Zeit, dass es sein Gewicht rückwärts auf die Füße zu schieben kann, zuerst mit beiden Händen und bald reicht nur noch eine

Hand. Und plötzlich richtet es sich auf. Wackelig steht es einen Augenblick da, um wieder nach vorn zu kippen und sich abzustützen. Mit dem Vorschnellen der Hände sorgt Ihr Kind dafür, dass es sich in Zukunft beim Hinfallen gut abstützen kann. Lassen Sie Ihr Baby getrost auch die »Bären-Phase« lange durchlaufen. Dabei lernt es, dass es in Zukunft auf seine Hände fällt und nicht auf die Nase.

Mode für die Füße

Bei all seinen Vorbereitungen zum Stehen muss Ihr Baby natürlich ein gutes Gefühl für seine Füße haben. Für Schuhe ist es noch zu früh, die sind erst an der Reihe, wenn es allein läuft. Schlecht sitzende Strümpfe oder Strumpfhosen, die sich an den Füßen verdrehen und mit denen es wegrutscht, stören das sichere Gefühl und den Halt der Füße am Boden. Weiche Nappa-Hausschühchen verunsichern die Füße beim Stehen ebenfalls. Sie rutschen haltlos in den weichen Lederbeuteln herum und stehen auf den harten Nähten. Günstig sind Bundhosen, Kniestrümpfe und darüber fest sitzende Noppensocken. Wichtig ist, dass sie wirklich passen und den Fuß fest umschließen. Wenn es warm genug ist, darf Ihr Kind barfuß laufen, dabei haben die Füße den besten Bodenkontakt.

Wann läuft das Baby endlich?

Es ist gar nicht so leicht für Sie, die vielen Aufrichtungsversuche zu beobachten und nicht doch einzugreifen und zu helfen. Sie haben es aber bisher mit Ihrem Wissen über die Vorstufen und Ihrer Zuversicht, dass Ihr Kind alles von selbst lernen wird, schon sehr weit geschafft und kommen nun zu Ihrer letzten Herausforderung.

Ihr Baby hat sich von der Wand gelöst oder aus dem Bärenstand hochgedrückt und steht leicht gebeugt, mit den Händen in Stützbereitschaft, ein paar Sekunden frei. Jetzt müssen Sie sich ein letztes Mal zurückhalten. Es hilft Ihrem Kind nicht, wenn Sie es an beiden Händen halten, damit es losläuft. Dabei überstreckt es die Hüften und schiebt den Bauch vor. Auch übt es nicht das Gehen, wenn Sie es in Ihre ausgebreiteten Arme locken und es fast im Sturzflug auf Sie zu schießt.

Beobachten Sie Ihr Baby aus der Distanz. Es braucht Ruhe und Konzentration, Zeit und Wiederholungen, um alles aufeinander abzustimmen. Meistens überraschen Babys ihre Eltern mit neuem Können, wenn sie die Vorbereitung ganz für sich allein getroffen haben. Gleichgewicht, Muskelspannung und Gelenkstellung halten mit den Stehversuchen die Generalprobe ab, den Körper dann vorwärts zu bewegen, wenn sie komplett miteinander harmonieren.

Relativ wenige Babys können schon mit zwölf Monaten einige Schritte allein machen. Der größte Teil lässt sich weitere drei Monate Zeit, um seine Aufrichtung zu stabilisieren. Die meisten Kinder benötigen 15 Monate, um auf eigenen Beinen sicher vorwärtszukommen. Manche Kleinkinder haben ihre Gründe, diese Lernschritte noch etwas länger zu vertiefen, und laufen mit gesunden 18 oder 20 Monaten los. Alles, was in diesem großen Zeitrahmen liegt, ist normal.

Toben ist angesagt!

Obwohl sich Ihr Baby fast dauernd überall hochzieht, findet die endgültige Feinarbeit für das sichere Gehen immer noch in der Horizontalen statt. Üben Sie das Gehen, indem Sie Bewegungsspiele mit dem ganzen Körper in unzähligen Positionen und Abläufen machen. Die ganzkörperlichen Bewegungen auf dem Boden stimulieren weiterhin seine Nahsinne.

- Werfen Sie Ihr Baby vorsichtig vorwärts auf eine weiche Unterlage. Dabei muss es sich abstützen und aus dem Weichen wieder herauskämpfen.
- Lassen Sie es langsam über seinen gebeugten Kopf abrollen wie beim »Purzelbaum«.
- Lassen Sie Ihr Kind Schubkarre laufen, indem Sie es an seinem Becken anheben. Seine Arme sind noch zu schwach, um die ganze Körperlänge selbst zu halten.
- Ziehen Sie Ihr Baby mit Decken über den Boden. Wickeln Sie es in eine Decke ein und rollen Sie es aus der Decke wieder heraus.
- Schaukeln Sie es zu zweit, wie in einer Hängematte, in der Decke hin und her.
- Spielen Sie miteinander auf dem Boden. Ihr Baby darf über Sie hinwegkrabbeln. Rollen Sie mit ihm herum und lassen Sie es von Ihrem Schoß herunterrutschen. Bestimmt wird Ihr Baby Sie zu weiteren Tobe-Ideen anregen.

Auf dem Spielplatz

Auch draußen auf dem Spielplatz ergeben sich viele Möglichkeiten zum Training der Nahsinne:

- Der Sandkasten mit seinem nachgiebigen Boden intensiviert die Krabbel- und Stützarbeit der Hände und Arme. Ihr Baby krabbelt und setzt sich. Es untersucht den Sand. Bald lässt es ihn durch die Finger rinnen und fischt kleine Steine heraus. Die Plastikförmchen liegen oft ungenutzt herum, denn Ihr Baby will den Sand viel lieber pur erleben.

- Es wird immer mutiger, tapst durch den weichen Boden seitlich am Rand entlang, krabbelt zu den Geräten und richtet sich an ihnen auf. Ihr Baby beobachtet die anderen Kinder, wie sie rutschen, klettern und sich auf allen Geräten bewegen. Beim Beobachten plant sein Gehirn schon die baldige selbständige Durchführung.
- Lassen Sie Ihr Kind zu den Geräten, die es interessiert, hinkrabbeln und sie so weit erkunden, wie es das allein kann. Helfen Sie ihm besser nicht hinauf, sondern lassen Sie es experimentieren, bis es irgendwann allein klappt.

Die Vielfalt an Überlegung, Versuch, Irrtum und neuem Versuch ist Nahrung für das Gehirn. Der Ideenreichtum Ihres Babys, etwas zu erreichen, ist höchst erstaunlich und faszinierend.

Die Freude an den wagemutigen Tobe-Spielchen und der Mut, sich auch draußen immer mehr zuzutrauen, steigern das Leistungsgefühl und das Vertrauen Ihres Kindes in seine körperlichen Fähigkeiten.

Wahrscheinlich übt es immer wieder heimlich ganz für sich, ohne abgelenkt zu werden, das Stehen und ein paar Schritte. Eines Tages wird es dann plötzlich hinter Ihnen stehen oder wie selbstverständlich von irgendwoher auf sie zugelaufen kommen.

U6-Check: 8.–12. Lebensmonat

Wie bei jeder Untersuchung sind Sie gespannt, ob mit Ihrem Kind alles in Ordnung ist. In diesem Alter könnte es gegenüber der Untersuchungssituation schon etwas eigenwilliger sein und gar nicht zeigen wollen,

KINDER-UNTERSUCHUNGSHEFT
GEMEINSAMER BUNDESAUSSCHUSS

Name:

Vorname:

Geburtstag:

Straße:

Wohnort:

Bringen Sie Ihr Kind zur Untersuchung:

U2 3. – 10. Lebenstag	vom:	bis:	
U3 4. – 5. Lebenswoche	vom:	bis:	
U4 3. – 4. Lebensmonat	vom:	bis:	
U5 6. – 7. Lebensmonat	vom:	bis:	
U6 10. – 12. Lebensmonat	vom:	bis:	
U7 21. – 24. Lebensmonat	vom:	bis:	
U7a 34. – 36. Lebensmonat	vom:	bis:	
U8 46. – 48. Lebensmonat	vom:	bis:	
U9 60. – 64. Lebensmonat	vom:	bis:	

Diese Untersuchungstermine sollten Sie im Interesse Ihres Kindes bitte genau einhalten.

Wichtige Hinweise auf der folgenden Seite!

Beschlussdatum: Juni 2008

Herausgeber: Gemeinsamer Bundesausschuss,
Postfach 120606, 10596 Berlin, www.g-ba.de

⬙ Nun dokumentiert das gelbe Heft schon ein ganzes Jahr.

was es alles kann. Deshalb ist es eine große Hilfe, wenn Sie dem Arzt beschreiben können, wie Ihr Kind sich verhält, und vielleicht sogar ein kleines Video vorbereiten.

Überprüfung der motorischen Entwicklung

Der Kinderarzt vergleicht die Befunde der vorausgegangenen Untersuchung und prüft, ob mögliche Verzögerungen der letzten Untersuchung aufgeholt wurden. Er testet bei der U6 die Fortbewegung und die Aufrichtung. In den meisten Fällen krabbelt das Kind

koordiniert und dreht sich über die Seitdrehung zum Sitzen auf dem Popo. Es hat die Beine locker vor sich abgelegt und sitzt mit geradem Rücken. Das Kind zieht sich an Gegenständen zum Stehen hoch und geht daran seitwärts. Es beginnt, gezielt mit Daumen und Zeigefinger im Pinzettengriff zu greifen.

Wenn alle anderen Untersuchungspunkte auch unauffällig sind, können Sie sich freuen.

Bei der U6 können die Kinder allerdings große Entwicklungsunterschiede aufweisen. Das soll alle Eltern beruhigen. Manches Kind durchläuft alle Vorstufen sehr schnell und läuft vielleicht bereits mit elf oder zwölf Monaten. Sehr viele Kinder sind aber noch rollend, kriechend und krabbelnd unterwegs und beschäftigen sich erst allmählich damit, sich zu setzen und hochzuziehen. Das ist ganz normal und sehr oft der Fall. Wenn Ihr Kind diese Bewegungsabläufe aufweist, ist eine gute Weiterentwicklung zu erwarten. Es benötigt nur noch etwas mehr Zeit, um die Vorstufen zu vertiefen.

Falls Ihr Kindearzt bei der Prüfung der Motorik und des Nervensystems doch eines oder mehrere Kästchen ankreuzt, wird er das weitere Vorgehen mit Ihnen besprechen und ggf. die Therapie bei einem speziell ausgebildeten Kinder-Physiotherapeuten empfehlen. Möglicherweise wird er Ihnen auch Zwischentermine geben, um die weitere Entwicklung genau zu verfolgen.

Vielleicht zeigt Ihr Kind einige der folgenden Auffälligkeiten:
• Ihr Kind krabbelt nicht koordiniert auf Händen und Knien. Es rollt oder zieht sich mit den Armen vorwärts oder robbt unkoordiniert.

- Es kann sich nicht zum Stehen hochziehen. Vielleicht macht es nur schwache Versuche.
- Das Kind kann nicht frei mit geradem Rücken und locker gestreckten Beinen sitzen. Beim Aufsetzen benötigt es Hilfe.
- Das gezielte Greifen mit Daumen und Zeigefinger (Pinzettengriff) fehlt, da die grobmotorische Voraussetzung einer stabilen Haltung nicht gegeben ist.

Hypotonie äußert sich meist durch eine Muskelschwäche des Rumpfes:
- Der Tastbefund der Muskulatur ist weich und nachgiebig.
- Beim Tragen fühlt sich das Kind schwer an.
- Die Gelenke sind leicht überdehnbar und es kann zu Geräuschen bei Zug oder Druck auf die Gelenke kommen.
- Die Reaktion auf Verlagerungen ist spannungsarm.
- Die Bewegungen des Kindes und ein Positionswechsel sind mühsam und unreguliert zwischen zu langsam oder, durch mangelndes Gleichgewicht, überschießend.
- Beim Aufstellen knickt es in den Sprunggelenken ein.
- Die Muskeleigenereflexe können schwach sein oder fehlen.

Hypertonie äußert sich meist durch eine zu hohe Grundspannung der Muskulatur:
- Der Tastbefund ist fest.
- Beim Tragen ist der Schultergürtel überstreckt, die Hände sind gefaustet.
- Die Gelenkbeweglichkeit kann durch die hohe Spannung der Muskulatur eingeschränkt sein.
- Die Bewegungsübergänge sind abrupt ohne Bewegungszwischenstufen.
- Das Kind steht auf steifen festen Beinen, oft im Zehenstand.

- Die Muskeleigenreflexe können übersteigert sein.
- Das Kind schläft wenig, weint häufig und ist schreckhaft.

Bewegungsarmut geht oft einher mit der Hypotonie. Die Bemühungen des Kindes, seinen Körper zu erkunden und in Bewegung zu kommen, sind energiearm und es hat kaum Ausdauer. Zu beachten ist allerdings auch die Bewegungsarmut einzelner Extremitäten, z. B. nur der Beine bei normalem Muskeltonus. Sie könnte auf eine teilweise motorische Störung hinweisen.

Bewegungsunruhe kann zu undosierten, ungezielten Bewegungen führen. Sie äußert sich mit auffälligem Tonuswechsel und es kann zu anhaltendem Muskelzittern kommen (Tremor). Das Kind ist sehr schreckhaft.

Konstante Asymmetrie:
- kann, durch die erhöhte Muskelspannung einer Seite, zu einer C-Haltung des Körpers führen.
- Das Kind bevorzugt bei allen Aktivitäten nur eine Seite und vernachlässigt die andere zunehmend.
- Die Fechterposition (ATNR) (Seite 26) könnte teilweise noch vorhanden sein.

Bis zur nächsten Vorsorgeuntersuchung, der U7, dauert es noch ein ganzes Jahr. Die meisten Kinder beginnen ab dem 15. Lebensmonat zu laufen. Einige Kinder befinden sich dann aber immer noch in den Vorstufen, die sie, zwar verzögert, aber alle nacheinander durchmachen. Wenn das bei Ihrem Kind der Fall ist, können Sie mit einer guten Weiterentwicklung rechnen. Ihr Kind läuft vielleicht erst mit 20 Monaten und entwickelt sich dann aber mit überraschenden Fortschritten rasant weiter.

13.–24. Lebensmonat

Während des ganzen 2. Lebensjahres macht Ihr Kind einen Entwicklungssprung nach dem anderen. Die Fortschritte im emotionalen und sozialen Verhalten, in Sprache und Feinmotorik versetzen Sie in Erstaunen.

Ihr Baby ist nun an der Schwelle zum Kleinkind angelangt. Lassen Sie uns die motorische Leistung Ihres Kindes noch einmal Revue passieren: In nur einem Jahr, plus minus einige Wochen, ist es vom Strampeln zum Krabbeln und bald zum Laufen gekommen. Vom hilflosen Liegen auf dem Rücken hat es den komplizierten Weg auf seine kleinen Füße geschafft. Seine Nahsinne und seine Fernsinne sind mit seinem Gehirn in einem perfekten Zusammenspiel. Bewegung prägt das Gehirn und das baut seine Bewegungszentren immer mehr aus.

Babys Entwicklung

Ihr Kleinkind bewegt sich fließend in einem Wechsel zwischen Krabbeln, Knie- und Bärengang. Beim Gehen hält es sich höchstens noch locker mit einer Hand oder vielleicht auch nur noch mit ein paar Fingern an Gegenständen oder an der Wand fest. Das sieht schon richtig lässig aus. Es weiß genau, wieviel Halt es nur noch benötigt.

Endlich alleine gehen

Mit der Zeit wird das freihändige Stehen immer selbstverständlicher und die Wegstrecke bei den freien Gehversuchen immer länger. Ihr Kind richtet seine volle Aufmerksamkeit dabei ausschließlich auf das Gehen und darauf, das Gleichgewicht zu halten. Zur Sicherheit breitet es die Arme angewinkelt zu den Seiten aus, so als hätte es eine Balancierstange in den Händen. Gern trägt es bei den ersten Schritten wirklich etwas vor sich her, so als wollte es sich daran festhalten.

Zwischendurch muss Ihr Kind immer wieder stehen bleiben, um den taumelnden Körper ins Lot zu bringen. In der Anfangszeit des Laufens fällt es allerdings auch noch oft hin und fängt sich mit den Händen in den Bärenstand auf. Von dort aus gelingt ihm erneut das Hinstellen. Es schiebt sich einfach zurück auf die Füße und kommt so wieder in die Senkrechte. Und weiter geht's.

Die Füße sind noch einwärts gerichtet und werden mit der ganzen Sohle aufgesetzt.

Wenn Sie sich die Bewegungen Ihres Kindes einmal in Zeitlupe ansehen, so werden Sie dabei fast immer eine größere oder kleinere Drehung des Körpers erkennen. Die Rotation ist die wichtigste Voraussetzung für alle Bewegungen. Sie ist verantwortlich für Geschicklichkeit, Wendigkeit und Schnelligkeit. Die Vollendung der Rotation ist das Gehen. Dabei dreht der Rumpf bei jedem Schritt, wobei Arm und Bein im Wechsel diagonal nach vorn schwingen.

Deshalb ist es so wichtig, dass Ihr Kind diese vielen Seitwärts-Drehbewegungen während der Vorstufen in seinem Gehirn verknüpft hat, bevor es läuft. Bewegungen ohne Rotation sind unelastisch und erinnern eher an einen kleinen Roboter.

Sie hat noch kein ausgeprägtes Fußgewölbe, sondern die Fußsohle ist durch ein Fettpolster geschützt. Machen Sie sich deshalb keine Sorgen. Die scheinbaren Plattfüßchen sind natürlich und bilden erst mit dem Abrollen bis zum 5. Geburtstag das Längs- und Quergewölbe endgültig aus. Durch den breiten Gang haben die Beine eine scheinbare O-Stellung. Auch das ist normal und wechselt später sogar eine Zeitlang zu einer natürlichen X- Stellung, die dem noch fehlenden Fußgewölbe als Ausgleich dient.

Hoch und runter, hin und her

Sein Raumgefühl ermöglicht es Ihrem Kleinkind jetzt auch bereits, noch andere Ebenen mit dem ganzen Körper zu erkunden. Es bückt sich hinunter, krabbelt oder tapst im Bärengang unter etwas hindurch. Es lernt dabei seinen Kopf so weit zu senken, dass es sich nicht stößt. Wenn es noch niedriger wird, passt es seinen ganzen Körper an und kriecht flach über den Boden. Auf der anderen Seite angekommen, drückt es sich wieder hoch auf seine Füße.

Drehbewegungen sind wichtig

Ihr Kind kann bereits Dinge vom Boden aufheben. Dabei bückt es sich und drückt sich mit einer Hand wieder hoch. So holt es sich ganz gezielt interessante Gegenstände, um sie vor sich herzutragen. Es legt sie wieder auf den Boden zurück oder lässt sie fallen, um sich zu ihnen hinunterzusetzen. Oft geht das über den Bärenstand, indem es sich mit einer Hand über die Seitdrehung auf den Popo schiebt.

Jede neue Fähigkeit steigert die Zellvernetzungen im Gehirn unaufhaltsam und diese senden nun das Startsignal zum Üben neuer Fähigkeiten an Gleichgewichtssinn, Muskeln und Gelenke.

Kleine Erhöhungen laden Ihr Kind ein, sich draufzusetzen. Zunächst stützt es sich noch mit den Händen rückwärts vom Boden ab und schiebt sich mit dem Popo zurück auf die Sitzfläche. Bald stellt es sich nur noch mit dem Rücken vor sein Stühlchen oder die unterste Treppenstufe und setzt sich. Mit dem Aufstehen bereitet es bereits das spätere Hinstellen aus der Hocke vor.

Allmählich braucht sich Ihr Kind immer weniger auf den Gehvorgang zu konzentrieren, er funktioniert inzwischen automatisch. Es geht gezielt auf Gegenstände zu, kann Richtungen wechseln, ohne zu taumeln, den Gehschwung stoppen und wieder weiterlaufen. Sein Gleichgewicht ist inzwischen so gut ausgeprägt, dass es sogar aus dem Stand in die Hocke gehen kann. Das schafft es freihändig. Dabei hockt es sich auf die Füße, ohne umzukippen. Das freihändige Hinstellen klappt auch immer besser. Ihr Kind drückt sich senkrecht hoch und wandert zum nächsten Ziel, um sich wieder hinzuhocken.

❧ Sich aus der Hocke, ohne festzuhalten, hinzustellen …

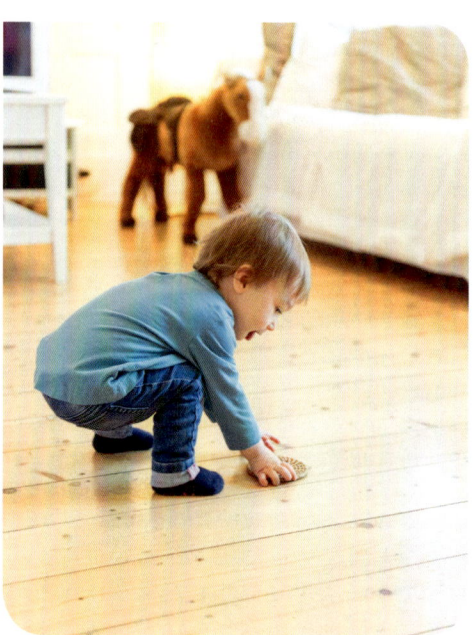

Ihr Kind findet mit der Zeit noch eine Variante des Aufrichtens heraus, ohne sich festzuhalten. Dabei steht es auf den Knien und setzt einen Fuß vor, ohne dabei umzufallen. Es verlagert sein Gewicht mal auf das eine, mal auf das andere Knie. Dann setzt es sich auf den rückwärtigen Fuß und spielt einen Moment. Und plötzlich drückt es sich mit dem vorstehenden Fuß hoch. Eine Hand am Boden hilft mit Abstützen etwas nach, aber bald stellt sich Ihr Kind freihändig hin. Beim Heruntergehen setzt es einen Fuß zurück und kommt auf ein Knie. Dabei stützt es sich anfangs noch mit einer Hand am Boden ab, aber auch das ist bald überflüssig.

Das inspiriert Ihr Kind, seine Möglichkeiten noch mehr zu erweitern. Es kann sich bereits umgekehrt freihändig auf ein Stühlchen setzen. Warum das Rückwärtsgehen nicht auch ausprobieren? Sie brauchen es Ihrem

❧ … ist Höchstleistung an Koordination und Gleichgewicht.

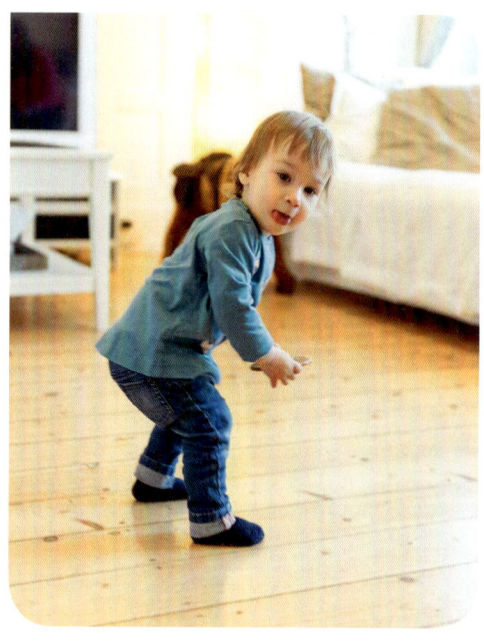

Kind nur ein paarmal zu zeigen und es wird sich sehr schnell im Stehen umdrehen können. Es geht rückwärts, bis es mit dem Rücken irgendwo ankommt. Und das Drehen im Kreis, bis ihm schwindlig wird, ist auch ein neues Spiel. Das darf es aber nur, wenn Sie in der Nähe sind, um es aufzufangen, wenn es taumelt und hinfällt.

Treppensteigen

Wieselflink krabbelt Ihr Kind inzwischen Treppen hinauf. Das reicht ihm jedoch keineswegs. Jetzt will es genauso auf der Treppe gehen, wie alle Erwachsenen: nicht mehr auf allen vieren, sondern Schritt für Schritt auf den Füßen. Schließlich hat es das Hochdrücken bereits wochenlang geübt, indem es aus der Hocke und dem Ein-Knie-Stand aufgestanden ist. Seine Beinmuskulatur ist dadurch kräftig genug, um den Körper

❤ Ihr Kind hält sich beim Gehen gerne noch an etwas in den Händen fest.

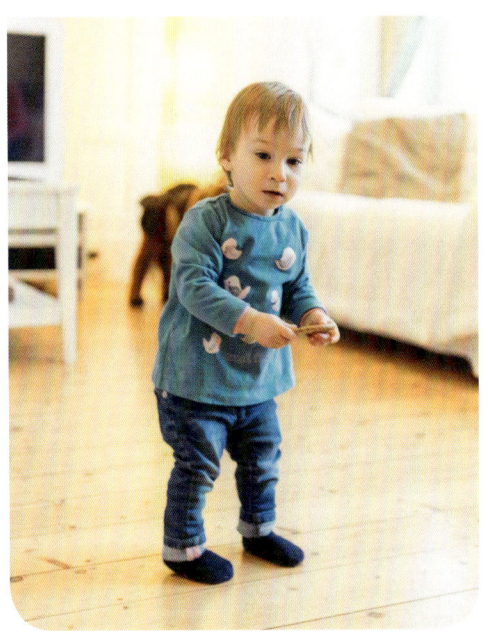

eine Stufenhöhe senkrecht hochzustemmen. Mit Hilfe des Geländers schafft es stolz ein paar Stufen aufwärts. Bleiben Sie zu seiner Sicherheit dicht bei ihm, falls es doch ins Taumeln kommt. Für das Herunterkommen ist aber eine ganze Weile immer noch das rückwärts Krabbeln angesagt. Bestehen Sie darauf, das ist sicherer.

Nach einiger Zeit übt Ihr Kind sogar, sich auf den letzten zwei Treppenstufen oder auf Kästen und Bänkchen umzudrehen und vorwärts herunterzukrabbeln. Dosiert und vorsichtig tastet es seine Hände nach unten und holt die Füße nach. Die Position gibt dem Gleichgewichtssinn den Impuls, den Körper auf eine Schräge abwärts einzustellen. Das ist eine wichtige Voraussetzung dafür, später sicher Treppen hinuntergehen zu können. Erst wenn es unter Ihrer Aufsicht seitlich am Geländer Fuß für Fuß absetzen kann, darf es die Treppe auch allein hinuntergehen.

Schuhe oder Socken?

Ihr Kind kann stehen und gehen ohne Hilfe. Jetzt möchten Sie bestimmt wissen, wann Sie endlich Schuhe kaufen dürfen. Wenn Ihr Kind draußen auf Unebenheiten und im Straßenschmutz gut gehen kann, dann ist es so weit. Die ersten Schühchen, bevor es laufen kann, sind meistens viel zu früh. Gut sitzende Kniestrümpfe und Noppensocken sind immer noch am besten. Durch den direkten Bodenkontakt und die Ausgleichbewegung des Fußes beginnt sich das Fußgewölbe tief unter seinem schützenden Fettpolster weiter auszubilden.

Schuhe kaufen

Das erste Mal Schuhe kaufen ist für viele Eltern etwas ganz Besonderes. Lassen Sie sich Zeit und achten Sie auf eine gute Beratung.

Zuerst wird der Fuß Ihres Kindes gemessen. Die Schuhe sollten immer etwa 1,7 cm länger sein als der Fuß, damit er ungestört weiterwachsen kann. Die Form des Fußes entscheidet, wie breit oder schmal der Schuh und wie hoch der Spann sein muss.

Grundsätzlich benötigt der gesunde Kinderfuß nur eine gute Passform. Fußbett oder Einlagen sind überflüssig. Achten Sie auf schadstofffreies Material. Testen Sie, ob die Sohle biegsam ist, sodass Ihr Kind das Abrollen lernen kann. Dazu muss auch das Fußgelenk frei beweglich sein. Deshalb sind Halbschuhe oder maximal halb hohe Schuhe günstig. Sind sie zu hoch geschnürt, stapft das Kind ähnlich unbeweglich wie in Skistiefeln. Sehr zu empfehlen sind Sandalen, weil da die Haltung der Zehen gut zu sehen ist. Allerdings sind sie nur für trockenes, warmes Wetter geeignet.

Ihr Kind ist vielleicht nicht gerade kooperativ und ausdauernd im Anprobieren. Einige Geschäfte geben Müttern deshalb verschiedene Schuhe in der passenden Größe zur Auswahl mit nach Hause. Dort können Sie in Ruhe beobachten, worin Ihr Kind am besten läuft.

Sind die richtigen Schuhe gefunden, möchte das Kind sie meistens gar nicht mehr ausziehen. Ihr Kind führt sie stolz vor, so als wollte es den großen Fortschritt seiner Entwicklung demonstrieren. Und nicht nur seine eigenen Schuhe interessieren es, sondern es schlüpft gern auch in Ihre und schlurft damit durch die Gegend.

Kinderfüße wachsen sehr schnell. Kontrollieren Sie deshalb Größe und Passform in den ersten drei Lebensjahren etwa alle drei Monate. Ein eigenes Fußmessgerät macht die Prüfung, ob Länge und Breite noch stimmen, einfach.

Im Straßenverkehr

Ihr Kind hat Freude am Gehen und seine Ausdauer ist wirklich beachtlich. Mit seiner neuen Selbständigkeit auf eigenen Füßen will es natürlich uneingeschränkt überall hin. Das ist im Park auf freier Fläche kein Problem.

Im Straßenverkehr muss es jedoch von Anfang an Regeln lernen. Sobald Sie aus dem Haus gehen, muss Ihr Kind Ihre Hand nehmen. Falls es nebenher gehen möchte, muss es eine Hand am Buggy haben. Ein gutes Beispiel dafür sind Kita-Kinder, die mit ihrer Gruppe unterwegs sind: Wie eine Traube sind sie um die Erzieherin geschart. Ihre Hände liegen ausnahmslos an den Krippenwagen der Kleinsten, die noch geschoben werden. So ist gesichert, dass keines unvermittelt losrennt und in Gefahr gerät. Erst auf dem Spielplatz dürfen sie loslassen.

Halten Sie diese Regel auch mit Ihrem Kind ein. Draußen auf der Wiese, auf dem Spielplatz und im Park darf es sich nach Lust und Laune bewegen und zeigen, was es alles kann. Aber auf der Straße bleibt es an der Hand.

Um zu zeigen, dass es rausmöchte, kommt Ihr Kind oft mit den Schuhen in der Hand zu Ihnen. Oder es setzt sich auf den Boden und versucht, die Schuhe selbst irgendwie an seine Füße zu bekommen.

Draußen rumlaufen macht Spaß

Wind und Wetter hindern Ihr Kind nicht daran, draußen in Bewegung sein zu wol-

Mythos: Kluge Kinder laufen früher

Einige Eltern messen die Intelligenz ihres Babys an seiner schnellen Entwicklung und vor allem daran, wann es läuft. Sie forcieren und fördern das Laufen mit allen Mitteln und präsentieren stolz vergleichend das frühe Können Ihres Kindes. Andere Eltern sind dann häufig sehr beunruhigt, weil ihr Baby mit den Frühentwicklern nicht mithalten kann. Das tut beiden Babys nicht gut, dem einen, weil seine Eltern die Entwicklung forcieren, dem anderen, weil die Eltern bedrückt und beunruhigt sind.

Beide Eltern können sich zurücklehnen, denn laut einer Schweizer Studie hat die Schnelligkeit der Entwicklung überhaupt keinen Einfluss auf die spätere Intelligenz oder motorische Geschicklichkeit der Kinder. In Bewegungs- und Intelligenztests, die in der Studie mit Kindern zwischen sieben und 18 Jahren gemacht wurden, fanden die Forscher keinen Unterschied. Deshalb brauchen Sie weder eine schnelle Entwicklung zu forcieren noch beunruhigt zu sein, wenn sich Ihr Kind langsamer entwickelt.

Nur wenn Ihr Kind bis zu seinem 20. Lebensmonat noch nicht alleine laufen kann, sollten Sie mit Ihrem Kinderarzt darüber sprechen.

---

len. Ihr Kind läuft einfach nur herum, mal schnell, mal langsam. Mal bleibt es stehen und betrachtet unverhohlen andere Leute oder wagt sich in die Nähe anderer Kinder.

Seine Aufmerksamkeit für die Umgebung draußen ist grenzenlos. Keine Pfütze wird ausgelassen. Ihr Kind tastet sich vorsichtig mit einem Fuß heran und steckt die Fußspitze ins Wasser. Wenn es nicht zu tief ist, lassen Sie es die Erfahrung ruhig machen.

Alles, was nicht auf dem Weg ist, ist besonders reizvoll. Ihr Kind stapft drauflos, um Büsche, Blätter, Erde und Gras zu erleben. Das, was für Sie selbstverständlich ist und was Sie vielleicht gar nicht mehr wahrnehmen, ist für Ihr Kind ein neues Universum. Bleiben Sie geduldig, wenn Ihr Kind versunken Gras, Blumen und kleine Blätter untersucht oder mit seinen Händen an einer Baumrinde unablässig auf und ab gleitet. Nach einem Parkbesuch tragen meistens Sie den Ball und das Spielzeugauto, denn Ihr Kind hat die Hände voller Blätter, Steinchen oder Stöckchen.

Mit dem Ball spielen

Jetzt wird es auch Zeit für den Ball. Ihr Kind wirft ihn und läuft hinterher. Anfangs versucht es, den Ball mit dem Fuß von sich wegzuschieben. In kleinem Abstand rollt er zwischen Ihnen und Ihrem Kind hin und her. Irgendwann ist sein Gleichgewicht so gut, dass es den Ball gezielt mit einem Fuß wegschießen kann. Jetzt macht Fußballspielen mit Mama und Papa richtig Spaß. Der Ball lockt schnell auch neue Freunde an, die mitspielen wollen, Jungen genauso wie Mädchen.

An- und Ausziehen

Die Eigeninitiative Ihres Kindes wird durch sein Leistungsgefühl immer größer. Eines seiner ersten Lieblingswörter ist »alleine!«. Das Anziehen bekommt jetzt eine neue Qualität und Sie brauchen viel Geduld. Ihr Kind möchte helfen und alles am liebsten »alleine« machen.

Ausziehen kommt vor Anziehen. Lassen Sie Ihr Kind zunächst beim Ausziehen mitmachen. Das ist der erste leichtere Schritt. Sie ziehen die Schuhe über die Ferse hinweg und die letzten Handgriffe darf es selbst versuchen. So geht es mit allen Kleidungsstücken. Schnell werden Sie ein »Auszieh-Team«. Machen Sie den schwierigen Anfang und lassen Sie Ihr Kind mit viel Lob den Rest alleine ausziehen.

Im Laufe der Zeit geht es immer besser und schneller, oft auch bereits ohne Ihre vorbereitenden Handgriffe. Ihr Kind setzt sich auf den Boden und zieht Schuhe und Strümpfe aus. Im Stehen schiebt seine Hose herunter und streift sie im Sitzen von den Beinen. All diese Handlungsabläufe steigern seine Koordination. Sie sind die Vorübungen für das Anziehen, das meistens erst mit drei Jahren selbständig klappt.

Ihr Kind will Ihnen helfen

Ihre Hausarbeit geht Ihnen jetzt nicht mehr so zügig von der Hand, weil Ihr Kind immer mithelfen will. Es beobachtet Ihr gesamtes Tun sehr genau und möchte vieles nachmachen. Besen und Staubsauger werden geschoben oder gezogen. Ihr Kind ordnet eifrig Dinge ein, die Sie ihm zeigen. Praktisch ist ein Unterschrank in der Küche, in den es Plastikdosen ein- und ausräumen darf. Ihr Kind erwartet und versteht kleine Aufträge und erledigt sie stolz. Die gemeinsame Hausarbeit ist wie gemeinsames Spielen.

Ihr Kind teilt sich mit

Von der Gemeinsamkeit profitiert Ihr Kind auch bei der Sprachentwicklung. Es hört Ihnen ständig zu und beobachtet Ihre Artikulation. Sein Sprachverständnis ist seiner Sprache weit voraus. Es übt seine Mundmotorik, sodass es bald Lippenschlusslaute wie »m«, »p« und »b« formulieren kann. »Mama« und »Papa« sagt es jetzt gezielt zu Ihnen. Der Sprachschatz Ihres Kindes umfasst zwei bis zehn weitere Wörter und es spricht Einwortsätze.

Der größte Teil der Kinder beherrscht vom 18. Lebensmonat bis zum 2. Lebensjahr etwa 50 Wörter. Nach ihrem 2. Geburtstag gelingen den meisten Kindern bald 200 Wörter. Sie bilden Zweiwortsätze, wie z. B. »Teddy haben«, »Auto fahren«.

Durch Ihr gesprächiges Miteinander im Alltag wächst der Wortschatz Ihres Kindes rapide an und mit drei Jahren wird es in ganzen Sätzen pausenlos alles kommentieren, Erlebnisse erzählen und neue Eindrücke mitteilen.

Manche Kinder sind in ihrer motorischen Entwicklung anderen Kindern voraus, lassen sich aber Zeit mit dem Sprechen. Es scheint so, als investieren sie ihre Energie mehr in die Motorik als in die Sprachentwicklung. Mit drei Jahren bauen die meisten Kinder ihr Sprachvermögen dann aber schnell auf, und es besteht kein Unterschied mehr zu den anderen Kindern. Seine Redseligkeit scheint unerschöpflich.

Falls Sie die Sprachverzögerung Ihres Kindes beunruhigt, sprechen Sie mit Ihrem Kinderarzt darüber. Er wird einen Hörtest machen und die Ohren auf mögliche andere Beeinträchtigungen untersuchen.

Soziale Kontakte werden wichtiger

Die gesamte motorische Entwicklung hat die Eigenwahrnehmung Ihres Kindes intensiv ausgeprägt. Es entwickelt sich bis zum 24. Lebensmonat zu einem selbstbewussten Persönchen. Fremden gegenüber wird es aufgeschlossener. Es imitiert mit Begeisterung soziale Verhaltensweisen, indem es Menschen zuwinkt und zur Begrüßung oder zum Abschied die Hand gibt. Durch die freudige Reaktion seiner Umgebung fühlt sich Ihr Kind bestätigt, denn jede positive Rückmeldung steigert sein Selbstbewusstsein.

Aber Ihr Kind fordert Sie immer öfter auch mal heraus und bekommt Wutausbrüche, wenn Sie Grenzen setzen. Es probiert mit kleinen Tricks, Erwünschtes zu erreichen. Es lenkt ab und versucht sogar Papa und Mama gegeneinander auszuspielen.

Andere Kinder werden zu Spielpartnern. Bevor Ihr Kind Teilen und Abgeben lernt, will es seinen Besitz verteidigen. »Meins« ist das wichtigste Wort und wird nicht selten von kräftigen Gebärden begleitet. Greifen Sie erst dann ein, wenn die kleinen Kontrahenten den Konflikt nicht allein lösen können. Geben und Nehmen wird Ihr Kind im Kontakt mit anderen bald lernen.

Feinmotorische Entwicklung

Sein Selbstbewusstsein lehnt es inzwischen entrüstet ab, gefüttert zu werden. Ihr Kind möchte mit Ihnen am Tisch sitzen und endlich allein mit dem Löffel essen und aus der Tasse trinken. Jetzt müssen Sie wieder sehr stark sein und es mit einem großen Lätzchen ausrüsten. Mit jedem Kleckern und Verschütten lernt es aber das komplizierte Halten von Löffel und Tasse, das Zum-Mund-Führen und Wieder-Absetzen. Wenn es mit kleinen Portionen lernen darf, wird das gar kein so großes Malheur. Bald wird Ihr Kind aus der Tasse trinken und mit dem Löffel, den es noch im Faustgriff hält, passabel essen können.

Noch ist nicht sicher, ob Ihr Kind Rechts- oder Linkshänder wird. Sie werden aber eine Tendenz im Laufe der feinmotorischen Entwicklung feststellen können. Um die Seitenentwicklung nicht zu beeinflussen, sollten Sie Angebote zu einer bestimmten Seite vermeiden. Legen Sie z. B. den Löffel oder das Besteck über den oberen Tellerrand, damit Ihr Kind selbst entscheiden kann, mit welcher Hand es zugreifen möchte.

Ihr Kind beginnt, Klötzchen geschickt zu greifen und zwei aufeinanderzustellen. Der Zeigefinger wird nun isoliert für alle möglichen Fertigkeiten benutzt. Kleine Gegenstände werden in kleine Öffnungen hineingesteckt oder aus ihnen herausgepuhlt.

Jeder Stift verführt zum Malen. Damit das nicht an Tapeten und Möbeln geschieht, kritzeln Sie gemeinsam auf großen Blättern. Noch halten die meisten Kinder den Stift im Faustgriff und malen bunte Striche kreuz und quer. Kritzelspaß mit dicken oder dünnen Stiften, mit Kreide auf einer Tafel oder mit Fingerfarben auf einer Plastikdecke trainieren die Geschicklichkeit. Sie können die Schreibhaltung der Finger dezent anbahnen, indem Sie den Stift sanft auf den gebeugten Mittelfinger und die Daumenmulde drücken. Ihr Kind spürt dann die Auflage des Stiftes und kann ihn im Zangengriff mit Daumen und Zeigefinger umgreifen. Mit drei Jahren beherrschen die meisten Kinder die Drei-Punkt-Stifthaltung. Dann wird schon so manches »Gemälde« stolz vorgeführt.

Häufige Diagnosen

Ihr Kind läuft, am Anfang noch wackelig, aber mit der Zeit immer sicherer und routinierter. Es geht mehr oder weniger stark über den »großen Onkel« oder häufig auf Zehenspitzen. Auch seine Füße sehen noch nicht so aus wie die von Erwachsenen.

Machen Sie sich deshalb keine Sorgen, denn die gerade Ausrichtung der Beine braucht vier bis fünf Jahre, ebenso lange dauert es auch bei den Füßen, bis sie ihre endgültige Form und Stellung erreicht haben.

Gehen auf den Fußspitzen

Es ist eine enorme Leistung für Ihr Kind, seine Körperlänge auf den kleinen Füßen aufzubauen. Deshalb verwundert es, wenn manche Kinder die Standfläche noch mehr verkleinern und nur auf dem Vorfuß stehen und gehen. Ihr gesamtes Gewicht lastet dabei vorn auf dem Quergewölbe und wird in extremen Fällen sogar noch auf die Zehen hochgedrückt.

Oft liegt dieser Art des Gehens keine erkennbare Ursache zugrunde und man spricht vom »idiopathischen Zehengang«. Bei vielen Kindern ist es eine vorübergehende Erscheinung. Kurzfristig gewöhnen sie sich plötzlich das Hochziehen der Ferse an oder tippeln gern auf der Stelle. Beim Stehen und in der Hocke lassen sie sich aber auf den ganzen Fuß zurücksinken und laufen phasenweise mit gutem Abrollen. Nach einigen Monaten, spätestens nach ein bis zwei Jahren, verschwindet das Bewegungsmuster von ganz allein. Dennoch sollte Sie dieses Verhalten beobachten, um einige Ursachen auszuschließen. Wenn Sie unsicher sind, sprechen Sie mit Ihrem Kinderarzt darüber.

Orthopädische Ursachen

Der Zehengang könnte die Folge einer verdickten, verspannten Wadenmuskulatur sein, einhergehend mit einer Verkürzung der Achillessehne, möglicherweise bereits als Folge des vorübergehenden Zehenganges. Wirbelsäule, Hüft- und Sprunggelenke werden im Zusammenhang mit der Fehlbelastung ebenfalls untersucht. Bleibt der Zehengang bestehen, hat er Auswirkungen auf die Haltung, da die Wirbelsäule die Fehlstellung der Füße ausgleichen muss.

Neurologische Ursachen

Es könnte sich auch um Regulationsstörungen des motorischen Zentrums im Gehirn handeln. Das hat die Aufgabe, zusammen mit den motorischen Nerven die Muskeln zu stimulieren und die bahnenden und hemmenden Anteile in einem guten Gleichgewicht zu halten. Die Diagnose lautet dann »zentrale« oder »neuromuskuläre Regulationsstörung«.

Geht von den Zellen des Bewegungszentrums eine zu starke Stimulation oder von den motorischen Nerven eine zu starke Reizleitung auf die Muskeln aus, so kommt es zu einer erhöhten Grundspannung, der Hypertonie. Diese allgemeine erhöhte muskuläre Spannung des Kindes kann sich bis auf die Fußmuskulatur auswirken und es geht im Zehengang.

Sind die beschriebenen Funktionen des Zentralnervensystems jedoch zu schwach, kommt es zu einer niedrigen Grundspannung der Muskulatur, der Hypotonie. Das Kind versucht, seinen allgemeinen Hypotonus damit zu kompensieren, dass es von den Sensoren der Fußsohle aus Spannung aufbaut. Dabei geht es ebenfalls im Zehengang.

Anregen der Nahsinne

Wenn Sie Ihr Kind ständig ermahnen, es solle richtig gehen, wird das nichts nützen. Es wird ein paar Schritte lang versuchen, die Fersen abzurollen, aber die unwillkürliche zentrale Steuerung überwiegt und der Zehengang setzt sich unvermindert durch.

Deshalb benötigt das Kind zur Regulation stärkere Impulse. Mit Toben, Drücken, Reiben und viel Bewegung draußen können Sie den Zehengang positiv beeinflussen. Die ganzkörperliche Stimulation mit Reizen für die Sensoren der Haut und der Gelenke und die Anregung des Gleichgewichtssinnes im Innenohr regulieren sowohl den Hypertonus als auch den Hypotonus.

Zur Unterstützung ist eine Physiotherapie sehr ratsam. Dort werden Sie zu weiteren speziellen Übungen angeleitet. Es ist gut, wenn ein zu lange bestehender Zehengang früh korrigiert wird.

Einlagen

In besonders hartnäckigen Fällen kann die Fußbewegung mit sensomotorischen Einlagen gelenkt werden. Dabei wird dem Fuß keine passive Korrektur aufgezwungen, sondern diese Einlagen lassen den Fuß arbeiten. Die Sensoren in der Fußmuskulatur werden an den Zonen gezielt stimuliert, an denen ihre Schwachpunkte liegen. Das Gehirn nimmt die sensorische Information auf und gleicht muskuläre Dysbalancen der Fußsohle aus.

Die Korrektur der Fußmotorik wirkt sich auf den gesamten Haltungs- und Bewegungsaufbau aus. Wie lange die Einlagen getragen werden müssen, ist abhängig von dem verbesserten Gangbild und dem harmonischen Bewegungsablauf des Kindes.

Eine Spätfolge des unbehandelten Zehenganges könnte bei Erwachsenen ein auffälliges Gangbild sein. Dabei wird die Ferse bei jedem Schritt ruckartig hochgezogen, so als ginge sie auf einer Sprungfeder. Auch im Stehen werden die Füße kaum geerdet, sondern die Ferse schwebt immer etwas über dem Boden. Die Wadenmuskulatur ist dabei sehr ausgeprägt. Insgesamt ist der Zehengang häufiger bei kleinen Jungen als bei Mädchen zu beobachten.

Gehen über den großen Zeh

Wenn Sie bedenken, wie viel statische Leistung in der geraden Aufrichtung und Haltung liegt, dann ist es nicht verwunderlich, dass Hüften, Knie, Fußgelenke und Füße an ihrer endgültige Form und Position noch arbeiten müssen. Zu Beginn des freien Gehens zeigen die Fußspitzen Ihres Kindes noch aufeinander zu. Es geht über den »großen Onkel«. Dabei sind Oberschenkel und Kniescheiben ebenfalls leicht nach innen gedreht. Im Kleinkindalter ist der »Innenrotationsgang« ein ganz normales Erscheinungsbild, das sich mit der Zeit von allein korrigiert und verschwindet. Manche Kinder stolpern sogar über ihre Füße, wenn sie müde sind und die muskuläre Spannkraft erschöpft ist.

Erst das Wachstum der Knochen und Gelenke und der zunehmende Muskelaufbau bewirken die gerade Ausrichtung der Beinachse.

Sollte der innenrotierte Gang in den ersten Lebensjahren jedoch extrem auffällig sein, wäre eine Kontrolle durch den Kinderarzt oder den Orthopäden ratsam. Ebenfalls, wenn das Gangbild mit vier Jahren noch besteht.

Orthopädische Ursachen

Die orthopädische Untersuchung klärt, ob es sich um eine Fehlstellung des Hüftgelenks handelt. Die Hüftdysplasie oder eine Verdrehung des Schenkelhalses nach vorn sind zwei der häufigsten Ursachen. Ebenso könnte vom Unterschenkel selbst eine Rotationsfehlstellung ausgehen. Dabei dreht sich das Schienbein unterhalb des Kniegelenkes nach innen. Die Frage nach der Beinstellung und dem Gangbild der Eltern und entfernteren Verwandten ist dabei sehr oft aufschlussreich. Bei den Normabweichungen könnten familiäre Veranlagungen vorliegen.

Bei Sichelfüßen handelt es sich um eine Fehlstellung der Mittelfußknochen nach innen, ohne Beteiligung der Gelenke. Häufig korrigieren sie sich in den ersten Lebenswochen von selbst. Sollte eine deutliche Fehlform bestehen bleiben, wird Ihr Kinderarzt eine Physiotherapie und ggf. orthopädische Maßnahmen einleiten.

Bei spontan auftretendem Hinken mit Schmerzen und einseitigem oder beidseitigem innenrotiertem Schongang könnte es sich um den sogenannten »Hüftschnupfen« (Coxitis fugax) handeln. Es ist eine schmerzhafte nichtbakterielle Entzündung des Hüftgelenks. Sie tritt manchmal unvermittelt ohne andere Anzeichen auf. Häufig steht sie jedoch in Verbindung mit verschiedenen Infektionskrankheiten, wie einer Erkältung, einer Mandel- oder Lungenentzündung oder einem Magen-Darm-Infekt. Während der Schmerzphase sind absolute Entlastung und Ruhe ratsam. Meistens verschwinden die Symptome nach ein bis zwei Wochen.

Neurologische Erkrankungen

Neurologische Erkrankungen haben ebenfalls einen Einfluss auf die Stellung der Füße.

Die »spastische Diplegie« betrifft vermehrt die untere Extremität. Es besteht eine Fehlsteuerung des Muskeltonus, wobei die heranziehenden Muskeln der Beine zu stark stimuliert werden und die hemmende Gegensteuerung zu schwach ist. Die Muskeln ziehen Hüften, Knie und Fußgelenke mit hoher Spannung aufeinander zu. Je nach Schwere der Fehlsteuerung ist die spastische Innendrehung der Beine und Füße mehr oder weniger ausgeprägt. Das Gangbild kann sehr dezent auftreten, aber auch eine Kombination aus Innenrotation der Beine mit Zehengang sein. Bei jedem Schritt überwiegt der Zug der Muskulatur nach innen und erlaubt den Gelenken keinen regulierten Bewegungsablauf. Zur Entspannung der dauerhaft verkrampften Muskulatur und zur Vermeidung von Gelenkversteifungen ist in dem Fall eine langfristige physiotherapeutische Begleitung empfehlenswert.

Knick-Senkfüße

Eltern sind oft beunruhigt, wenn sie feststellen, dass die Füße ihres Kindes aussehen wie kleine Plattfüße oder dass es mit Knickfüßen und X-Beinen zufrieden durch die Gegend läuft. Zunächst ist das ganz normal und wird sich in den nächsten Jahren von selbst regulieren. Noch sind die anatomischen Bedingungen anders als bei Erwachsenen. Die Kinderfüße haben nach wie vor das schützende Fettpolster unter der Sohle. Deshalb liegen die Füße flach auf. Nur in der Tiefe ist das Fußgewölbe zu ertasten.

Die Haltefähigkeit der Muskeln, Sehnen und Bänder ist noch labil und baut sich erst allmählich auf. Um sich dennoch Stabilität zu verschaffen, belastet Ihr Kind in den ersten Jahren überwiegend den Innenrand des Fußes mit hervortretenden Innenknöcheln, wodurch gleichzeitig die Ferse leicht nach außen geknickt wird. Aus dieser Position heraus entsteht die Bezeichnung »Knick-Senkfüße«.

Da jede Unregelmäßigkeit einer Gelenkposition einen Ausgleich durch die anderen Gelenke nach sich zieht, werden die physiologischen Knick-Senkfüße von physiologischen X-Beinen begleitet. Sie können diese anatomischen Tricks der Natur gelassen verfolgen. Die zunehmende Bewegungsfähigkeit Ihres Kindes kräftigt die Muskulatur derart, dass sie Knochen und Gelenke spätestens bis zur Eischulung in die richtige Position bringt. Innen- und Außenknöchel stehen dann parallel zueinander. Die X-Stellung der Knie begradigt sich. Die Füße rollen von der Ferse, entlang der Außenseite der Sohle, über das Quergewölbe und die Zehen ab. Das innere Längsgewölbe hat keinen Bodenkontakt. Es ist hohl und dient dem Ausbalancieren und dem Ausgleichen von Unebenheiten. Bei einem Strandspaziergang ist diese Form der Fußsohlen im Sand gut zu erkennen.

Sollten Sie die Form der Füße oder eine Gangauffälligkeit Ihres Kindes beunruhigen, sprechen Sie mit Ihrem Kinderarzt. Eine endgültige Diagnose, ob sich die flexible Kinderfußentwicklung außerhalb des normalen, entwicklungsbedingten Rahmens bewegt, ist in den ersten Lebensjahren sehr schwierig. Die Laufentwicklung sollte in regelmäßigen Abständen vom Kinderarzt kontrolliert werden. Natürlich können auch Sie selbst den Verlauf aufmerksam beobachten. Die Abnutzung der Schuhsohlen ist ein Zeichen, ob sich die Fehlstellungen der Füße verstärken.

Zunächst sind Übungen mit den Füßen ein guter Weg. Die Füße werden meistens gar nicht richtig wahrgenommen, denn sie stecken in Schuhen und sie sind der Teil unseres Körpers, der am weitesten von unseren Augen entfernt ist. Ziehen Sie Ihrem Kind deshalb zu Hause am besten immer gleich die Schuhe aus und lassen Sie es barfuß oder in Socken laufen.

Allein das Interesse an den Füßen wieder zu wecken, ist schon ein guter Beginn. Die ganze Familie kann doch mal die Füße herzeigen und gemeinsam spielerische Fußübungen machen: mit den Füßen greifen, die Zehen krallen und strecken, die Fußgelenke kreisen lassen, auf den Spitzen und Fersen gehen. Bestimmt haben Sie noch mehr Ideen. Auch ein Ausflug in einen Barfußpark ist eine tolle Stimulation für die Füße und ein Riesenspaß für Kinder und Eltern.

Bei einem diagnostizierten unflexiblen, fixierten Knick-Senkfuß ist jedoch eine orthopädische Begleitung und Versorgung notwendig. Mit Einlagen oder Absatzkorrekturen wird der Fuß in die richtige Stellung gelenkt. Die gute Stellung und Beweglichkeit der Füße sind Voraussetzung für die gesunde Entwicklung der Knie, der Hüftgelenke und der Wirbelsäule. Die regelmäßige Beobachtung der Fußentwicklung beugt Spätfolgen wie Wirbelsäulenerkrankungen oder Gelenkarthrosen durch Fehlbelastung vor.

Hilfsmittel-Check

Ihr Kind ist inzwischen mobil und bewegt sich gern draußen. Mit dem Dreirad oder dem Laufrad wird es bald fix unterwegs sein. Und Rody, das Hüpfpferdchen, wird bestimmt ein guter Freund.

Dreirad

Dreiräder werden vom Handel bereits ab dem 10. bis 15. Lebensmonat empfohlen. Sie müssen, wie alle anderen Hilfsmittel für Kinder, die Sicherheitsnormen erfüllen (GS, TÜV, Stiftung Warentest).

Zu Beginn dient das Dreirad mehr als Schiebewagen als zur selbständigen Fortbewegung Ihres Kindes. Für das Fahren sind Sie mit Hilfe der Schiebestange zuständig. Sobald sich Ihr Kind allein hinsetzen kann, darf es auf kurzen Ausflügen auf dem Dreirad sitzen, was ihm sicher Spaß macht.

Das Dreirad für ein kleines Kind sollte mit einem gepolsterten Schalensitz, weichen Griffen am Lenker, einer verlängerten Rückenlehne, einem Sicherheitsgurt oder Sicherheitsbügel und breiten Fußstützen ausgerüstet sein. Es gibt sogar manchmal ein kleines Dach als Sonnenschutz. Zum Mitnehmen verschiedener Dinge ist rückwärtig, wie ein kleiner Kofferraum, ein kippbares Fach angebracht. Sand, Steine, Blätter oder sonstige Schätze werden gern darin transportiert. Die höhenverstellbare Schiebestange gehört zur Grundausstattung. Damit haben Sie Geschwindigkeit und Richtung unter Kontrolle. Eine zuschaltbare Lenkeinschränkung mit Geradeauslauf beugt allzu wendigen Steuerversuchen des Kindes vor. Die Pedale sind mit einem Freilauf versehen, sodass Ihr Kind die Füße zunächst auch nur darauf abstellen kann und nicht zum Treten gezwungen wird. Um Unebenheiten und Stöße auf die Wirbelsäule abzufangen sind Gummi- oder Flüsterräder empfehlenswert.

Koordination ist wichtig

Das Vorwärtskommen mit dem Dreirad verlangt Ihrem Kind viel Koordination ab. Es ist gar nicht so einfach, mit den Füßen zu treten und gleichzeitig mit den Armen und Händen zu lenken. Bis es so weit ist, etwa mit zwei bis drei Jahren, muss es zuerst lernen, im Sitzen die Füße vorn auf die Pedale zu stellen und den Lenker zu umgreifen.

Ihr Kind wird im Laufe der Zeit immer vertrauter mit seinem Dreirad. So können Sie, je nach den zunehmenden Fahrfähigkeiten Ihres Kindes, die Sicherheitsvorrichtungen schrittweise entfernen. Meistens klappt Lenken und Treten noch nicht gleichzeitig. Das Zusammenspiel der Arme und Beine auf dem Dreirad muss Ihr Kind erst herausfinden. Wenn es stabil und sicher sitzen kann, lassen Sie es nacheinander das Lenken und Treten üben. Vorsichtshalber begleiten Sie es bei den Lenk- sowie den Tretversuchen weiterhin mit der Schiebestange. Schalten Sie zunächst die Lenkeinschränkung kurzfristig ab. Die ersten Male werden kreuz und quer in alle Richtungen gehen. Aber jeder Lernversuch verbessert seine Fähigkeit und Ihr Kind wird bald in der Lage sein, mit einer guten Koordination von Augen, Händen und Füßen den Lenker zu führen. Dann geht es immer besser geradeaus oder gekonnt um die Kurven.

Treten ist schwieriger als Lenken. Zum Üben der Tretbewegungen schalten Sie den Pedalfreilauf kurz ab. Wenn Sie Ihr Kind ganz langsam schieben, werden seine Füße auf den Pedalen mitgeführt. So bekommt es ein Gefühl für den schwierigen runden Bewegungsablauf der Beine.

Mit der Zeit gelingt es Ihrem Kind immer besser, mit der Rundbewegung der Füße auf den Pedalen kleine Strecken zu fahren, natürlich nur im Park oder auf freier Fläche. Außerdem muss es unbedingt noch das Bremsen üben. Die meisten Dreiräder haben keine Bremsvorrichtung. Es wird mit dem Vorderrad gebremst. Dabei muss Ihr Kind lernen, den Tretschwung wieder zu stoppen. Zunächst wird es zum Bremsen mit den Füßen über den Boden schleifen. Später hält es die Tretbewegung am Vorderrad einfach an.

Wenn Ihr Kind das alles beherrscht, haben sich wieder Unmengen Zellen miteinander vernetzt. Körpergefühl, Koordination und Gleichgewicht werden nun vom Gehirn aus bestens bedient. Mit diesen Voraussetzungen wird es sehr bald auch allein auf- und absteigen. Ihr Kind ist nun mobil und dreht mit beachtlichem Tempo geschickt seine Runden.

Die meisten Dreiräder sind »mitwachsend«. Sie können durch einen verschiebbaren Sitz und einen verstellbaren Lenker der Größe Ihres Kindes angepasst werden. Bis zum Alter von fünf Jahren kann Ihr Kind damit fahren. Gleichgültig in welchem Alter sollte es niemals allein, sondern nur unter Aufsicht unterwegs sein.

Laufrad

Das Laufrad für Kinder sieht aus wie ein Fahrrad ohne Pedale. Es wird nur mit den Füßen betrieben. Empfohlen wird das Laufrad ab zwei Jahren. Ganz entscheidend ist jedoch auch hier die motorische Entwicklung Ihres Kindes. Es muss mit gutem Gleichgewicht sicher stehen und gehen können. Meist ist das mit frühestens zweieinhalb Jahren der Fall.

Laufräder sind leicht und wendig und haben ein Gewicht zwischen 3,5 und 5 kg. Sie ermöglichen eine hohe Geschwindigkeit. Hier sind besonders hohe Sicherheitsstandards anzusetzen (TÜV, GS, Stiftung Warentest).

Für die allerersten Versuche sind Laufräder aus Holz sehr beliebt. Die Lenkung ist nicht beweglich und sie sind nicht größenverstellbar. Sie werden für das Üben zu Hause empfohlen. Ihr Kind lernt zunächst das Auf- und Absteigen. Es probiert aus, auf dem Sattel zu sitzen und das Gleichgewicht mit den Füßen auf dem Boden zu halten. Mit kleinen Schritten übt es, geradeaus vorwärtszukommen. Da das Holzlaufrad nicht mitwächst, muss bald die nächste Größe her. Das schnelle Wachstum des Kindes zu bedenken, ist auch eine Frage des Geldbeutels.

Deshalb entscheiden sich die meisten Eltern gleich für die Metallausführung aus Aluminium oder Stahl. Diese Laufräder sind mitwachsend durch verstellbare Lenker und Sattel. Sie sind überwiegend mit Luftbereifung ausgestattet.

Da nicht nur das Alter eine Rolle spielt, sondern vielmehr die Größe des Kindes entscheidend ist, hilft beim Kauf eine Größentabelle. Anhand von Körpergröße, Schrittlänge und Sitzhöhe können Sie die richtige Laufradgröße für Ihr Kind ermitteln. Auch der Abstand vom Oberkörper zum Lenker ist zu berücksichtigen. Die optimale Position hat Ihr Kind, wenn es im Sitzen mit beiden Füßen flach auf dem Boden steht. Dabei sind die Knie leicht gebeugt, damit es weich mit den Füßen abstoßen kann. Es kann den Lenker mit guter Haltung des Oberkörpers leicht erreichen.

Das Laufrad hat keinen Schutz. Es gibt zwar Modelle mit rutschfesten Sicherheitshandgriffen, Handbremse und einem Lenkerschutz, der Stürze abfedern soll. Aber Stürze mit dem Laufrad sind unkalkulierbar. Deshalb sind ein Schutzhelm und feste Schuhe unbedingt notwendig.

Zubehör wie Klingel, Rückspiegel oder Lenkerkorb lenken das Kind vom Fahren ab und anfangs erfordert das Fahren noch sehr viel Konzentration. Da die Geschwindigkeit nicht kontrollierbar ist, sollte Ihr Kind nicht auf abschüssigen Strecken fahren. Wege, die auf befahrene Straßen oder Gewässer zuführen, sind für Kinder mit Laufrädern tabu!

Auch beim Laufrad ist Koordination wichtig
Damit das Kind mit dem Laufrad gefahrlos umgehen kann, müssen Augen, Hände, Beine und Füße lernen, gleichzeitig und kontrolliert zusammenzuarbeiten. Diese Fähigkeit sollte größtenteils bei den ersten Fahrversuchen schon vorhanden sein. Das Kind muss mit seinen Bewegungen Entfernung, Richtung und Geschwindigkeit koordinieren. Es muss Hindernisse rechtzeitig erkennen. Zu all dem darf es nicht herunterfallen oder mitsamt dem Rädchen umfallen.

Prüfen Sie mit kleinen Versuchen, inwieweit Sie Ihr Kind schon mit dem Laufrad fahren lassen können. Die erste Übung ist das Auf- und Absteigen. Es wird einige Zeit dauern, bis Ihr Kind ein Bein über das Rad auf die andere Seite bekommt. Sie müssen viel Geduld haben und kommen dabei so manches Mal ins Schwitzen. Später wird jeder kurze Ausflug, unter Ihrer Aufsicht und mit Ihrer anfänglichen Hilfe, seine Gewandtheit optimieren. Wenn Ihr Kind sein Gleichgewicht gut halten und es ein paar Meter geradeaus fahren kann, kommen Bremsen und Ausweichen dazu. Es bremst, indem es mit den Füßen auf dem Boden stoppt. Laufräder mit einer Handbremse werden selten angeboten.

Das Handhaben des Laufrades gibt dem Gehirn Ihres Kindes wieder reichlich Nahrung. Dessen Rückmeldung lässt das Reaktionsvermögen, die Koordination und das Gleichgewicht weiter reifen. Seine Fähigkeiten nehmen rasant zu. Ihr Kind weiß genau, wann es mit Schreitbewegungen Schwung nehmen muss und wie es den Schwung ausnutzt, indem es beide Füße anhebt. Es kann sich auch nach rückwärts abstoßen und in alle Richtungen lenken. Es stoppt spontan und kann 180-Grad-Kurven lenken.

Wir Erwachsenen sind immer wieder sprachlos, wie schnell ein Kind lernt, mit dem Laufrad durch die Gegend zu rollen. Ab einem Alter von drei Jahren wird das Laufrad inzwischen häufig dem Dreirad vorgezogen. Eltern sagen, dass die Kinder danach gern auf das Fahrrad umsteigen wollen und gut damit zurechtkommen.

Rody
Der Rody ist ein aufblasbares buntes Hüpfpferdchen. Seine Sattelhöhe beträgt höchstens 30 cm und der Rumpfumfang etwa 70 cm. Beim Aufblasen können Sie seine Größe Ihrem Kind anpassen. Der Rody ist aus festem Kunststoff, hat ein niedliches Gesicht und große Ohren, an denen sich Ihr Kind festhalten kann. An seinen Füßen kann anfangs eine Schaukelwanne angebracht werden. So dient er Ihrem Kind zunächst als Schaukelpferd, bevor es auf ihm herumhüpft.

Der Rody wird frühestens ab zwei Jahren empfohlen, aber auch hier sollten Sie die Fähigkeiten Ihres Kindes berücksichtigen. Gutes Stehvermögen ist Voraussetzung. Der erste Lernschritt ist, wie bei allen Fortbewegungsmitteln, wieder das Auf- und Absteigen. Der Rody ist relativ leicht und wackelig und so passiert es, dass er anfangs allein oder mit Ihrem Kind umkippen wird.

Sicherheitsvorsorge für draußen

Wenn Ihr Kind das Haus verlässt und nach draußen kommt, stürmen viele neue Sinneseindrücke auf es ein.

- Zu seiner Sicherheit sollte es von Anfang an Ihre Hand nehmen und erst dann loszulassen, wenn Sie es erlauben.
- Auf der Straße, beim gemeinsamen Warten Hand in Hand vor der Ampel, können Sie spielerisch schon die ersten Verkehrsregeln üben.
- Beim Einkaufen haben Sie Ihr Kind gut im Blick, wenn es einen kleinen Einkaufswagen schieben und Ihnen helfen darf.
- Im Park sollten Sie offene Gewässer und Wege, die auf Straßen zuführen, kennen. Achten Sie auch in Gärten befreundeter Familien auf ungesicherte Teiche oder Pools.

- Auf dem Spielplatz sollen Sie zur Sicherheit aller Kinder die Umgebung öfter inspizieren. Die Spielgeräte müssen gewartet sein. Zögern Sie nicht, Mängel an den Geräten den entsprechenden Stellen zu melden und auf Reparaturen zu bestehen.
- Achten Sie auf die Hygiene auf dem Spielplatz. Er soll frei sein von Zigarettenresten, Hundehinterlassenschaften und allem anderen, was Ihnen verdächtig vorkommt.
- Halten Sie unterwegs öfter einen Moment an und betrachten und besprechen Sie gemeinsam mit Ihrem Kind die neue Umgebungen oder besondere Situationen. So können Sie vermeiden, dass es impulsiv und unbedacht auf etwas zusteuert.

Wenn diese Hürde mit Ihrer Hilfe nach einigen Tagen genommen ist, sitzt Ihr Kind im Sattel und hat mit den Füßen guten Bodenkontakt. Die ersten Hüpfversuche sind meistens ein unkoordiniertes Auftreten und Abstoßen. Es ist eine neue schwierige Bewegung, den Körper auf dem weichen Sitz mit den Füßen hochzustemmen, auf dem Sitz wieder abzufangen und wieder hochzustemmen. Es steigert die Koordination und das Gleichgewicht und trainiert die Bein-, Bauch- und Rückenmuskulatur.

Mit der Zeit kann Ihr Kind immer höher und sogar vorwärts springen. Kinder treffen sich gern auf der Wiese zu kleinen Wettrennen. Da der Rody für seine Sprünge Platz braucht, ist er ideal für draußen.

Anregungen und Spiele

Das Kinderzimmer füllt sich immer weiter mit gutgemeinten Geschenken. Vielleicht wundern Sie sich, dass Ihr Kind gar kein Interesse an einem neuen bunten Plastikspielzeug hat, sondern viel lieber mit einem großen Karton loszieht. Es wird kreativ, wenn es mit einfachen alltäglichen Dingen spielen darf, anstatt immer mit denselben bunten Plastiksachen.

Viele Eltern müssen oft richtig Überzeugungsarbeit leisten, damit ihr Kind nicht mit Spielsachen überflutet wird. Sie müssen rechtfertigen, dass Sie keine Rabeneltern sind und ihr Kind nicht leidet, wenn es weniger Spielzeug bekommt.

Kreative Spielideen

Ihr Kind möchte sich grobmotorisch anstrengen, dann fühlt es sich selbst und bekommt ein gutes Leistungsgefühl. Es
schleppt gern Dinge hin und her und räumt
sie in eine Wanne oder in Kartons ein und
aus, zieht und schiebt sie herum. Auch für
den Gebrauch von Decken und Laken hat es
viele Ideen: Es rollt sich ein, spielt Geist oder
Hochzeit und überrascht Sie so mit vielen
selbst ausgedachten Spielen. Sie können Ihr
Kind dabei gut unterstützen:

- Entrümpeln Sie ruhig einmal das Kinderzimmer und machen Sie es zu einer kreativen Spielwiese. Verteilen Sie auf einer
  weichen Unterlage Kissen, Decken, Laken
  und weiche Kuscheltiere.
- Geben Sie Ihrem Kind stabile Kartons und
  seine Lieblingstöpfe oder andere Gegenstände aus dem Haushalt.
- Von seinen Spielsachen aus den Spielkis-
  ten darf es sich jeweils für ein oder zwei
  Teile entscheiden.
- Packen Sie seine Babywanne oder Schüsseln voll mit unterschiedlich großen und
  schweren Säckchen. Sie sind gefüllt mit
  Reis, Bohnen, Erbsen oder Kastanien.
- Wünschen Sie sich solche schönen selbst-
  gemachten Geschenke von Verwandten
  und Freunden. Sie sind oft dankbar für
  diese Hinweise, als Alternativen zu den
  üblichen Geschenken.

Toben ist wichtig

Bewegung ist die dauernde Voraussetzung
für die motorische und kognitive Weiterentwicklung. Das spürt jedes gesunde Kind
in seinem Unterbewusstsein. Damit es später still sitzen und feinmotorisch Türm-
chen und Puzzles geduldig zusammensetzen
kann, muss seine Grobmotorik optimal entwickelt sein.

Deshalb ist Ihrem Kind jede Möglichkeit
recht, viel mit seinem ganzen Körper zu erleben. Es nutzt jede Chance, sich auf etwas
Weiches fallen zu lassen, darauf herumzu-
hopsen und zu toben, immer wieder und
äußerst ausdauernd. Oft springt es auf dem
Bett oder der Couch herum, was Sie ihm jedoch verbieten werden, da Sie Unfälle oder
Beschädigungen der Möbel befürchten.

Diese äußerst wichtige Körperstimulation
können Sie Ihrem Kind jedoch mit einfachsten Mitteln ermöglichen:

- Richten Sie ihm irgendwo in der Wohnung
  eine weiche Tobeecke am Boden ein. Ideal
  ist eine Matratze mit Kissen und Decken.
- Bei wenig Platz reicht ein weicher Berg
  aus Bettdecken und Kissen aus, in dem Ihr
  Kind herumwühlen darf.

Das wird sicher einer seiner Lieblingsplätze.
Das gemeinsame Toben mit Hineinwerfen,
Purzelbäumen und Wälzen ist das schönste
Spiel für Ihr Kind. Hier kann es nach Lust
und Laune toben, ohne herunterzufallen
oder etwas zu demolieren. Es ist aber auch
ein Ort zum Ausruhen, zum Vorlesen oder
für ein kleines gemeinsames Schläfchen.

Es ist erstaunlich, wie genau Kinder ihre Bedürfnisse kennen und darauf hinweisen.
Manche Eltern wurden erst von ihrem Kind
auf die Idee gebracht, ihm solch einen Platz
am Boden einzurichten. Bei einem Besuch
schlief ein Kind auf einer Luftmatratze und
wollte zu Hause auch so etwas Weiches am
Boden haben. Andere Eltern erzählen, dass
Ihr Kind, seit es durch die Schlupfsprossen
sein Bett verlassen konnte, auf seiner Matratze am Boden schlafen darf. Tagsüber kann
es dort gefahrlos toben und spielen. So bleiben die »Hüpfplätze« Elternbett und Couch
verschont. Abends wird das gemütliche Bett

hergerichtet. Beim »Gute-Nacht-Ritual« können die Eltern mit ihrem Kind schmusen und müssen sich nicht über das Gitter zu ihm herunterbeugen.

Ihr Kind möchte dabei sein und mitmachen

Meistens bleibt Ihr Kind in diesem Alter noch nicht lange allein in seinem Kinderzimmer. Die liebsten Spielzimmer sind die Räume, in denen auch die Mama ist. In der Küche herrscht Vielfalt und interessante Abwechslung. Es will alles, womit die Mama hantiert, auch haben. Ihr Kind ist neugierig, schaut genau zu und versucht, Sie nachzumachen. Es möchte wissen, wie sich die Dinge anfühlen, und vielleicht auch schon mit ihnen hantieren. Küchenzubehör und auch Lebensmittel sind interessant. Es will spüren, wie sich eine Kartoffel, Möhre oder Gurke anfühlt, und freut sich, wenn es mit einem Plastikmesser daran herumkratzen darf.

Ihr Kind fühlt sich bestätigt, wenn es mitmachen kann. Am liebsten erledigt es kleine Aufträge:
- Dinge holen und wegbringen,
- beim Tischdecken mithelfen,
- Unzerbrechliches aus der Spülmaschine räumen.

Beliebt ist der Topfschrank. Den räumt Ihr Kind ein und aus oder krabbelt sogar selbst hinein. Auch beim Putzen und Fegen möchte es helfen. Sein grenzenloser Eifer dabei ist unaufhaltsam.

Das Miteinander in der Küche ist kreatives, lehrreiches Spielen. Hier lernt Ihr Kind ganz nebenbei Handlungsabläufe kennen und Materialien und Formen zu unterscheiden.

Jeden Tag ergeben sich neue Möglichkeiten, andere Dingen und Handlungen kennenzulernen. Vieles darf Ihr Kind dann auch selbst ausprobieren.

Die Dinge des Lebens als Spiel zu erfahren, das macht Ihr Kind lebenstüchtig. Es lohnt sich, wenn Sie hierfür viel Geduld aufbringen und für Ihre Küchentätigkeiten viel Zeit einplanen.

Der ganz gewöhnliche Alltag kann zum Spiel werden. Es beginnt mit kleinsten unscheinbaren Handlungen, wie z. B. beim Heimkommen:
- die Schuhe nebeneinander abstellen,
- die Jacke aufhängen,
- Mamas Schlüssel an ihren Platz legen,
- beim Auspacken von Einkäufen mithelfen.

Mit seiner Beteiligung an den normalen Tagesabläufen sind Sie im ständigen Dialog und Ihr Kind ist stolz, dass seine Mitarbeit ernsthaft gefordert und es viel gelobt wird.

Jeden Tag wieder

Beziehen Sie Ihr Kind von klein auf in den ganz normalen Tagesablauf mit ein.
- Aufräumen braucht keine lästige Pflicht zu sein, die am Ende des Tages schnell erfüllt werden muss, sondern kann sogar Spaß machen. Sortieren Sie die Spielsachen gemeinsam und räumen Sie dann alles ein. Jedes Teil hat seinen Platz und kommt in bestimmte Kästen und Schubladen. Danach freuen Sie sich beide, wie schön alles wieder aussieht.
- Legen Sie mit Ihrem Kind die Kleidung zusammen oder hängen Sie sie über den Stuhl.
- Im Bad darf Ihr Kind beim Zähneputzen mithelfen: die Zahnpasta-Tube aufdrehen

und auch auf Mamas Zahnbürste Zahnpasta drücken.
- Es darf den Hocker vor das Waschbecken schieben und den Wasserhahn auf- und zudrehen.

Sie werden Ihrem Kind immer mehr neue kleine Aufgaben geben können und sehen, wie es daran wächst und stolz ist auf sein Können. All das dient dem guten sozialen Miteinander, aber schult gleichzeitig seine sensomotorischen Fähigkeiten. Es lernt bereits geschicktes, praktisches Handeln für sein ganzes Leben.

Spielzeug aus Alltagsgegenständen

Mit ein paar Ideen lassen sich aus Küchengenständen auch Spielsachen herstellen. Sie kosten nichts und brauchen nur etwas Fantasie. Ihr Kind wird Ihnen die Ideen liefern, wenn Sie beobachten, dass es sich mit Papprollen, Eierkartons, Deckeln, Wäschekorb, Klammerbeutel, Schüsseln, Korken, Plastikflaschen und so vielem mehr beschäftigt. Greifen Sie seine Ideen einfach auf.

Aus den unendlich vielen Möglichkeiten hier nur einige wenige Beispiele:
- Basteln Sie aus Papprollen oder Klammern Schlangen oder eine Eisenbahn.
- Bauen Sie aus Eierkartons einen Turm.
- Der Wäschekorb wird zu einem Auto oder einem Versteck.
- Eine Plastikflasche mit etwas Reis wird zu einem Rhythmusinstrument.
- Eine alte Jeans lädt Ihr Kind dazu ein, Reißverschluss, Taschen und Nähte zu untersuchen.

Tauschen Sie sich mit anderen Müttern aus, wie sie ihre Kinder mit den einfachen Gegenständen aus dem Haushalt begeistern.

Eine Mutter erzählte, dass sie in ihrer Krabbelgruppe einen flachen Karton voller gesammelter Deckel auf die Matten in die Mitte gestellt hatte. Die Babys robbten und krabbelten wie magnetisiert darauf zu und das bunte Plastikspielzeug lag unbeachtet herum. Oft ist das Einfachste Anreiz für Kinder, sich etwas auszudenken und damit zu spielen.

Ihr Kind ist bestimmt lieber mit Ihnen zusammen im Wohnzimmer als allein im Kinderzimmer. Auch hier gibt es jede Menge zu entdecken:
- Die alte Fernbedienung, das alte Handy und CD-Hüllen. Denken Sie daran, immer aus allen Geräten die Batterien herauszunehmen.
- Dicke bunte Kataloge zum Blättern und Zerreißen.
- Der Tisch wird zu einem Haus und hintereinander gestellte Stühle zu einem Tunnel.
- Ihr Kind tanzt zur Musik, die es sich sogar schon selbst auf Knopfdruck anstellen darf.

Unterwegs möchte Ihr Kind, genau wie Sie, seine eigene kleine Umhängetasche oder seinen kleinen Rucksack für persönliche Dinge haben. Es möchte Schlüssel, Portemonnaie, Kamm, Spiegel und Papiertaschentücher mitnehmen. Dadurch wird es etwas länger dauern, bis Sie starten können, aber es ist schön zu sehen, mit welchem Eifer Ihr Kind seine Tasche packt und sie überallhin mitnimmt.

Das Laufen vertiefen

Ungefähr zwischen dem 15. und dem 20. Lebensmonat können die meisten Kinder laufen und mit Festhalten die Treppen rauf- und runtersteigen. Mit etwa zweieinhalb

Jahren können sie mit beiden Füßen gleichzeitig auf der Stelle hüpfen und noch etwas später ein paar Sekunden auf einem Bein stehen. Erst mit drei Jahren sind Koordination und Gleichgewicht so weit ausgereift, dass Kinder ohne weiteres gehen, rennen und hüpfen können.

Damit Ihr Kind das alles später gut meistert, machen Sie, entsprechend seiner momentanen Gehfähigkeit, unterwegs kleine Übungen und Spiele:

- Gehen Sie gemeinsam mal schnell, mal langsam.
- Machen Sie mal große und mal kleine Schritte.
- Stehen Sie mal auf den Zehenspitzen, mal auf den Fersen.
- Rennen Sie Hand in Hand. Stoppen Sie auf Zuruf.
- Gehen Sie zusammen laut und stampfend.
- Gehen Sie rückwärts und seitwärts.
- Lassen Sie Ihr Kind über Unebenheiten wie Steine, Erde usw. gehen.
- Es darf an Ihrer Hand auf Kanten und kleinen Mauern balancieren.
- Spazieren Sie kleine Rampen herunter und herauf.
- Lassen Sie Ihr Kind auf einer Linie gehen.
- Kicken und schießen Sie Steinchen und Bälle.

Ihrem Kind werden unterwegs bestimmt noch mehr Ideen zu Geh- und Laufspielen kommen.

Auch zu Hause sind die Füße interessant:

- Lassen Sie Ihr Kind beim Ausziehen seine Zehen untersuchen. Es pult sorgfältig die »Wollmäuse« aus jedem Zwischenraum heraus.
- Machen Sie ein Fußbad mit viel Schaum.
- Cremen Sie die Füße dick ein.

- Umfahren Sie mit einem Stift auf einem Blatt Papier die Konturen der Füße und jedes einzelnen Zehs.

Ihrer Kreativität, Ihr Kind auf seine Körperteile aufmerksam zu machen, sind keine Grenzen gesetzt.

Den Spielplatz erkunden

Der Spielplatz ist ein unentbehrlicher Ort für das intensive motorische und soziale Lernen draußen an der frischen Luft. Bereits im Krabbelalter kann Ihr Baby hier seine ersten Erfahrungen machen. Es beobachtet die anderen Kinder, hat reichlich Platz zum Herumkrabbeln und geht auf erste »Tuchfühlung« mit dem Sand in der Sandkiste. Sobald es laufen kann, möchte es die vielen anderen Angebote erkunden. Es läuft von einem Gerät zum anderen.

- Gehen Sie abwartend mit und beobachten Sie, wie es sich mit dem Gerät beschäftigt.
- Heben Sie es besser nicht auf Geräte, sondern lassen Sie es eigene Erkundungen machen: anschauen, berühren, überlegen, wie es drauf kommt oder was man damit machen könnte. Geben Sie nur kleine Starthilfen.
- Versuchen Sie, Ihre besorgten Hände zurückzuhalten, aber halten Sie sie dezent in Bereitschaft. Greifen Sie erst ein, wenn sich Ihr Kind zu viel zumutet.
- Oft zeigen es die anderen Kinder oder helfen ihm sogar. Und schon knüpfen sich hilfsbereite Kontakte und kleine Freundschaften.
- Erst, wenn Ihr Kind das Gerät sicher erklimmen kann, sollte es wippen, rutschen oder schaukeln.
- Auf dem Klettergerüst darf es nur so hoch klettern, wie es auch wieder allein herunterkommen kann.

• Bei der Schaukel muss es unbedingt lernen, im großen Bogen darum herumzugehen, um nicht getroffen zu werden.

Auf gut ausgestatteten Spielplätzen gibt es einige Geräte, die für die kleineren Kinder noch gefährlich sind. Das sind z. B. die schräge Drehscheibe, das Drehkarussell, die Schwungseilbahn und auch das Trampolin. Hier muss Ihr Kind wissen, dass es ohne die Mama nicht hin darf.

Inzwischen haben viele Familien ein eigenes Trampolin. Achtung: Undosierter Schwung und das Aufkommen auf dem harten Rand führt häufig zu Verletzungen, besonders auch im Wirbelbereich. Deshalb sollten Kinder nie unbeaufsichtigt Trampolin springen.

Mit jedem Besuch auf dem Spielplatz, sogar bei jedem Wetter, stärkt Ihr Kind sein Immunsystem. Es baut Muskulatur, Kraft und eine gute Körperkoordination auf. Die wiederum sichern die Körperwahrnehmung, welche Voraussetzung für Konzentration, Orientierung und Geschicklichkeit ist.

Es ist faszinierend, Kinder auf dem Spielplatz zu beobachten. Das mitgebrachte Spielzeug liegt meistens irgendwo herum. Selbst die ganz Kleinen wollen in der Sandkiste lieber den Sand mit den Händen spüren und erleben, als ausschließlich Eimer und Förmchen füllen.

Die Größeren wollen sich an den Geräten erproben. Je nach ihren Fähigkeiten turnen sie an den Geräten herum. Zuerst ist es die unterste Sprosse eines Klettergerätes oder die unterste Stufe der Rutsche. Mit der Zeit findet Ihr Kind seinen Weg, Schritt für Schritt, Stufe für Stufe. Und mit jedem Versuch wird es feststellen, dass es allein ein Stückchen weiterkommt. Mit der Zeit wird Ihr Kind immer wagemutiger. Viele Mütter sagen, dass sie manchmal gar nicht mehr hinsehen können, wenn ihre Kinder halsbrecherische Klettereien vollbringen.

Vertrauen Sie darauf, dass Ihr Kind selbst einschätzen kann, auf welche Höhen oder auf welchen wackeligen Untergrund es sich einlassen kann. Seien Sie zurückhaltend, aber wachsam bei ihm. Sehr bald kommt es sicher mit den Spielgeräten zurecht und gibt kleinen Freunden sogar kameradschaftlich hilfreiche Tipps.

So selbstbewusst, wie sich Ihr Kind beim Bewegen und Spielen entwickelt, so wird es in seinem Leben weitergehen. Bewegen und Spielen sind Grundlagen für das Heranwachsen und lebenstüchtiges Erwachsenwerden.

Es kann noch nichts? O doch!

Das hat Ihr Kind in diesen zwei Jahren vom ersten Tag an bewiesen. Schon Ihr Baby bringt alle Voraussetzungen mit, die es für seine gesunde Entwicklung braucht. Alles passiert von ganz allein und ohne Eile. Ihr Kind schöpft jede Entwicklungsstufe so lange aus, bis es selbst spürt, dass es fähig und bereit ist für den nächsten Schritt.

Nun wissen Sie über die natürlichen Entwicklungsabläufe Ihres Kindes genau Bescheid. Sie wissen, dass Ihr Kind all die bestimmten Entwicklungsschritte durchlaufen muss, und vor allen Dingen, warum es das tut. Sie brauchen ihm nur Raum, Zeit und

❥ Ihr Kind läuft gerne durch raschelndes Laub und hebt Stöckchen und Blätter auf.

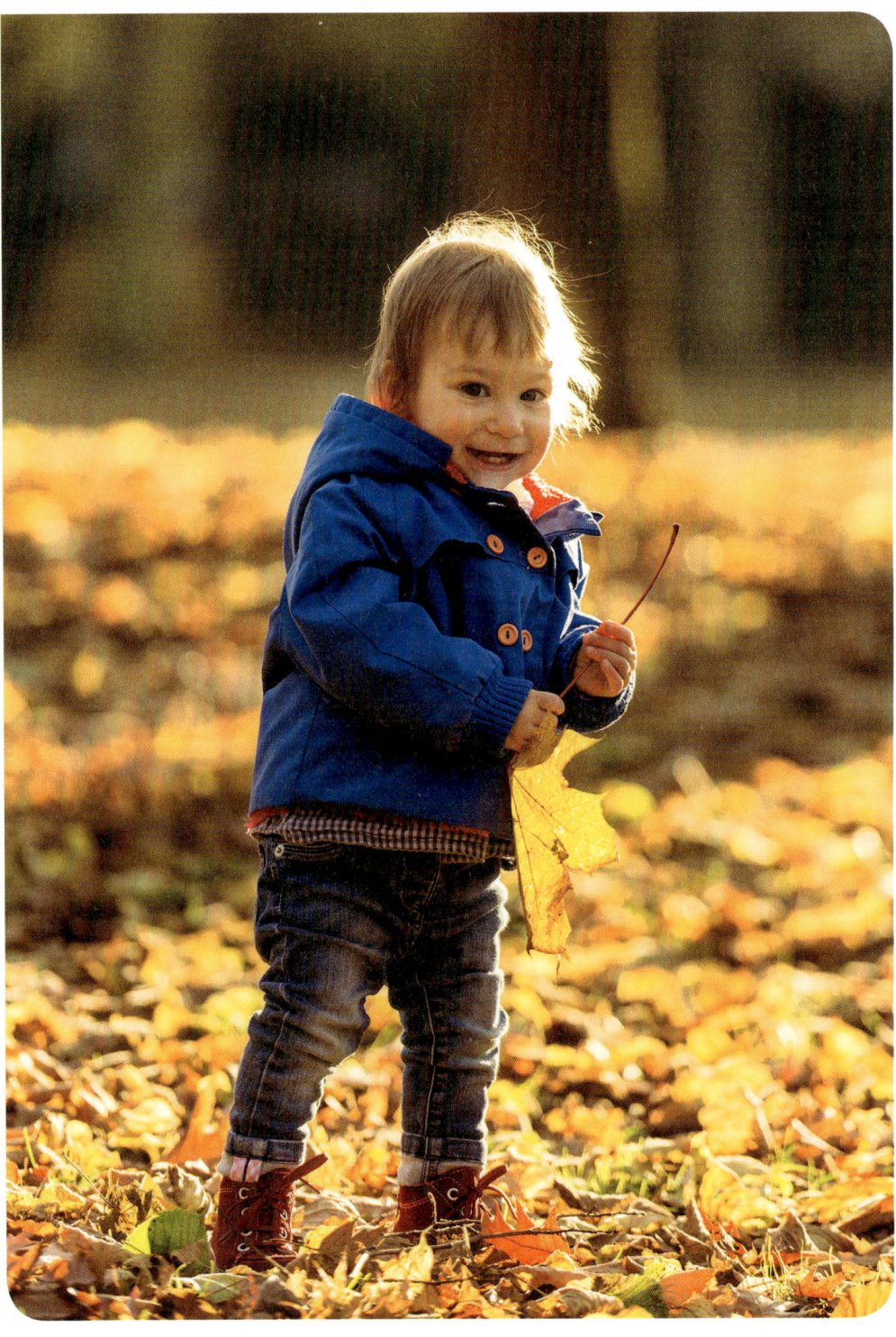

Geduld für jeden einzelnen Entwicklungsschritt zu geben, achtsam und feinfühlig, be-
obachtend und abwartend.

Wie ein Baum bildet es in den ersten beiden
Lebensjahren ein verzweigtes Wurzelwerk,
aus dem es kraftvoll alle weiteren Fähigkeiten, die es im Leben braucht, schöpfen und
aufbauen wird.

U7-Check: 24. Lebensmonat

Bei der Untersuchung im Alter von zwei Jahren könnte die Vorstellung beim Kinderarzt
anders verlaufen, als Sie es sich wünschen.
Ihr Kind ist nämlich in der Trotzphase und
verweigert vielleicht, bei den Untersuchungen mitzumachen. Deshalb sind Ihre Schil-
derungen und eventuell ein kleines Video,
das Bewegung und Spielen zu Hause auf-
zeichnet, eine gute Hilfe für den Arzt bei der
Beurteilung des Entwicklungsstandes Ihres
Kindes. Manchmal geht aber auch gar nichts.
Das kennt Ihr Arzt schon von Kindern in diesem Alter und es braucht Ihnen nicht peinlich zu sein. Sie werden einfach einen neuen
Termin vereinbaren.

Überprüfung der motorischen Entwicklung

In den allermeisten Fällen haben Kinder bei
der Untersuchung der Motorik eine gute
Muskel- und Gelenkentwicklung bei normalem Tonus. Sie gehen ohne Hilfe, auch rückwärts. Sie bücken sich, hocken sich hin und
richten sich frei wieder auf. Sie beginnen
auch zu rennen. Treppen steigen können sie
mit Festhalten am Geländer. Sie klettern auf
Höhen und kommen rückwärts wieder herunter. In allem haben sie eine gute Ausdauer.

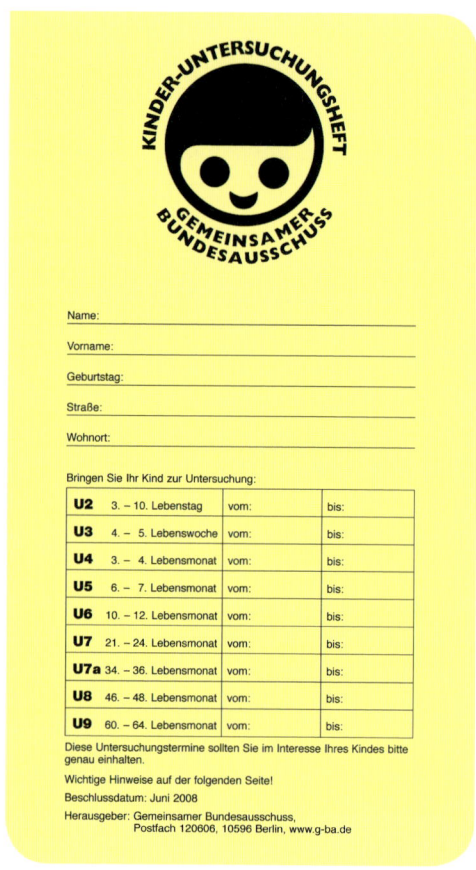

▲ Das gelbe Heft gleicht inzwischen einer Biografie.

Sollte Ihr Kinderarzt bei der Untersuchung
der Motorik und des Nervensystems doch
ein oder mehrere Kästchen im Vorsorgeheft
ankreuzen, so wird er das weitere Vorgehen
mit Ihnen besprechen. Begleitend ist eine
fortlaufende Kinder-Physiotherapie empfehlenswert. Hier werden Sie liebevoll angeleitet, Ihr Kind in seinen Fähigkeiten zu stärken.

Vielleicht zeigt Ihr Kind einige der folgenden
Auffälligkeiten:

Freies Gehen fehlt: Ihr Kind benötigt noch
Hilfe an einer oder beiden Händen. Es richtet

sich unsicher allein auf und steht schwankend ohne Gleichgewicht. Beim freien Gehen fällt ein unkoordiniertes Gangbild auf. Es stolpert über Unebenheiten und fällt oft hin. Die Stellung der Beine und Füße ist nicht achsengerecht.

Freies Bücken und In-die-Hocke-Gehen fehlen: Beim Heruntergehen lässt sich Ihr Kind plumpsen und kann sich nur an Gegenständen oder helfenden Händen hochziehen.

Gezieltes Greifen fehlt: Ihr Kind greift mehr mit der ganzen Hand (Palmares Greifen) oder mit gestrecktem Daumen und Zeigefinger (Pinzettengriff). Das gezielte Greifen mit Daumen- und Zeigefingerspitzen (Zangengriff) fehlt. Das Auffädeln großer Perlen oder das Stecken von Gegenständen in kleine Öffnungen bereitet Schwierigkeiten.

Hypotonie: Der Tastbefund der Muskulatur ist weich. Die Haltung des Kindes erscheint spannungsarm, vielleicht mit vorstehendem Bauch und hohlrundem Rücken. Es steht mit durchgedrückten Knien auf X-Beinen und auf Knickfüßen. Um die Haltung zu stabilisieren, drückt es sich auch auf die Fußspitzen hoch. Auf dem Boden hockt es überwiegend im Zwischenfersensitz (Najadensitz). Die Muskeleigenreflexe sind abgeschwächt.

Hypertonie: Der Tastbefund der Muskulatur ist fest. Ihr Kind erscheint verspannt und steif in seinen Bewegungen. Es hat eine hohe Spannung, besonders im Schultergürtel. Seine Hände sind häufig gefaustet. Es steht und geht häufig auf den Fußspitzen. Vielleicht besteht noch der Fußgreifreflex (Seite 26). Die Muskeleigenreflexe sind gesteigert.

Bewegungsunruhe: Ihr Kind hat einen großen Bewegungsdrang. Es scheint, als sei es ständig auf der Suche und kann sich kaum länger auf etwas konzentrieren. Durch einen auffälligen Tonuswechsel sind die Bewegungen unkoordiniert. Es kann zu Gleichgewichtsproblemen kommen. Ihr Kind ist zappelig und könnte Muskelzittern (Tremor) aufweisen. Ihnen fällt auf, dass Ihr Kind auffällig schreckhaft ist, ein geringes Schlafbedürfnis hat oder kurze Schlafphasen mit häufigem Aufschrecken.

Konstante Asymmetrie: Durch die verstärkte Muskelspannung einer Seite kann der Körper des Kindes eine Schiefhaltung aufweisen. Ihr Kind entwickelt bei seinen Aktivitäten eine auffällige Lieblingsseite. Die Wahrnehmung der anderen Seite wird zunehmend schwächer. Die Muskeleigenreflexe weisen Seitendifferenzen auf.

Vielleicht hat die Vorsorgeuntersuchung einige Auffälligkeiten oder Schwächen Ihres Kindes zum Vorschein gebracht. Ihr Kinderarzt wird Ihr Kind weiterhin gut beobachten. Sollte es nötig sein, wird er eine Therapie einleiten und sie vorher genau mit Ihnen besprechen.

Aber machen Sie sich keine Sorgen: Ihr Kind ist jetzt erst zwei Jahre alt. Bis zur Einschulung vergehen noch vier Jahre. In dieser Zeit erfährt und lernt Ihr Kind unendlich von seinem Umfeld. Es ist faszinierend, wie die Natur zum Gesunden neigt und wie sie Wege findet, Schwächen und Auffälligkeiten zum Guten zu verändern.

Service

Literaturhinweise

Jean Ayres: **Bausteine der kindlichen Entwicklung.** Sensorische Integration verstehen und anwenden. Springer, Heidelberg 2013

Moshe Feldenkrais: **Bewusstheit durch Bewegung.** Suhrkamp, Frankfurt 1996

Inge Flehmig: **Normale Entwicklung des Säuglings und ihre Abweichungen.** Früherkennung und Frühbehandlung. Thieme, Stuttgart 2007

Emmi Pikler: **Lasst mir Zeit.** Die selbständige Entwicklung des Kindes bis zum freien Gehen. Pflaum, München 2009

Jirina Prekop: **Hättest du mich festgehalten.** Mosaik, München 2006

Ingeborg Scheffler: **Der Baby-Führerschein.** Oberstebrink, Ratingen 2006

Robert F. Schmidt: **Neuro- und Sinnesphysiologie.** Springer, Heidelberg 2006

Nützliche Adressen

Elternschule: Herausgeber der Programmbroschüren über Kurs- und Gruppenangebote sind die Jugend- und Bezirksämter in den Stadtteilen der Städte. Kostenlos zu erhalten halbjährlich in Ämtern, Apotheken, Sparkassen, Büchereien.

Mütterberatungsstellen: Adressen sind zu erfahren in den Bezirksämtern der Stadtteile aller Städte, bei Kinderärzten und Hebammen.

Berufsverband der Kinder und Jugendärzte e.V. (BVKJ)
Mielenforster Str. 27
51069 Köln
und
Chausseestr. 128/129
10115 Berlin
www.bvkj.de
E-Mail: bvkj.buero@uminfo.de

aid infodienst Ernährung, Landwirtschaft und Verbraucherschutz e.V.
Heilsbachstr. 16
53123 Bonn
www.aid.de
E-Mail: aid@aid.de

Stichwortverzeichnis

Liebe Leserin, lieber Leser,

hat Ihnen dieses Buch weitergeholfen? Für Anregungen, Kritik, aber auch für Lob sind wir offen. So können wir in Zukunft noch besser auf Ihre Wünsche eingehen. Schreiben Sie uns, denn Ihre Meinung zählt!

Ihr TRIAS Verlag

E-Mail-Leserservice
kundenservice@trias-verlag.de

Lektorat TRIAS Verlag
Postfach 30 05 04
70445 Stuttgart
Fax: 0711 89 31-748

Bibliografische Information der Deutschen Nationalbibliothek
Die Deutsche Nationalbibliothek verzeichnet diese Publikation in der Deutschen Nationalbibliografie; detaillierte bibliografische Daten sind im Internet über http://dnb.d-nb.de abrufbar.

Programmplanung: Simone Claß
Redaktion: Ursula Brunn-Steiner, Vaihingen a. d. Enz

Umschlaggestaltung und Layout:
CYCLUS Visuelle Kommunikation, Stuttgart

Bildnachweis:
Umschlagfoto und Fotos im Innenteil:
Dominik Ketz, Bad Neuenahr; S. 2: Misha Leuschen; S. 41, 61, 90, 117, 139 und S. 163: Gemeinsamer Bundesausschuss (G-BA), juristische Person des öffentlichen Rechts, Wegelystr. 8, 10623 Berlin
Zeichnungen: S. 78: Christine Lackner, Ittlingen
Die abgebildeten Personen haben in keiner Weise etwas mit der Krankheit zu tun.

1. Auflage

© 2016 TRIAS Verlag in Georg Thieme Verlag KG
Rüdigerstraße 14, 70469 Stuttgart

Printed in Germany

Satz und Repro: Fotosatz Buck, Kumhausen
Gesetzt in Adobe InDesign CS6
Druck: Grafisches Centrum Cuno, Calbe

Gedruckt auf chlorfrei gebleichtem Papier

ISBN 978-3-432-10274-0

Auch erhältlich als E-Book:
eISBN (PDF)   978-3-432-10275-7
eISBN (ePub) 978-3-432-10276-4

1 2 3 4 5 6

Besuchen Sie uns auf facebook!
**www.facebook.com/
mama.mag.trias**

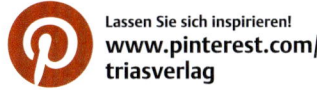

Lassen Sie sich inspirieren!
**www.pinterest.com/
triasverlag**

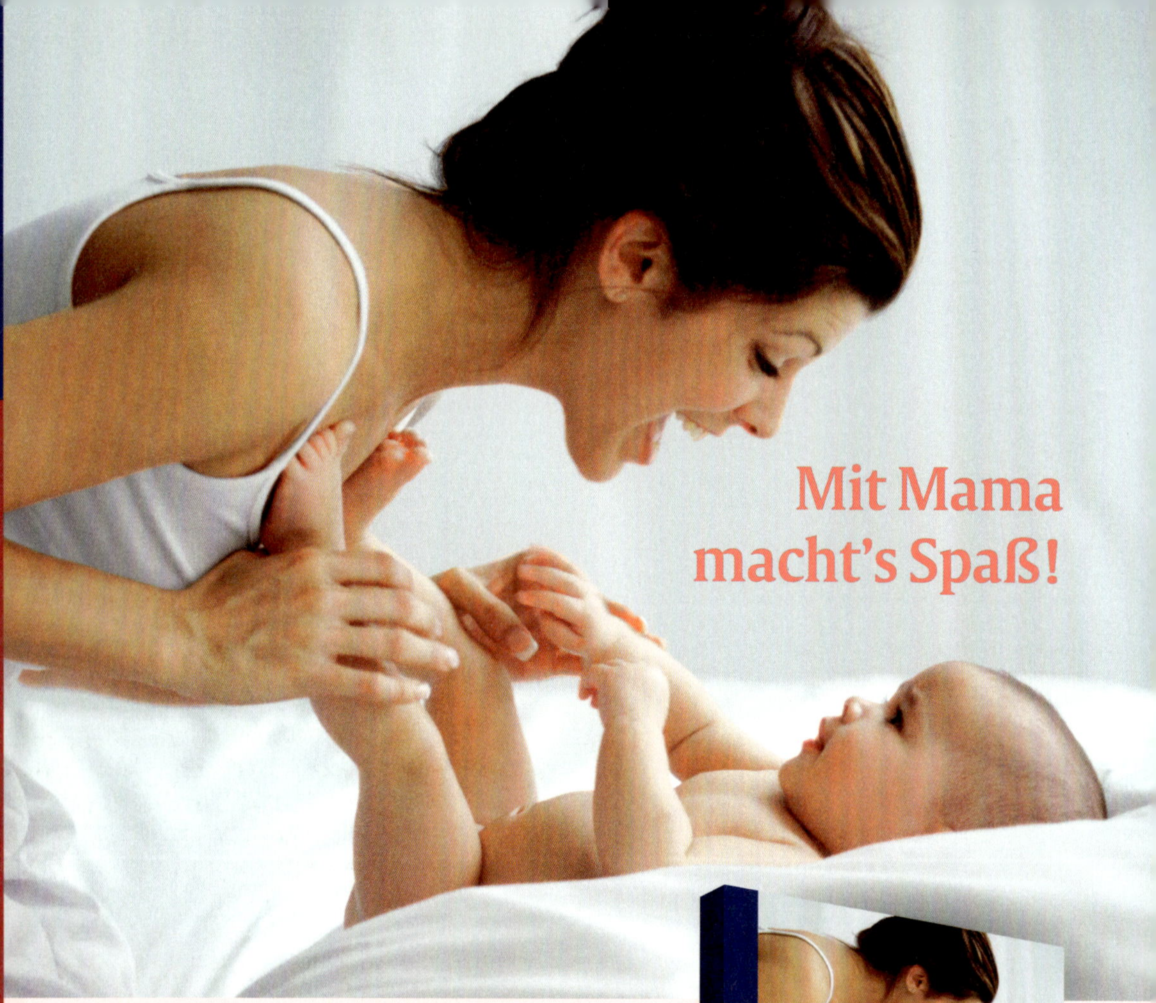

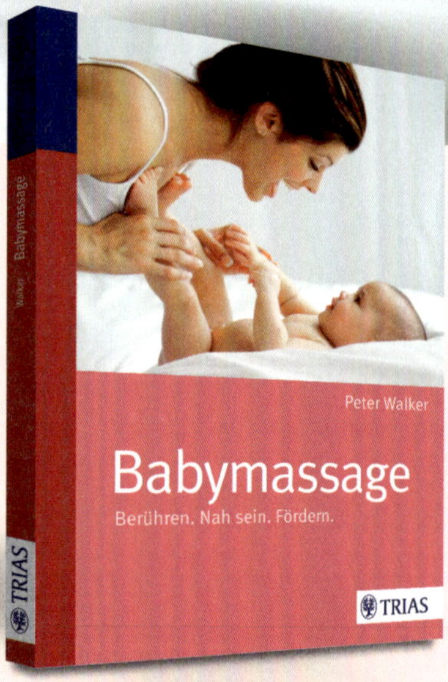

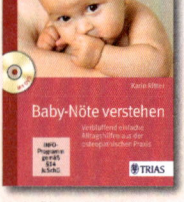
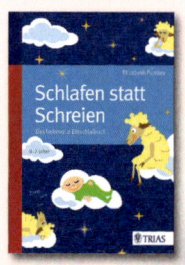

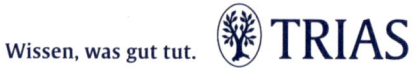